# 数字中国

## 智慧医疗养老模式与高质量实践路径

# Smart Healthcare

徐振强　刘晓晖　编著

U0335680

中国质量标准出版传媒有限公司
中国标准出版社
北京

**图书在版编目（CIP）数据**

数字中国：智慧医疗养老模式与高质量实践路径 /
徐振强，刘晓晖编著 ． —北京：中国质量标准出
版传媒有限公司，2020.7
ISBN 978-7-5026-4775-9

Ⅰ.①数… Ⅱ.①徐… ②刘… Ⅲ.①互联网络 –
应用 – 医疗卫生服务 – 服务模式 – 研究 – 中国
②互联网络 – 应用 – 养老 – 社会服务 – 服务模式 –
研究 – 中国 Ⅳ.① R197-39 ② D669.6-39

中国版本图书馆 CIP 数据核字（2020）第 115418 号

中国质量标准出版传媒有限公司
中 国 标 准 出 版 社 出版发行
北京市朝阳区和平里西街甲 2 号（100029）
北京市西城区三里河北街 16 号（100045）
网址：www.spc.net.cn
总编室：(010) 68533533 发行中心：(010) 51780238
读者服务部：(010) 68523946
中国标准出版社秦皇岛印刷厂印刷
各地新华书店经销
*
开本 787×1092 1/16 印张 19.75 字数 501 千字
2020 年 7 月第一版 2020 年 7 月第一次印刷
*
定价 95.00 元

# 本书编委会

主　编：徐振强　全国市长研修学院（住房和城乡建设部干部学院）副研究员、北京大学博士

副主编：刘晓晖　湖北省武穴市第一人民医院主任医师

**编　委：**

应旭旻　杭州市卫生健康委员会副主任

姚进文　甘肃省卫生健康统计信息中心主任

许志钊　江西省卫生健康委副处长

郝贤伟　大连金普新区信息中心主任

齐同军　杭州市数据资源管理局党组成员、电子政务中心主任

魏海强　石家庄市桥西区数据资源管理局局长

朱同玉　上海市公共卫生临床中心院长、上海市中山医院副院长

李炜煊　佛山市临床检验质量控制中心主任、佛山市第一人民医院检验科主任

王明强　宜宾临港经济技术开发区社会事务工作局副局长

李　晶　苏州市公安局科技信息化处处长

霍继亮　中国开发区协会宣传信息部副主任、智慧开发区专委会办公室主任

詹　领　中国整形协会华南专家委员会常务委员

赵兴山　北京积水潭医院副院长

张运平　北京市海淀区妇幼保健院原院长

王丽华　北京航天总医院科教处干部

李　彦　天津市养老服务行业职业教育教学指导委员会秘书长

谢邦昌　台北医学大学管理学院及大数据研究中心院长、教授

钱学胜　复旦大学智慧城市研究中心主任助理

华　波　山东第一医科大学学生工作部部长

黄启伟　江西省整合医学会功能学组委员、九江学院附属医院神经外科主治医师

李宇欣　北京健康有益科技有限公司董事长

王巍巍　铭悦科技（北京）有限责任公司项目运营经理

林拥军　北京易华录信息技术股份有限公司总裁

刘元晨　武汉工程大学教学信息中心国际学院分中心主任

**执行编委：**

何　炜　杭州市卫生健康委员会规划发展和信息化处处长

马晓颖　大连金普新区卫生信息中心主任

薛雄燕　佛山市临床检验质量控制中心秘书

张　波　石家庄市桥西区数据资源管理局副局长

王　娟　济南市槐荫人民医院主管护师

王贵法　石家庄市人民医院重症医学二科副主任医师

# 序 言
## PREFACE

在物联网、大数据、人工智能和移动互联网等 ICT（信息通信技术，Information Communications Technology）技术的综合运用下，智慧城市已成为最佳城市公共品和城市信息化升级的标配。智慧城市建设也是实现联合国千年目标的重要支柱，无论发达国家还是发展中国家都将智慧城市建设作为新时代的发展机遇。我国正处在工业化和城镇化快速发展阶段，经济高质量发展对智慧城市建设有更高的期待。

智慧城市建设涉及城市的方方面面和各行各业，需要跨学科技术集成和跨行业协作，还有赖于全民的参与。智慧城市需要重视历史传承，还要善于谋划未来，要经得起时间的考验。智慧城市建设覆盖的广度与深度是城镇化发展中前所未有的复杂大系统，需要以系统工程的理念去做好顶层设计，并且规划、建设与管理并重。

我国智慧城市历经十余年的发展，在试点示范、标准体系、建设模式、技术协同和建章立制等方面取得众多成效。我国已经成为全球规模最大的智慧城市试验场。在当前各国关于智慧城市的建设都还没有成熟经验的情况下，我国智慧城市的建设更需要结合国情和城市现状进行探索创新。

本书从经济地理学的视角切入，基于产城融合的空间生态，提出了现代智慧城市理论及其发展体系，充分考虑了多主体的参与、关键要素的整合和政府驱动力协同等方面，从实践总结出智慧城市的商业模式。本书以大量的实例来展示各地富有创意的实践，这些案例凝聚了百余位智慧城市资深从业者集体的智慧，有效地回应了推动智慧城市持续发展的迫切需求，从不同方面生动地反映了我国智慧城市建设的创新模式，具有较大的示范意义。

期待本书能够启发城市决策者完善智慧城市发展的思路，增强驾驭智慧城市建设的本领，希望与智慧城市建设相关的科技和产业界能够开发出更多适应智慧城市建设与运行管理的技术及产品，创造适应我国智慧城市建设的商业服务模式，完善包括教育、科研与人才培养的智慧城市可持续发展生态，从而更好地服务数字中国和智慧社会建设，并助力中国经济从高速发展转向高质量发展。

邬贺铨

中国工程院原副院长、院士

中国互联网协会原理事长

2020 年 5 月

# 目　录
CONTENTS

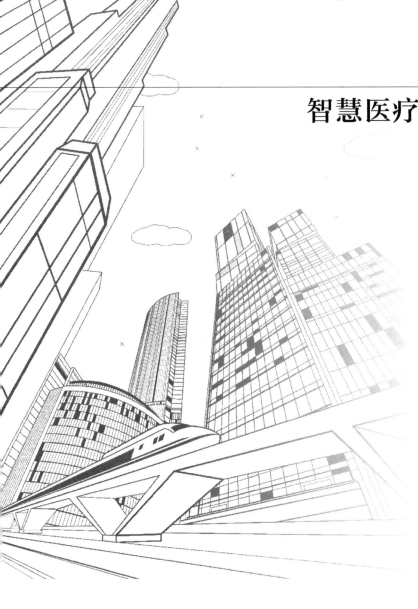

第一篇

智慧医疗养老概述

# 一、大数据与人工智能

近年来随着信息科技的快速发展，造就了各种仪器的进步以及技术的提升，加上网络环境发达、云端服务盛行和智能型行动装置的普及化，使得人们可以更便捷地将个人信息数据化以及进行数据的搜集。在这样的时代下，产生了"大数据（Big Data）"这一如此热门的名词。2008年9月4日，刊出的《自然》（Nature）便以Big Data作为专题封面进行了广泛的研讨。2011年2月11日，《科学》（Science）携其子刊《科学——信号导传》（Science Signaling）、《科学——转译医学》（Science Translational Medicine）、《科学——职业》（Science Careers）专门就日益增长的研究资料展开了一场大讨论，然而根据这次专题讨论的文字云图可以看出，数据（Data）是文章当中提到最多的词，其次是信息（Information）、研究（Research）、知识（Knowledge）、分析（Analysis）和可视化（Visualization）。

从字面上来看，"大数据"一词会让人误解为"大量的数据"，但是数据量大仅仅只是大数据的一部分，因为仅仅只是大量的数据，并不会使现有的一般技术达到难以管理的程度。一般而言，目前对于大数据的定义除了"巨量性（Volume）"之外，还包含了"实时性（Velocity）""多样性（Variety）""不确定性（Veracity）"和"价值（Value）"，合称为"4V"。若将"4V"以图像的方式来表达，根据数据科学中心（Data Science Central）的整理，如图1-1所示。

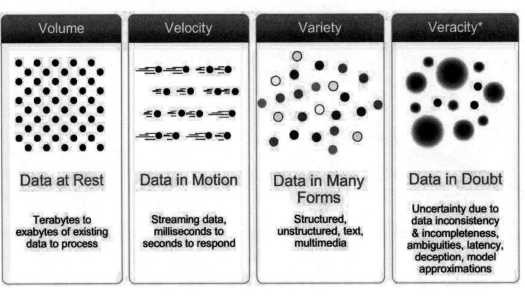

图1-1　大数据的"4V"面向

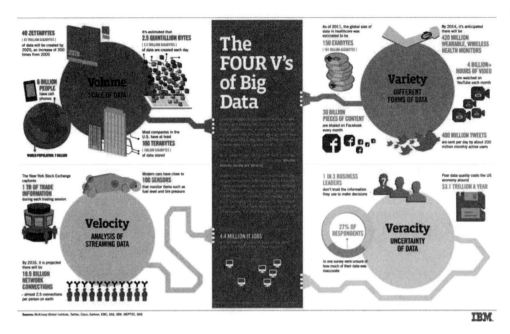

图 1-1（续）

　　人工智能最初的概念是由美国科学家约翰·麦卡锡于 1955 年提出的，其目标是使机器能够像人类一样具有学习及解决复杂问题、抽象思考、展现创意、物联网等的能力，且能够进行推理、学习、规划、交流、感知和操作物体，无需重新开发算法就可以直接使用人工智能完成任务。近年来，大行其道的个人语音助理，如苹果 Siri、达文西手术机器人、外骨骼机器人、智能医疗芯片、智能影像辨识以及 Google DeepMind AlphaGo 等，皆属于人工智能的应用，在这些应用的背后，靠的是庞大的数据以及机器学习的算法所支撑。如果说人工智能是一项产品，那么大数据可以说是人工智能的原料，两者的关系密不可分。

 ## 二、医疗大数据的发展

　　"大数据"这个词已广泛使用了数年，在各行业进行了大量的研讨并发展出应用实例，但是在医疗产业的发展及应用方面相较于其他产业还处于起步阶段，大数据在医疗产业的走向可以先从大数据的"4V"定义来盘点医疗产业究竟拥有的是什么样的数据。

### （一）巨量性

　　目前，各行业的数据存储量皆呈现爆炸式的增长，连医疗相关产业也不例外，尤其是在医疗技术实力享誉国际的中国台湾，看诊程序从网络挂号、候诊顺序、诊间病历调阅、医师医令、处方开立到放射影像存取、检查检验数据存储等，无数的数据信息在医院中传递、交换、存储。同时，大多数的影像检验信息在你走回诊室时，已经早一步到了医生诊室的电脑中，从这样的过程可以了解中国台湾的医疗机构对于医疗记录是如此的详实，且细腻程度甚至优化于欧美先进国家之上。医疗院所自身所拥有的数据，再加上"卫生署中央健康保险局""卫福部"所发行的"全民健康保险研究数据库"（见图1-2左）和中国台湾的"中研院"主导的"中国台湾人体生物数据库（基因数据库）"（见图1-2右），绝对符合"巨量性（Volume）"的大数据特征。

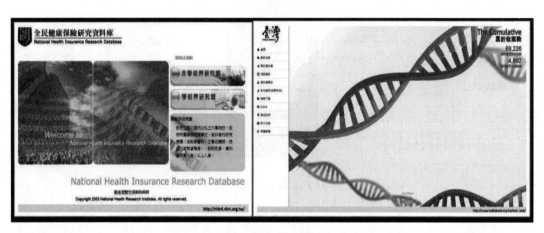

图 1-2　全民健康保险研究数据库／中国台湾人体生物数据库

## （二）实时性

大数据的另一特性为"实时性（Velocity）"，实时变动的流动资料（In-motion Data）表示这些数据产出快，变化也快，在数据串流的环境下，数据不断快速流入和变动。由于医院数据的特性为"少量多样"，相较于一般企业来说数据更复杂，再加上异动频繁、流量极大，只要医院在营运，就是在无时无刻地产生数据，因此若能做到实时性地对数据进行分析应用，将产生极大的效益。除了一般医院导入云端支持决策系统可视化实时呈现营运数据之外，在2015年6月27日晚间于中国台湾新北市八仙乐园发生的派对粉尘爆炸事故，也有热心的网友利用政府公开数据（Open Data）整合重度级急救责任医院急诊即时消息，见图1-3所示，在事故发生的当下可以提供给热心的民众和心急的伤员家属明确的相关信息，也让决策者可以从更宏观的角度来进行实时且快速的决策。

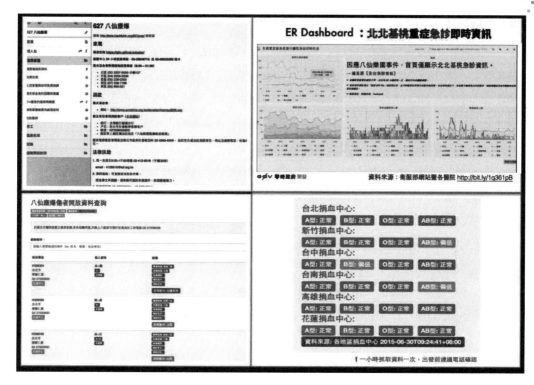

图 1-3　八仙尘爆信息整合查询处

## （三）多样性

一直以来，数据库管理人员将大多数时间花在处理仅 20% 格式整齐的结构化数据上，在大数据的时代下，不仅仅只有格式化的数字数据需要进行分析，还有 80% 的文字、声音、影像等非结构化数据需要进行分析。数据型态的"多样性（Variety）"也是当今大数据技术发展相当重要的一环，由于医疗数据的特性使然，因此相对于其他领域的资料来说，可以说是相当的多样化。

所谓的结构化数据，就是一些整理得相当整齐，在存入数据库时就已经受到了精确定义的数据，每笔数据都有固定的字段、固定的格式、固定的顺序，甚至是固定的占用大小。如到医院做完健康检查之后会收到健康检查的结果，其中身高、体重、血压等有数值的数据即为结构化数据，抽血或尿液检验等结果为"阳性"或"阴性"等的分类数据也属于结构化数据。

医疗产业中除了结构化数据外，更多的是非结构化数据或半结构化数据。比起结构化数据，非结构化数据是指完全没有整理过或是无从整理的资料。如检查骨骼或胸腔内部时照的 X 光片、孕妇做的超声波检查等均需要经医生诊断的数据即为非结构化数据。至于半结构化的数据，顾名思义其介于结构化数据与非结构化数据之间，虽然有类似结构化数据的字段，但是内容却没有经过精确的定义，字段中的数据写法并无固定格式，最显而易见的例子即为病历数据，病历数据提供字段供医生填写诊断结果，但却不会硬性规定医生应该如何填写。另外，透过各种行动装置所产生和搜集的数据，也是属于半结构化数据。

## （四）不确定性（Veracity）或价值（Value）

目前，对于大数据所定义的第四个"V"，各界持不同的看法。最早有人提出大数据除了"3V"之外还需要加上第四个"V"，即为"不确定性（Veracity）"。这个特性是在提醒我们应该对于自身所拥有的数据保持怀疑，并思考什么样的数据才是真正有用的数据，毕竟医疗产业产生了相当大量的数据，但是并非所有数据都是正确无误的。因此，需结合医疗专业本身的人才来一同进行数据清洗（Data Cleansing），以确保使用进行分析的数据是真正可靠的数据。

第四个"V"的另一定义有其他专家学者认为，应该是价值（Value），由上述这三项特性（巨量、实时、多样）的医疗数据可以得知，若这些数据不仅做好了存盘，还加以整合活化来进行分析的话，将会更好地发挥大数据的价值。

从以上的特性可以得知，虽然医疗产业有如此丰富的数据库，但就目前的发展而言，困难之处是造成目前医疗大数据发展效率难以提升的部分，即医疗数据包含了太多的个人隐私数据，且数据分散在各处，在不容易整合的情况下，造成医疗大数据发展相对于其他行业进程缓慢的情况发生，但只要克服上述的问题，以医疗数据库的丰富程度，医疗大数据将会有飞速的发展。

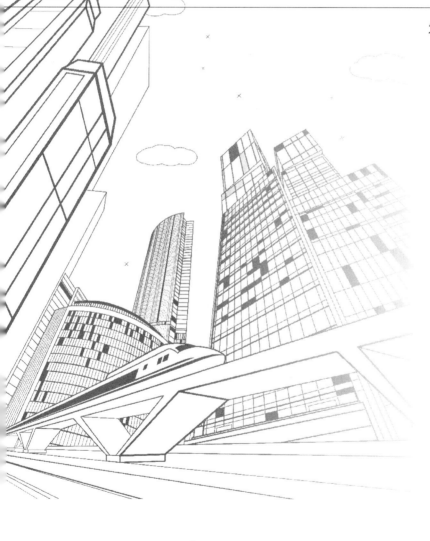

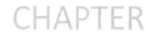

CHAPTER

第二篇

智慧医疗

2

**案例一**

## 省级平台医疗数据共享：佛山市临床检验结果互认技术应用

广东省以佛山市为试点，依托佛山市临床检验质控中心，通过临床检验结果互认技术平台组织开展检验结果互认。"佛山模式"是国内首个实现在实验室原始数据实时自动采集和检测体系代码及数据标准化的基础上，进行多维度业务数据的融合分析、检验结果互认的量化评价、互认进度和检验质量的可视化分级管理、互认结果及时发布更新等全流程的业务管理，有效解决了检验结果数据的真实性、准确性、科学性、时效性、可用性等问题。使用技术手段科学评估，降低检验结果互认所引入的医疗风险。佛山检验结果互认已开展了 54 个常规检测项目，覆盖 61 家二级以上医疗机构，发放互认证书 105 份，并将互认结果体现在患者检验报告中投入实际应用。"佛山模式"是检验结果互认的一个全新组织、运行模式，从临床检验的角度落实中共中央国务院印发的《关于深化医药卫生体制改革的意见》(中发〔2009〕6号)，降低人民群众的就医成本，提高老百姓的获得感。

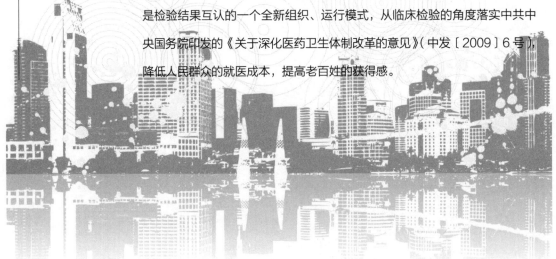

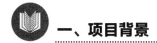
# 一、项目背景

## （一）国家检验结果互认的政策背景

降低就医成本、提供便捷优质的医疗服务是我国医疗体制改革的重点之一，也是我国政府和百姓最为关心的问题之一。实现医疗机构间检验结果互认，有利于合理利用区域卫生资源，改进医疗服务，降低患者就诊费用，对患者切身感受深化医药卫生体制改革所带来的益处具有积极的现实意义。

国家各级主管部门在历年出台的深化医疗改革的相关通知中，都对检验结果互认工作提出了具体要求，包括：加强医疗质量控制中心建设、建立医疗质量管理分级体系、利用信息化手段开展临床检验结果互认工作、加强信息共享、规范检验技术标准、提高检验质量控制力度等，为如何组织开展检验结果互认指明了方向。

2006 年，原卫生部公布《关于医疗机构间医学检验、医学影像检查互认有关问题的通知》（卫办医发〔2006〕32 号），要求各省级卫生行政部门要以加强医疗质量控制中心建设为切入点，大力推进同级医疗机构间检查检验结果互认工作。

2010 年，国务院办公厅颁发《关于印发医药卫生体制五项重点改革 2010 年度主要工作安排的通知》（国办函〔2010〕67 号）中提出"实行同级医疗机构检查检验结果互认"。

2018 年 1 月，国家卫生健康委员会（以下简称"卫健委"）发布关于新的三年改善医疗服务行动计划（国卫医发〔2017〕73 号），强调要固化的五项工作制度之一——检查检验结果互认制度。

2019 年 3 月，国家卫健委发布《关于印发 2019 年深入落实进一步改善医疗服务行动计划重点工作方案的通知》（国卫办医函〔2019〕265 号），方案中要求"（三）大力推动结果互认制度。制订完善检查检验技术标准和操作规范，广泛开展相关人员培训，提高操作和诊断水平。发挥医学检验、医学影像、病理等专业质控中心作用，加大医疗质量控制力度，提高检查检验同质化水平。在医联体内率先实现医学检验、医学影像、病理检查等资料和信息共享。通过省级、市级等相关专业医疗质量控制合格的，要在相应级别行政区域内实行检查检验结果互认，不断增加互认的项目和医疗机构数量。有条件的地区可以引入第三方保险，建立起检查检验结果互认的风险共担机制，减少因互认造成的医疗纠纷和经济损失。"

根据国务院办公厅《关于推进分级诊疗制度建设的指导意见》（国办发〔2015〕70 号）的建设目标，到 2017 年，分级诊疗政策体系逐步完善，医疗卫生机构分工协作机制基本形成，优质医疗资源有序有效下沉，以全科医生为重点的基层医疗卫生人才队伍建设得到加强，医疗资源利用效率和整体效益进一步提高，基层医疗卫生机构诊疗量占总诊疗量比例明显提升，就医秩序更加合理规范；到 2020 年，分级诊疗服务能力全面提升，保障机制逐步健全，布局合理、规模适当、层级优化、职责明晰、功能完善、富有效率的医疗服务体系基本构建，基层首诊、双向转诊、急慢分治、上下联动的分级诊疗模式逐步形成，基本建立符合国情的分级诊疗制度。

随着分级诊疗制度的落地和推进，诊疗过程中检验结果的互认和流通就变得尤为重要。据不完整统计，现代医学 80% 的诊断和处置方案都依赖于检验检查结果，检验检查结果的准确性直接影响诊疗效果。在分级诊疗的过程中，患者的诊疗过程需要在多个级别的医疗机构完成。那么，医疗机构间的检验结果互认就可以大大降低患者在转诊过程中的就医成本，缩短诊疗的周期，减少采样痛苦，分级诊疗制度的落地和推广将更加顺利，形成良好的经济效应和社会效应。

## （二）全国各省检验结果互认工作开展的情况

全国各省、直辖市根据国家对检验结果互认工作的要求，相继由卫生健康行政管理部门、省级临床检验中心、区域专家共识等方式发布本区域的检验结果互认工作的要求。国家临床检验质量控制中心层面，并未对实现检验结果互认的技术路径、评价标准等做出明确要求。各省、市临床检验中心根据现有的检验质量评价技术来开展本区域的互认工作，造成各省的技术要求各不相同；根据 2019 年 4 月国家卫健委临床检验中心对全国 31 个省份的调研，提出明确技术要求的 18 个省份技术要求，见表 2-1-1 所示。

表 2-1-1　各省、市检验结果互认技术要求

| 技术要求 | | | | | | | | | | 应用省份数 |
|---|---|---|---|---|---|---|---|---|---|---|
| 室间质量评价 | 室内质量控制 | 飞行检查 | 新鲜样本比对 | 参考区间 | 质量指标 | ISO15189认可 | 正确度验证 | 现场督导 | 自动采集 | |
| √ | √ | √ | √ | | √ | | √ | √ | √ | 1 |
| √ | √ | | | | √ | | | √ | √ | 1 |
| | | √ | √ | | | | | | | 2 |
| | √ | | | | | | | | | 1 |
| √ | √ | √ | | | | | | | | 2 |
| √ | | | √ | | | | | | | 1 |
| √ | | | | | | | | | | 4 |
| √ | √ | | | | | | | | | 1 |
| | | | | | | √ | | √ | | 1 |
| √ | | | | √ | | | | | | 1 |
| √ | | | | | √ | | | | | 1 |
| 8 | 5 | 4 | 4 | 1 | 3 | 1 | 1 | 3 | 2 | 18 |

其中，仅室间质量评价有全国相对统一的信息系统支持，也是各省市临床检验中心相对成熟、可操作的质量监督管理手段。选择使用室间质量评价结果作为互认技术要求的省、市占比高达75%。由此也可看出，借助信息技术手段开展监督管理工作，是维持管理效果、提高实用性最便捷的方法。

各省、市检验结果互认工作进度不统一，对区域检验质量管理的能力也有很大差别，在政府经费投入有限的情况下，靠传统的、孤岛式的室间质量评价、室内质量控制评价和临床检验专业质量控制指标的评价系统，是很难实现真正意义上的检验结果互认；按《医疗质量管理办法》（中华人民共和国卫生和计划生育委员会令第10号）要求，要建立信息化网络技术对各级实验室进行检验全过程的质量管理、质量评价、质量监督制度来推进结果互认，因此，要将检验结果互认制度在各省落实，迫切需要国家卫健委临床检验中心组织专家组，拟定检验结果互认的工作要求、技术要求、实现路径、技术手段和工作目标，并从行政层面要求各省加大政府投入，完善各省临床检验中心的质量管理、评价、监督的信息化网络建设，从技术手段上提升和改善省临床检验中心的工作模式和效率，加大对各级临床实验室的质量管理、评价、监督，提升区域检验质量和水平，实现检验结果的同质化。只有这样，检验结果互认工作才能有序、有效地推进和实施。

## （三）临床检验结果互认技术平台建设的意义

检验结果互认对于有效利用卫生资源、提高诊疗水平、规范诊疗行为、改进医疗服务、促进合理检查和合理诊疗、降低患者就诊费用、强化患者对深化医药卫生体制改革的切身感受具有重要意义。

建立临床检验结果互认平台（以下简称"平台"）是保障检验结果互认工作真实性、可靠性的有效手段。临床检验结果互认的结果判定需要进行大量数据的量化分析。原始数据的真实性决定检验结果互认评价结果是否可以被应用，原始数据的实时性直接影响检验结果互认的评定周期。平台实时自动采集实验室真实的原始数据，避免了传统手工录入方式造成的人为误差，缩短了数据从检测生成到上报分析的时间，有效保障了检验结果互认的公正性和时效性。

平台建设一方面推进全市临床检验结果互认信息网络建设、提供拟定临床检验结果互认标准和组织计划的重要保障，另一方面将传统的检验质量管理业务系统通过平台进行整合与补充，并使各应用系统产生的质量管理数据可以融合分析。通过科学的统计分组方法、多维度的透视分析、行业基线对比、检验全过程的质量分析，评估实验室的检测能力，对检验质量进行及时、动态的控制与评价，将极大提高质量评价的效率和使用效果，有效保障检验结果互认的准确性。

建立平台依据数据阶段性分析、历史项目核查报告和质控规则，智能预测质量管理存在的风险，并利用大数据技术对质量评价标准进行评估，实时发现方案不依从、数据不一致、数据漏报等问题，提醒管理部门进行整改。

平台基于数据模型运算，优质产出质量分析报告，告知实验室质控人员风险点，指导质控人员进行针对性的核查工作。平台建立自动报警系统，依托大数据分析平台、预设的告警规则、结构归一等数据处理技术，能够自动发现疑似风险，提示质控人员关注并采取相应措施，从而促进临床实验室质量管理水平的提高，实现实验室检测质量的持续改进，提高检验结果互认可靠性。

标准化的基础数据具有二次开发利用的潜力，通过大数据统计检测仪器及相关耗材的质量水平，进行性能评分，从而为实验室建设提出降低成本、资源合理配比的指导意见；通过统计去敏感信息的患者检测数据，有助于建立中国不同地区人群的检测正常值参考区间。平台通过对数据的清洗和梳理，将为后续的数据应用提供有效保障。

平台对于完善质控网络的建设，应用现代化的信息管理技术建立信息资料数据库，改进临床检验质控中心的管理方法和技术手段，从而降低办公成本、提高工作效率和服务质量；科学、公平、公正、动态地对实验室的质量进行控制和管理，对快速推进检验互认工作的开展具有重要意义。

 **二、解决的主要问题**

### （一）其他医疗机构的检验结果不被临床医生信任和使用

通常在临床检验结果报告单中会标明"本检验结果只对本标本负责"。这是因为，检验仪器并不能百分百可靠地提供"真实、稳定"的结果，仪器型号、检测方法、试剂甚至实验室温度，人员操作都有很大的不确定性。

有些项目并非溯源至参考方法或参考物质，在不同的检测体系下，参考范围和检测结果都大不相同。对于既不熟悉该检测体系又没有该检测体系与该医院检测体系的可参考关系的临床医生，很难使用这份检验报告对患者诊断和制定诊疗方案，只能在本院进行重复检测。

这些问题归根结底是信息不透明造成的，临床医生本着对患者负责的态度，他们需要足够的信息来证明该检测结果是相对准确的，以及更多的信息来指导他使用该检测结果来进行诊疗。组织临床检验结果互认，就是为临床医生提供以上信息，便于医生使用其他医疗机构的检验结果。但这些信息必须有足够的公信力，所以临床检验结果互认的组织单位应该是政府部门或政府部门下属的事业单位。

### （二）监管部门缺乏监管手段和服务渠道

目前，佛山市有二级以上医疗机构 57 家，一级及以下医疗机构 67 家，私立医院、诊所、独立实验室若干。负责监管全市临床检验质量的临床检验质量控制中心编制人员 25 人，且基本均由各医疗机构检验专家兼职组成。医疗机构众多，管理部门人力紧缺，这种现象在全国范围内都普遍存在。临床检验学科是一个高度数据化的学科，有很好的大数据分析基础数据统计指标和其对应的意义也十分明确。但相关数据的采集、统计、分析却绝非易事，缺乏信息系统的支持，手工处理难以为继，这也就造成了监管部门很难形成有力监管手段的局面。

临床检验质量管理是 20 世纪 90 年代末开始得以重视的，短短 20 年的时间内，中国临床检验质量管理水平有了飞速发展，但和发达国家仍然存在一定差距。并且在国内不同地区，不同级别的医疗机构对于临床质量管理的知识储备有很大差别，质量管理意识也较为悬殊。临床检验质量管理不但需要文件来规范，还需要监管部门的专家对一线临床实验室提供指导服务。各医疗机构的业务网络大多是基于局域网建设，如需监管部门的相关专家通过数据对实验室进行指导，那么专家必须到现场才能进行，这就极大限制了监管部门的服务能力。

## （三）临床检验相关代码不统一，数据无法融合分析

中国的医疗卫生信息化发展大致可以分为三个阶段：第一阶段，始于 20 世纪 80 年代，中国医疗信息系统建设从大型的医疗机构开始起步并逐渐普及；第二阶段，由 2003 年抗击非典事件后，国家加大了卫生管理信息化的力度，以特定的业务管理为主线组建了一批数据上报系统；第三阶段，2009 年我国出台"新医改"政策，信息化建设一跃成为新医改的基础支撑体系，医疗卫生健康信息化被放在前所未有的重要高度。

医疗卫生信息化的发展经历了医疗机构自发建设、国家特定业务管理部门建设、国家全面统筹建设三个阶段，且第三阶段还在进行中。前两个阶段由于缺乏统筹安排，各医疗机构信息系统和各业务部门管理系统相对独立，代码体系也以满足独立系统运行为准则，代码和名称不规范、不统一（例如检验项目钾，在各个医院的信息系统中被定义为：离子钾、血钾、钾离子、干化学钾。），这种情况普遍存在于项目名称、检测方法描述、检测仪器型号等处，这大大阻碍了数据汇聚和融合分析。

然而，用于评价临床检验质量的指标分散于各个业务系统之中，任何一个统计结果均无法完全代表该检测项目质量优秀且稳定，数据的动态融合分析是检验结果互认数据分析的重要手段。

## （四）降低实验室的参与门槛，提高工作效率

以往建设的临床检验业务管理系统由于难以突破检测系统代码转换和统计单位转换的限制，通常使用手工上报的方式。例如，之前实验室室内质控数据的上报，主要依靠实验室质量管理人员手工录入上报至市质量控制中心，这大量占用实验室工作人员的时间精力，尤其是涉及上报单位换算更是困难重重，上报工作经常会出现拖延；手工录入无法避免带入人为误差，使得原始数据的准确性和可用性受到质疑。质量控制中心耗费大量精力整理统计各实验室数据情况，为检验质量管理与评估提供依据，这个过程一般会延迟两个月才会生成，各级质控管理部门无法及时掌握实验室工作质量，评价结果由于延迟太久导致实验室参考意义减弱，这种工作模式严重影响检验质量管理与评价结果的应用。实时采集实验室的质量数据，可通过科学的分组方法、数据融合分析、可视化模型分析评估实验室的检测能力，进行及时地、动态地控制与评价，极大地提高质量评价的效率和使用效果。

实验室可以轻松地完成繁复的上报工作，在降低参与门槛的同时提高质量控制中心的工作效率，及时进行评价反馈，是临床检验结果互认可持续发展的重要基础。

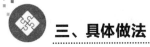 **三、具体做法**

## （一）确立科学的临床检验结果互认的技术路径和评价方案

临床检验结果互认的结果会直接应用到实际诊疗过程，这关系到患者的就医安全，缺乏监管和评价体系的互认存在着极大的安全隐患。确立科学的、可操作的临床检验结果互认技术路径是对患者权益的保障，也是对医生诊疗安全的保障。临床检验结果互认的技术路径既要符合检测项目的特性，又要满足临床的需要。因此，针对不同特性的检测项目，技术路径应有所不同。为满足临床需求，每个项目的指标参数也应结合国标、行标、当前技术水平等进行科学制定和动态调整。我国现正处于检验结果互认的技术路径的探索阶段，尚未发布国家级临床检验结果互认标准。

佛山市临床检验质控中心在国家卫健委临床检验中心、广东省临床检验质控中心的专家帮助指导下，积极尝试探索根据不同项目的特性，制定临床检验结果互认技术路径，并根据各类标准和当前技术水平制定佛山互认评价方案。

### 1. 佛山检验结果互认技术路径

（1）第一阶段：质量基础保障

①建立临床检验结果互认技术平台，完善临床检验质控网络的建设，建立信息化管理技术和信息资料数据库；

②实现平台内医学实验室检验全过程质量数据 [室间质量评价（External Quality Assessment，EQA）、室内质控评价（Internal Quality Control，IQC）、临床检验专业医学质量控制指标（Quality Index，QI）等 ] 的实时采集、实时评价、智能化失控告警、累积性能偏移预警、及时性评价报告发布等，建立室内质量控制持续改进分析报告、改进效果评估等环状质量监督和评价体系，对实验室的检测质量进行常态化监控，改进检测质量，推进检验结果同质化进程；

③筛选部分试点项目，通过数据累计和统计分析，结合国家卫生行业标准发掘出具备结果互认条件的医学实验室及其检验项目，初步建立一套适用于大部分常用项目的检验结果互认标准。

（2）第二阶段：检验结果互认的标准完善

①临床检验结果互认技术平台将联合权威机构（国家卫健委临床检验中心）开展的检验项目正确度验证计划、各级临床检验中心组织的以患者样本为基础的飞行检查及平台数据库质控数据的融合分析，进一步对筛选出的互认项目进行结果一致性的可行性分析，建立智能化的动态统计技术，并结合参考（标准）物质的有效使用，提升实验室的检测能力和检测水平，提高检测质量，推进实验室间的检验结果一致化水平；

②通过数据累计和统计分析，结合国内外发表的临床应用导则，进一步完善检验结果互认的评价标准。

（3）第三阶段：检验结果互认范围扩展

临床检验结果互认技术平台利用患者检验结果数据进行大数据分析，结合检验项目的参考区间或临床医学决定水平，探寻通过产、学、研的途径，利用数学模型进行拟合和验证结果一致性符合互认标准，并逐步扩大互认项目的范围。见图 2-1-1 所示。

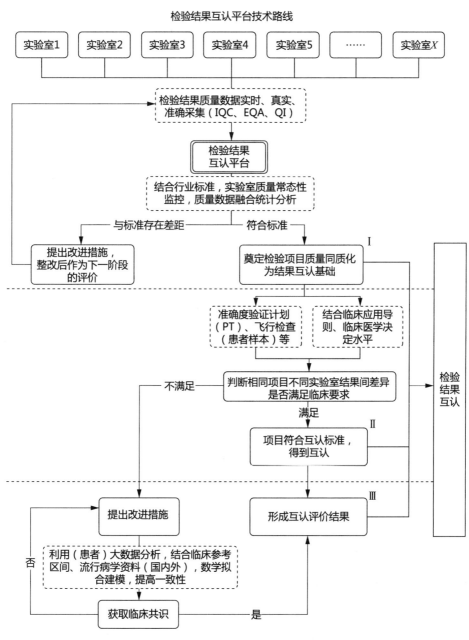

图 2-1-1　临床检验结果互认技术路径

## 2. 佛山检验结果互认评价方案

佛山市临床检验质控中心多次组织专家针对制定检验结果互认评价方案的研讨会议，主要讨论互认项目选择和互认评价规则。专家会议阶段性召开，周期性的对于互认要求进行合理化调整。

（1）互认项目选择

临床检验质量评价体系相对其他学科较完善，国家也出台了相关法律法规来规范标准参数。佛山互认首先选择仅满足质量保障要求便可开展互认的项目。这些项目大多完成技术路径的第一阶段就可以投入使用，加速检验结果互认的进度，让老百姓可以尽快享受到检验结果互认带来的方便，这些项目大多具备以下特点：

①单一溯源，即溯源到单一参考物质或参考方法。

②精密度有行标支持或当前技术水平高于临床需求。

③国家或省临床检验中心有开展室间质量评价计划。

在第一批计划中，佛山也收集了部分需要进行到第二阶段甚至第三阶段才能达成互认结论的检验项目，使用这些数据来进行技术探索。

（2）互认评价规则

在此基础上佛山市临床检验质量控制中心制定了现行检验结果互认评价方案，此方案包括两项技术要求和三项管理要求。见表2-1-2所示。互认方案需根据国家标准、行业标准以及管理要求的变化进行调整，调整周期暂定为一年。

表2-1-2　佛山市检验结果互认暂行评价方案

| 互认要求 | 具体内容 |
|---|---|
| 室间质量评价 | 参加国家卫健委室间质量评价或能力验证活动连续两次合格 |
| | 参加广东省室间质量评价或能力验证活动连续两次合格 |
| | 参加佛山市临床检验质量控制中心室间质量评价活动连续三次合格 |
| 室内质量控制 | 工作日室内质控开展和上报率达到100% |
| | 连续6个月室内CV达到互认标准 |
| | 对室内质控失控100%纠正并提交失控分析原因 |
| 飞行检查 | 飞行检查检查项合格 |
| 管理要求 | 平台推送的告警消息阅读率达到98%及以上 |

## （二）建立临床检验结果互认技术平台

随着科技的不断发展，电子信息技术向医疗部门广泛渗透，各种自动化仪器在检验医学领域得到了大量应用，医疗信息化系统得到普及。临床检验医学已经步入一个以自动化、信息化、网络化为主要特征的新时期。

临床检验结果互认技术平台的核心业务是数据标准化和融合分析，以统一的编码库为基础重新构建临床检验业务系统或接口现有的业务系统并对数据进行重新编译。编码库根据实际存在底层结构进行编码，结合数据标签，灵活地对数据进行分类统计分析。

为保障原始数据的真实性和有效性，采取数据自动上传，原始数据由医院实验室信息管理系统

（Laboratory Information Management System，LIS）系统通过接口方式提供的措施。集中解决压力最为集中的室内质控数据的自动上传，保证每日质量数据可以实时上传，减轻参与实验室的日常工作压力。随着老旧业务系统的更新换代，逐步实现检验结果互认全过程数据自动上报。

平台通过整合业务系统，直接承载业务系统的底层数据，对于实验室的各类数据进行自动抽提、统计分析，并根据管理需要衍生一系列的管理工具、报表、监控等。平台业务功能模块见表2-1-3所示。

表2-1-3　临床检验结果互认技术平台功能模块列表

| 序号 | 模块 | 模块说明 | 功能亮点 |
|---|---|---|---|
| 1 | 实时监控 | 实时监控实验室数据上报情况、每日质量是否合格及互认进度；实时分析各区域（国家、省、市、医联体等）内检测质量水平及质量缺陷，统计区域内互认开展进度；实时实验室镜像，从监控界面直接查看实验室日常质量管理界面，并向实验室发送告警消息 | 1）实时监控界面分为大数据监控和实验室监控。从宏观数据发现区域问题，根据具体问题指导实验室进行质量改进；2）采用分级架构，可同时支持三级监控的同屏切换，方便对焦点问题的逐步深入探究；3）监控内容自定义，用户可根据监控的需要，定义监控内容及数据计算方法。平台提供多种监控数据模型和图表原型 |
| 2 | 互认管理 | 定义开展互认的检测项目及其统计单位；定义互认计划，每个计划中的项目及标准；定义参与不同等级互认计划的实验室；互认项目扩展计划；定义互认标准监控；定义互认报告模板；定义互认证书模板 | 1）同一区域内可以组织分级互认计划，在符合国家标准的基础上，互认标准的参数可以有所不同；2）平台自动单位转换，实验室可以直接上报检测结果；3）平台可接受未开展互认的检测项目数据，并通过数据分析，判断其是否可以作为下阶段扩展项目；4）实时统计互认标准的执行情况，及时对超过未达标实验室数阈值的互认参数进行告警。在互认进程中校验互认标准的合理性 |
| 3 | 分级管理 | 定义分级角色及其权限管理；定义分级管理账户及其管理范围；实验室账户管理 | 1）省、市、县、医联体、医共体等可共享质控数据，减少重复建设，消除信息孤岛；2）接入平台的实验室上报一套数据，可同时参与多个质量管理计划和互认计划，降低质量管理成本；3）实验室应用统一账户，用户只需使用一套账户密码就可以同时完成EQA、IQC、QI、PT、飞行检查等系统的上报 |
| 4 | 室间质量评价计划 | 定义主体管理机构的室间质量评价开展计划；定义室间质量评价的评价标准；定义室间质量评价的反馈报告；室间质量评价计划开展的效果分析 | 1）可一体化构建室间质量评价计划，智能化提醒参与单位进行申请、缴费、样本接收、检测、上报和反馈报告查看；2）可定义室间质量评价计划考核样本的二维码标记和识别系统，完成盲样检测和结果自动采集；3）可灵活匹配系统定义的各种评价标准和统计方式；4）可自由设计反馈报告的要素内容和排版；5）可视化效果分析。组织方可定义各项指标，对室间质量评价计划的开展效果进行横向或纵向比较；6）可设定风险提示模式，对参与实验室前期进行风险性评估并告警提示 |

表 2-1-3（续）

| 序号 | 模块 | 模块说明 | 功能亮点 |
|---|---|---|---|
| 5 | 室内质控比对计划 | 定义室内质控空间比对专业及计划；<br>定义室内质控监控参数（CV、SDI、CVI、偏移等），及各参数的告警范围；<br>定义室内质控比对报告内容（分组方法、统计参数、图标模型等） | 1）可自定义多种室内质控比对报告，根据专业统计需求和实验室使用需求，使用不同的参数和模型编辑报告模板，发放不同种类的比对报告；<br>2）可自定义告警参数，并实时告警参与实验室的失控情况 |
| 6 | 检验全过程质量指标评价计划 | 定义检验全过程的各项质量指标；<br>定义质量指标的评价标准；<br>定义质量指标的反馈报告 | 1）可一体化构建检验全过程的各项质量指标室间质量评价计划，智能化提醒参与单位进行申请、缴费、上报和反馈报告查看；<br>2）可灵活匹配系统定义的各种评价标准和统计方式；<br>3）组织方可自由设计反馈报告的要素内容和排版；<br>4）可视化效果分析。组织方可定义各项指标，对质量指标评价计划的开展效果进行横向或纵向比较 |
| 7 | 正确度验证计划 | 对接卫健委临床检验中心的各项正确度验证计划 | 1）可对接卫健委临床检验中心正确度验证计划的分析结果，并引入组织方的检验结果互认评价，进行综合性分析 |
| 8 | 飞行检查计划 | 定义飞行检查计划；<br>定义飞行检查的评价标准；<br>定义飞行检查的反馈报告 | 1）可定义飞行调查样本的二维码标记和识别系统，完成盲样检测和结果自动采集；<br>2）可灵活匹配系统定义的各种评价标准和统计方式；<br>3）组织方可自由设计反馈报告的要素内容和排版 |
| 9 | 患者数据分析计划 | 定义患者数据采集及分析参数 | 1）对参与结果互认的实验室进行数据采集并动态分析各项统计参数（结果分布区间、阳性率等），提升日常室内质量监控效果；<br>2）汇总数据分析，提供组织方互认标准修订的客观依据 |
| 10 | 报告中心 | 平台及各应用模块报告（月度管理效果报告、年度互认统计报告、实验室互认报告、室内质控比对报告、室间质量评价报告、质量指标评价报告、正确度验证计划报告、飞行检查结果报告、患者数据分析报告等）集中生成、下发及查看 | 1）统一报告生成、下发流程，节约组织成本；<br>2）平台生成的各类电子报告可在线查看、下载，并可在一个界面同时调阅实验室的各类报告，节约管理成本 |
| 11 | 证书中心 | 平台及各应用模块证书（检验结果互认证书、室间质量评价合格证书等）集中生成、下发及查看 | 1）统一证书生成、下发流程，节约组织成本；<br>2）证书可自动生成唯一编码和防伪二维码；<br>3）支持彩色印刷成套打印，一键完成证书制作 |
| 12 | 消息中心 | 定义自动消息触发规则及模板；<br>手工消息发送；<br>消息反馈统计 | 1）可制定自动消息的触发时间、条件、自定义消息模板，自动为用户发送告警消息；<br>2）可针对不同的告警设置不同的反馈选项，并对消息反馈进行统计分析 |
| 13 | 学术教育中心 | 线上质量管理教育课程；<br>线上学术教育计划制定和反馈分析；<br>线上大师课直播；<br>线上预约专家指导 | 1）改革质量管理教育方式，方便平台实验室用户获取教育资源；<br>2）管理部门可以制定学术教育计划，并监控实验室用户的学习进度，收集实验室反馈的问题；<br>3）实验室可以通过平台预约质量管理专家到现场进行一对一指导 |

## （三）关注过程管理，逐步提高临床实验室检测质量

　　佛山检验结果互认的组织相较传统的检验行业监管业务而言，摆脱了考试型的管理模式，更加重视过程的管理。以提高临床实验室的检测质量为目标，指导实验室不断提高质量管理水平，持续改进检测质量，从而达成互认目标。佛山临床结果互认技术平台的监管周期已细化到以日为单位，每日评估实验室是否达到质量要求、是否存在质量风险，并通过平台推送给实验室质量管理人员，使其实时了解实验室参与互认的检测项目的当日质量水平。与此同时，监管部门的专家可通过平台直接查看实验室的质量数据，帮助实验室指出质量管理的漏洞和不足，远程指导实验进行质量改进。

　　佛山的周期性监控计划如下：

　　（1）平台每日定时向实验室推送室内质控未上报、失控、当月精密度不达标、当日比对偏移不达标等信息，实验室可通过客户端或手机接收消息。见图 2-1-2~ 图 2-1-5 所示。

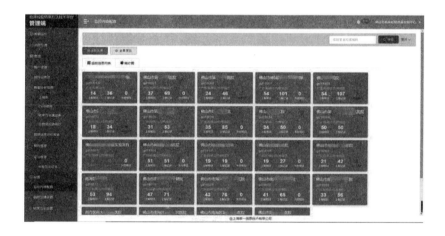

图 2-1-2　平台管理端实时监控

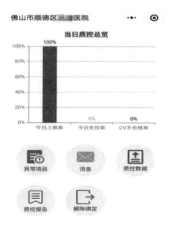

图 2-1-3　实验室手机端

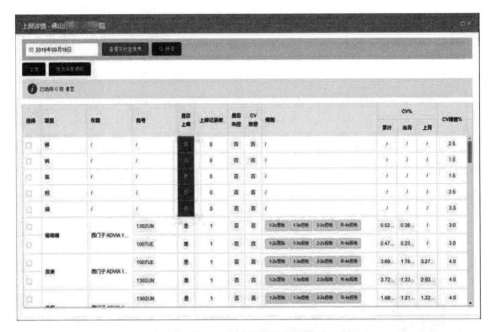

图 2-1-4　平台管理端实时监控

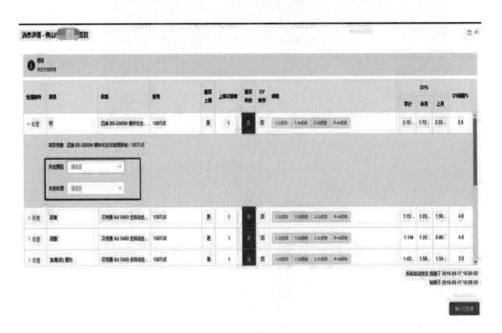

图 2-1-5　实验室端信息反馈

（2）临床检验质量控制中心专家每周针对不达标项目最多的 10% 的实验室进行数据分析，给出指导意见。专家可通过平台进入到该实验室的质量管理系统，帮助其进行数据分析，并通过发消息的形式，将分析结果推送到实验室客户端。实验室可反馈后续的处理结果。

（3）每月为实验室生成月度互认项目质量评估汇总报告和室内质控室间比对报告。见图 2-1-6、图 2-1-7 所示。

结果互认月度报告

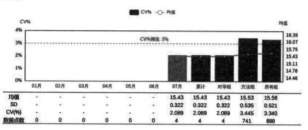

| | 本实验室 | 对等组 | 方法组 | 所有组 |
|---|---|---|---|---|
| 均值 | 15.43 | 15.43 | 15.61 | 15.65 |
| SD | 0.322 | 0.322 | 0.446 | 0.446 |
| CV% | 2.089 | 2.089 | 3.064 | 2.846 |
| CVI | - | 1 | 0.682 | 0.734 |
| 实验室数 | 1 | 1 | 11 | 14 |
| 上报点数 | 4 | 4 | 292 | 384 |
| 失控点数 | 0 | 0 | 30 | 31 |

趋势图

| | 01月 | 02月 | 03月 | 04月 | 05月 | 06月 | 07月 | 累计 | 对等组 | 方法组 | 所有组 |
|---|---|---|---|---|---|---|---|---|---|---|---|
| 均值 | - | - | - | - | - | - | 15.43 | 15.43 | 15.43 | 15.53 | 15.58 |
| SD | - | - | - | - | - | - | 0.322 | 0.322 | 0.322 | 0.535 | 0.521 |
| CV(%) | - | - | - | - | - | - | 2.089 | 2.089 | 2.089 | 3.445 | 3.340 |
| 数据点数 | 0 | 0 | 0 | 0 | 0 | 0 | 4 | 4 | 4 | 741 | 898 |

CV分布

| 分组 | 实验室数 | 下极值% | 25% | 中位数% | 75% | 上极值% | 分布图 |
|---|---|---|---|---|---|---|---|
| 对等组 | 1 | | | | | | |
| 方法组 | 10 | 0.613 | 0.780 | 1.260 | 1.936 | 3.031 | |
| 所有组 | 13 | 0.613 | 0.835 | 1.417 | 1.711 | 3.031 | |

PS：分组实验室<5时，不予统计。

图 2-1-6 汇总月度报告样

结果互认月度报告

## 2019年07月 结果互认专业室内质控数据室间化比对报告

实验室名称：佛山████████████ 报告日期：2019-08-02

各专业上报项目数

| | 所有专业 | 常规化学 | 全血细胞计数 | 糖化血红蛋白 | 肿瘤标志物 | 临床免疫学 | 尿干化学 |
|---|---|---|---|---|---|---|---|
| 本实验室（项） | 25 | 16 | 8 | 1 | 0 | 0 | 0 |
| 开放总数（项） | 54 | 24 | 8 | 1 | 3 | 8 | 10 |
| 参与率（%） | 46.30 | 66.67 | 100 | 100 | 0 | 0 | 0 |

CV%未达标项目
乳酸脱氢酶、肌酸激酶、总胆红素、直接胆红素、总胆固醇
*CVI性能评价

91.78%

| 性能评价 | 优秀 | 良好 | 待提高 |
|---|---|---|---|
| 项次数 | 134 | 9 | 3 |
| 占总项次百分比（%） | 91.78 | 6.164 | 2.056 |

■优秀 ■良好 ■待提高

*注：CVI（方法变异系数指数）：本实验室报告的变异系数（CV%）或标准差（SD）与相对组实验室的变异系数（CV%）或标准差（SD）的比值。
CVI= 本实验室标准差/相对组标准差 或= 本实验室变异系数/相对组变异系数

纠正措施：

_____
_____
_____
_____
_____

审核者：_____ 日期：_____

图 2-1-7 项目月度报告

（4）临床检验质量控制中心专家不定期组织飞行检查。针对实验室的管理流程进行有针对性的检查，并携带新鲜血标本进行小范围内的检测比对。

## （四）平台数据共享，避免重复建设

临床检验结果互认所涉及的原始数据及统计分析结果的应用范围非常广泛，并与很多业务有交叉。例如：远程医疗、检验大数据中心、智慧医疗、医联体等。除此之外，由于监管业务和范围不同，临床检验行业形成了多个监管部门，临床检验学科的专业性很强，检验质量管理的理论和技术日新月异，这也给非临床检验行业的监管部门带来了很大困难。在这种形势下，重复建设的情况屡见不鲜，政府反复投入，临床实验室也需要花费更多的人力物力来配合各种项目和监管的需求。

建立检验结果互认技术平台可更好地推动项目间数据一致化，监管部门信息有效沟通。多项目、多部门共享数据，由检验专业人员使用专业的分析工具提供评估结果，确保评估结果的科学性和可用性。见图2-1-8所示。

临床检验结果互认的经济效益主要体现在患者减少重复检测，医保减少重复付费。若其仅限于在一个城市孤岛式的开展，那么临床检验结果互认的经济效益和社会效益都会大打折扣。临床检验结果互认必须做到互联互通，如果无法做到国家或全省统一规划部署，也必须可以随时与国家级、省级、其他城市的互认平台或检验大数据平台对接融通。所以数据标准化的共享是推广临床检验结果互认的基石。

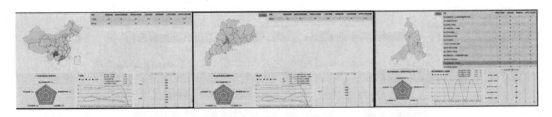

图2-1-8　平台三级（国家级、省级、市级）监控体系

广东省以佛山市作为试点城市开展临床检验结果互认，探索互认技术路径和方案，摸排互认推行难点，在一个试点城市确立广东省临床检验结果互认的组织方案，可以有效地减少由于经验不足带来的风险。这样做也是基于试行的临床检验结果互认技术平台有很好的扩展性，数据共享灵活，互认方案确定后，可以迅速复制到全省甚至全国。

临床检验结果互认技术平台在技术架构上，充分考虑了未来向上扩展的需求，根据各省市的不同现实情况设计了多套方案。

方案一：建立地市级管理平台，分布式建立数据中心，向省数据中心汇总。此方案适用于医院数量庞大，管理结构较为清晰的省份。见图2-1-9所示。

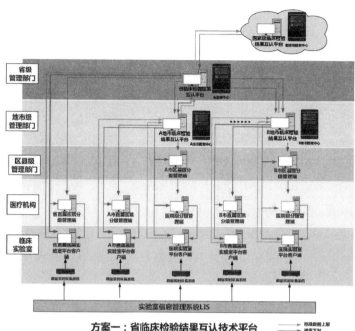

图 2-1-9 省市分布式架构

方案二：建立省级管理平台和数据中心，各地市分级管理。此方案适用于医院数量有限，且管理结构相对集中的省份。见图 2-1-10 所示。

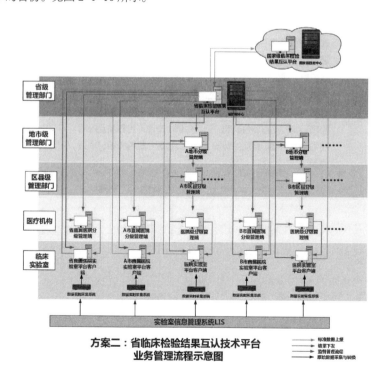

图 2-1-10 省级单层架构

方案三：混合型建设方案。适用于各地市医院数量和管理机构不均衡的省份。综合方案一和方案二，给出解决方案。

## （五）行政力度和民众力量双推动

临床检验结果互认的结论在临床上的实际应用，需要强有力的政策来推动，使得临床医生理解如何使用已经通过互认的其他医疗机构的检验结果。佛山市卫生健康局在第一次检验结果互认发布时，也向全部医疗机构发出了《佛山市卫生健康局关于公布第一批通过检验结果互认技术平台互认标准的医疗机构及检验项目清单的通知》，见图 2-1-11 所示。其中明确要求"全市各级医疗机构的临床医生必须执行临床检验结果互认制度，根据检验项目的生物学特性、时效性病情变化、病人实际情况采纳检验结果，最大限度减少重复检测。若因临床情况需要重新检测的，医生要及时向患者说明并充分沟通，同时在病例中做好记录"。有行政管理部门强有力地支持和推动，才使得佛山检验结果互认快速落地并见到成效。

# 佛山市卫生健康局

## 佛山市卫生健康局关于公布第一批通过检验结果互认技术平台互认标准的医疗机构及检验项目清单的通知

**各区卫生健康局，市直医院：**
我市于今年启动了佛山市临床检验结果互认技术平台（以下简称"平台"）的建设，我局委托佛山市临床检验质量控制中心负责对接入平台的医疗机构的临床检验项目质量进行日常质控。经对前期各医疗机构接入平台的数据进行统计分析，现公布第一批通过互认标准的医疗机构和检验项目清单（见附件）。各有关医院须在相关检验报告单中为互认的检验项目标识：【互】。通过平台互认标准的医疗机构及检验项目实行动态调整机制，日后由佛山市临床检验质量控制中心根据检验项目质控情况，定期公布医疗机构和检验项目清单。

图 2-1-11　佛山检验结果互认的相关文件

临床检验结果互认的持续发展需要源源不断地创造经济效益和社会效益，只有老百姓认知、认同、使用检验结果互认成果，才能达到最终目标。广泛的宣传检验结果互认政策，加深老百姓对检验结果互认的了解，也是本案例的又一项攻坚战。佛山市卫生健康局联合各大媒体、报刊、公众号以及佛山本地媒体（佛山电视台《晚间新闻》、佛山广播电台 FM94.6 频道《早晨从 946 出发》等），加大对佛山开展检验结果互认的宣传。使得老百姓可以对临床检验结果互认有认知，会使用。在患者的检验报告单中，通过互认的项目有特殊标识，使患者可以第一时间应用到互认成果。只有行政力度和民众力量双推动，才能促进临床检验结果互认的持续发展，持续地创造经济效益和社会效益。

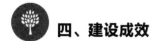

## 四、建设成效

### （一）佛山市临床检验结果互认运行模式基本确立

佛山市已经基本确立临床检验结果互认的运行模式，暨由佛山市临床检验质量控制中心牵头管理，依托临床检验结果互认技术平台承载具体业务，与其他组织和项目共享互认成果的运行模式。

2019 年 8 月 5 日，佛山市卫生健康局正式发布了第一批佛山市临床检验结果互认结果，发放临床检验结果互认证书 52 份，涉及 35 个常见定量项目；2019 年 10 月，佛山市卫生健康局正式发布了第二批佛山市临床检验结果互认结果，发放临床检验结果互认证书 53 份，涉及 43 个常见定量项目，现已全部开放临床使用，见图 2-1-12 所示。检验结果互认的评定周期随实际情况进行调整，但至少每年更新一次。伴随互认结果的发布与医院信息系统的逐步连通，将实现结果发布和开放应用同步。可以根据临床的需求，缩短互认的评定周期，降低由于评定周期过长带来的风险。

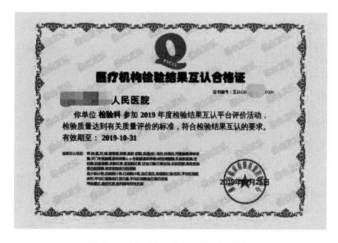

图 2-1-12　检验结果互认证书样板

### （二）实现了临床检验质量数据整合，促进大数据分析的应用

佛山市临床检验结果互认平台在承载业务的过程中，完成了检验质量相关基础数据的整合，包括检测项目、检测系统信息、检测结果。为对接临床检验质量指标的基础数据采集，还需对接去敏感信息的患者数据（包括：年龄、性别、诊断、检测结果等）、实验室流转时间（Turn Around Time，TAT）相关的时间信息，检验前标本处理信息和检验后投诉信息等，形成检验全程的大数据集。

经过整合的检验数据可以支持各个业务系统评估（检验结果互认、室间质量评价、室内质控评价、质量指标评价、正确度验证、患者数据分析等），更可以为其他项目提供检验质量保障信息。在未来的发展中，大数据的应用还有着更加广阔的前景。

近几年中国制造正在飞速崛起，但在现阶段的医疗机构的检测体系中，进口仪器、试剂、校准品还占据着绝大多数市场份额，国产系统在国内检验行业，尤其是高等级医疗机构的认可程度并不高。通过对临床实验室使用的各检测系统质量进行融合分析，来评估检测系统是否满足临床诊疗的要求。同时用数据来显示其性能基线，找出国产设备、试剂与进口产品之间的差距，通过不断的分析和评估，促进国产检测系统的质量提高，辅助降低医疗机构实验室的仪器和消耗品成本。与此同时，逐步降低临床检验行业的仪器、试剂等对进口的依赖性，做好备胎，提高中国制造抵御外来风险能力。

当下，在中国应用的检测系统，还没有基于中国人群的检验正常值参考区间，这就导致现在临床医生为中国患者诊断，使用的却是国外人群提供的参考区间。不同地区，不同年龄、不同种族的人类在生物学特性上存在差异，不同的检测指标可能对不同群体的正常值参考区间有所不同，并且参考区间会随着人类生活环境的改变而发生变化。确立科学的参考区间对准确诊断起着非常重要的作用。通过大量的患者数据分析可以测算出中国人群的参考区间，并根据数据的变化及时更新，更好地辅助医生进行诊断。但这也需要建立在检测体系信息代码统一可归集，且项目检测单位可以转化的基础上。

### （三）市民的就医体验提升，切实感受到医改带来的福利

2019 年 8 月，佛山市正式将检验结果互认的成果投入到临床使用，全市 52 家医疗机构的临床检验结果报告单上已经体现了互认标志，患者可以直接持有"互"字的检验结果报告单去其他医院进行继续诊疗，无需重复检测（检验报告单中，仅有通过检验结果互认的检测项目前才会体现"互"字标志。）。这不仅仅减少了患者的就医经济成本，更缩短了就医时间，减轻了反复采样的痛苦，提升了市民的就医体验，更加经济、方便、快捷、准确。

检验结果报告单实例见图 2-1-13~ 图 2-1-16 所示。

图 2-1-13　市直属三甲公立医院检验报告

## 迪安医学检验实验室检测报告单
### DIAN Medical Laboratory Test Report

送检医院：东升顺安社区卫生服务站　　　　　　　　　　　条码号：

| 姓名： | 病人类别： | 科别： | 送检医生： | 样本类型：血清 |
| 性别： | 病人电话： | 床号： | 医生电话： | 样本状态：外观正常 |
| 年龄： | 门诊/住院号： | | 临床诊断： | |

| 项目名称 | 项目简称 | 结果 | 单位 | 参考区间 | 方法学 |
| --- | --- | --- | --- | --- | --- |
| 【互】血清总蛋白 | TP | 79.3 | g/L | 65.0-85.0 | 比色法 |
| 【互】血清白蛋白 | ALB | 48.7 | g/L | 40.0-55.0 | 比色法 |
| 【互】血清球蛋白 | GLOB | 30.6 | g/L | 20.0-40.0 | 计算法 |
| 【互】血清白球比 | A/G | 1.6 | | (1.2-2.4)：1 | 计算法 |
| 【互】血清总胆红素 | TBIL | 15.2 | μmol/L | 3.4-17.1 | 重氮法 |
| 【互】血清直接胆红素 | DBIL | 6.3 | μmol/L | ≤6.8 | 重氮法 |
| 【互】血清间接胆红素 | IBIL | 8.9 | μmol/L | ≤10.2 | 计算法 |
| 【互】血清碱性磷酸酶 | ALP | 56 | U/L | 35-105 | 比色法 |
| 【互】血清γ-谷氨酰基转移酶 | GGT | 24 | U/L | 7-45 | 酶比色法 |
| 【互】血清丙氨酸氨基转移酶 | ALT | 18 | U/L | 7-40 | IFCC |
| 【互】血清天门冬氨酸氨基转移酶 | AST | 19 | U/L | 13-35 | 比色法 |
| 【互】AST/ALT | | 1.06 | | 0.98-1.32 | 计算值 |
| 【互】乳酸脱氢酶 | LDH | 229 | U/L | 120-250 | 比色法 |
| 乳酸脱氢酶同工酶-1 | LDH-1 | 65.0 | U/L | 17-96 | 化学抑制法 |
| LDH1/LDH比值 | | 0.28 ↑ | | 0.13-0.27 | 计算法 |
| 【互】血清肌酸激酶 | CK | 180 | U/L | 40-200 | 比色法 |
| 血清肌酸激酶同工酶 | CK-MB | 18 | U/L | <25 | 比色法 |
| 血清α羟基丁酸脱氢酶 | HBDH | 188 ↑ | U/L | 72-182 | 比色法 |
| 【互】空腹血糖 | GLU | 5.76 | mmol/L | 3.90-6.10 | 己糖激酶法 |
| 【互】尿素 | UREA | 2.09 ↓ | mmol/L | 2.60-7.50 | 比色法 |
| 【互】血清肌酐 | CREA | 78 | μmol/L | 44-80 | 苦味酸法 |
| 【互】血清尿酸 | UA | 369 ↑ | μmol/L | 155-357 | 酶比色法 |

图 2-1-14　第三方检验机构检验报告

## 南方医科大学南海医院 医学检验科检验报告单
Nanhai Hospital of Southern Medical University

地址：佛山市南海区里水镇里官路得胜路段28号；检验科联系电话：0757-85631316　　1018110

| 姓名： | 科室-床号：神经外科-7035 | 标本类型：血清 | 诊疗号： |
| 性别：女 | 临床诊断：无 | 标本状态：合格 | 条码号： |
| 年龄：71岁 | 申请医师： | 申请时间：2019-08-29 15:30:19 | 样本号：28 |

| 序号 | 检查项目 | 结果 | | 单位 | 参考区间 | 测定方法 |
| --- | --- | --- | --- | --- | --- | --- |
| 15 | 【互】总胆固醇(CHOL) | 6.07 | ↑ | mmol/L | 0-5.2 | CHOD-PAP法 |
| 16 | 【互】高密度脂蛋白胆固醇(HDL-C) | 1.45 | | mmol/L | >1.04 | 直接法 |
| 17 | 【互】低密度脂蛋白胆固醇(LDL-C) | 3.35 | | mmol/L | <3.37 | 直接法 |
| 18 | 小而密低密度脂蛋白胆固醇(sdLDL-C) | 463 | | mg/L | 102-526 | 酶法 |
| 19 | 非高密度脂蛋白胆固醇(nonHDL-C) | 4.62 | | mmol/L | | 计算 |
| 20 | 载脂蛋白A1(APO-A1) | 1.28 | | g/L | 1.2-1.76 | 免疫比浊法 |
| 21 | 载脂蛋白B(APO-B) | 1.24 | ↑ | g/L | 0.63-1.14 | 免疫比浊法 |
| 22 | 脂蛋白a(LPa) | 69.6 | ↑ | mg/dL | <30 | 免疫比浊法 |
| 23 | 【互】总蛋白(TP) | 66.8 | | g/L | 62-85 | 双缩脲法 |
| 24 | 【互】白蛋白(ALB) | 34.0 | ↓ | g/L | 35-53 | 溴甲酚绿法 |
| 25 | 前白蛋白(PA) | 32.2 | | mg/dL | 20-40 | 免疫比浊法 |
| 26 | 【互】谷丙转氨酶(ALT) | 11 | | U/L | 7-40 | IFCC速率法 |
| 27 | 【互】谷草转氨酶(AST) | 19 | | U/L | 13-35 | IFCC速率法 |
| 28 | 【互】谷氨酰转肽酶(GGT) | 83 | ↑ | U/L | 7-45 | 速率法 |

备注评价：

注：【互】代表佛山市医疗机构检验结果互认项目

| 采集时间：2019-08-30 4:26:41 | 报告时间：2019-08-30 9:17:05 | 检验者： |
| 接收时间：2019-08-30 6:56:53 | 检验仪器：日立全自动生化仪7600-020 | 审核者： |

*本报告仅对送检标本负责，结果仅供临床参考。　打印时间：2019-08-31 11:27　　　第2页 共3页

图 2-1-15　区公立医院检验报告

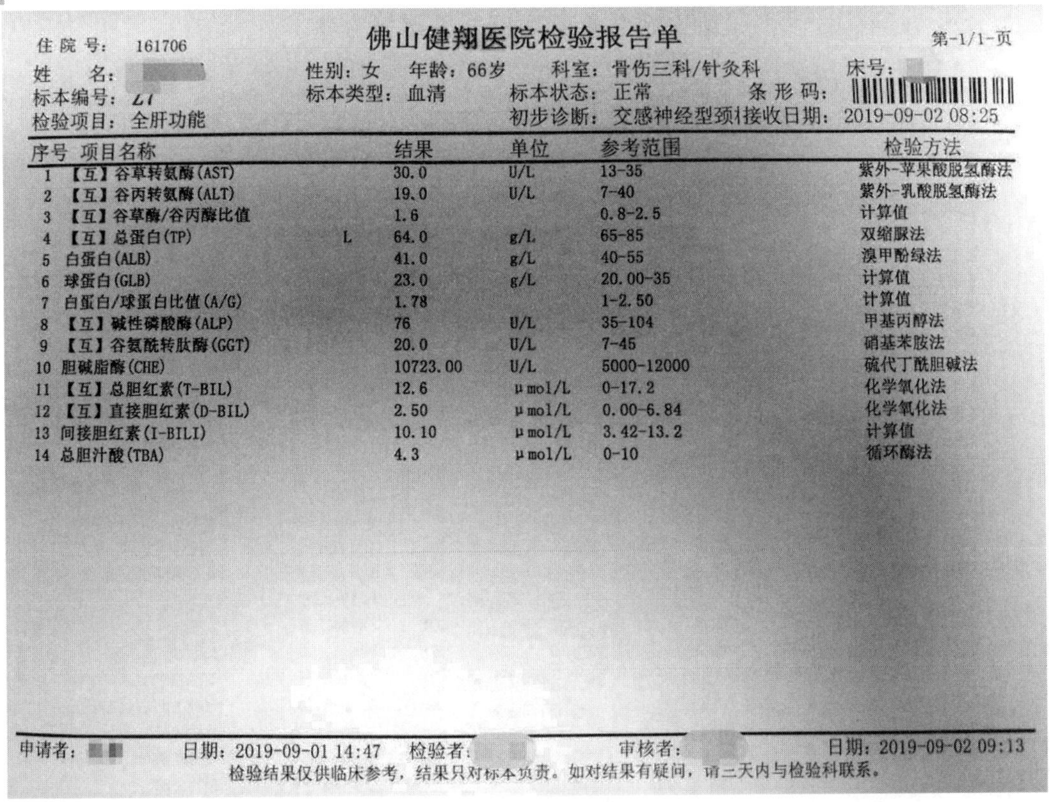

**佛山健翔医院检验报告单**

| 住院号： | 161706 | | | | 第-1/1-页 |

| 姓　名： | | 性别： 女 年龄：66岁 | 科室： 骨伤三科/针灸科 | | 床号： |
| 标本编号： | ZT | 标本类型： 血清 | 标本状态： 正常 | 条形码： | |
| 检验项目： | 全肝功能 | | 初步诊断： 交感神经型颈 接收日期：2019-09-02 08:25 | | |

| 序号 | 项目名称 | | 结果 | 单位 | 参考范围 | 检验方法 |
|---|---|---|---|---|---|---|
| 1 | 【互】谷草转氨酶(AST) | | 30.0 | U/L | 13-35 | 紫外-苹果酸脱氢酶法 |
| 2 | 【互】谷丙转氨酶(ALT) | | 19.0 | U/L | 7-40 | 紫外-乳酸脱氢酶法 |
| 3 | 谷草酶/谷丙酶比值 | | 1.6 | | 0.8-2.5 | 计算值 |
| 4 | 【互】总蛋白(TP) | L | 64.0 | g/L | 65-85 | 双缩脲法 |
| 5 | 白蛋白(ALB) | | 41.0 | g/L | 40-55 | 溴甲酚绿法 |
| 6 | 球蛋白(GLB) | | 23.0 | g/L | 20.00-35 | 计算值 |
| 7 | 白蛋白/球蛋白比值(A/G) | | 1.78 | | 1-2.50 | 计算值 |
| 8 | 【互】碱性磷酸酶(ALP) | | 76 | U/L | 35-104 | 甲基丙醇法 |
| 9 | 【互】谷氨酰转肽酶(GGT) | | 20.0 | U/L | 7-45 | 硝基苯胺法 |
| 10 | 胆碱脂酶(CHE) | | 10723.00 | U/L | 5000-12000 | 硫代丁酰胆碱法 |
| 11 | 【互】总胆红素(T-BIL) | | 12.6 | μmol/L | 0-17.2 | 化学氧化法 |
| 12 | 【互】直接胆红素(D-BIL) | | 2.50 | μmol/L | 0.00-6.84 | 化学氧化法 |
| 13 | 间接胆红素(I-BILI) | | 10.10 | μmol/L | 3.42-13.2 | 计算值 |
| 14 | 总胆汁酸(TBA) | | 4.3 | μmol/L | 0-10 | 循环酶法 |

| 申请者： | 日期：2019-09-01 14:47 | 检验者： | 审核者： | 日期：2019-09-02 09:13 |

检验结果仅供临床参考，结果只对标本负责。如对结果有疑问，请二天内与检验科联系。

图 2-1-16　民营医院检验报告

佛山市临床检验结果互认包括了大型公立三甲医院、区域公立医院、民营医院、第三方检验机构等。大型三甲公立医院通常占据着该地市的优势医疗资源；区域公立医院、民营医院大多服务于本区的患者；多数一级医院或社区卫生服务站服务于本片区居民，但处于成本优化考虑通常会选择将标本外送到优质的第三方检验机构。以图 2-1-13～图 2-1-16 为例，生化全套检测收费为 600~700 元。患者如果转诊其他医疗机构，就需要重新检测，需要多支付 600 余元的检测费用，这就成了额外的就医成本，造成了很多患者希望直接去大型三甲医院就诊，小病也要占用优质资源，但真正有需要的患者可能难以及时就诊。当推行检验结果互认制度之后，患者可以选择距离较近的医疗机构进行首诊，享受快捷、经济的医疗服务，如果需要转诊，只需要多支付一次挂号费用，转诊的就医成本大大下降。检验结果互认不但为患者提供了便利，也使得患者合理分流，有利于均衡医疗资源，降低就医难度。

**（四）推动临床检验结果互认模式创新**

佛山市临床检验结果互认项目是全国首例全程使用信息系统完成检验结果互认的项目，它采用信息化技术和大数据分析手段代替人工操作，创建了临床检验结果互认的新模式。这种新模式解决了以往推广检验结果互认专业管理人员少的难点、分析工作量大的痛点，使得临床检验结果互认制度可以快速落地。

　　临床检验检查结果互认政策自 2006 年开始推行至今，各省均积极响应国家政策号召，积极开展检验检查结果互认工作。2019 年 4 月，国家卫健委临床检验中心组织调研全国 23 个省、5 个自治区、4 个直辖市的临床检验结果互认开展情况，有 31 个省份地市予以回执。调研报告显示，24 个省份已开展临床检验结果互认工作，占比 77.4%。其余的 7 个省份暂未启动检验结果互认工作。已开展临床检验结果互认的 24 个省份、地区中，8 个省份已经出台了关于互认的相关行政文件，但没有具体的互认方案；12 个省份、地区既有相关文件支持，也制定了互认方案，但没有信息系统应用于业务，依靠手工方式统计难以扩大范围；4 个省份地区既有相关文件支持，也制定了详细的互认方案，部分业务模块使用信息系统来完成统计分析工作。

　　由此可见，开展临床检验结果互认工作在全国各地都存在着不同程度的困难，"佛山模式"建设迅速、成果显著、可操作性强，为全国各地的检验结果互认组织提供了新思路、新方法、新途径。

 **五、提升思考**

### （一）临床检验结果互认需与医疗数据共享强强联合

　　临床检验结果互认已覆盖了佛山市 90% 的二级以上医疗机构，其余医疗机构也在陆续申请纳入互认体系，很好地解决了互认评定和结果发布的问题。但后续临床医生是否应用互认结果进行诊疗，通过检验结果互认又节约了多少医疗费用均无法精确测算。

　　中国医疗大数据飞速发展，检验大数据平台、远程医疗等项目如雨后春笋般崛起。这些项目与检验结果互认项目的侧重点有所不同，他们更偏重于患者诊疗数据的流通和共享，为一线临床医生和患者提供服务，而这便是医疗数据共享平台。医疗数据共享与临床检验结果互认强强联合，将在以下层面发挥作用：

　　（1）医疗数据共享平台在使用检验结果参与诊疗时，非常需要明确该临床实验室质量现状以确保检测的准确性。临床检验结果互认技术平台可以提供临床实验室每天的质量评估情况，医生可以根据评估结果选择性的使用共享数据。

　　（2）医疗数据共享平台采集患者检验结果和患者相关信息，可直接将去敏感信息的患者数据与检验结果互认技术平台通过接口实现共享，做到一次数据采集，多个系统使用，节约建设成本。

　　（3）通过医疗数据共享平台，可以精确地计算出医生在诊疗过程中使用互认结果的次数，从而计算检验结果互认创造的经济效益。

　　医疗共享平台和检验结果互认技术平台的联合，在使用层面上通过技术的手段实现临床医生和临床实验室技术人员的联合。两个平台可以通过深度整合，形成区域医疗大数据库，为未来医疗大健康的发展奠定数据基础。

## （二）不断提升实验室的检验质量需要加强教育和指导

实现临床检验结果互认的基础是保证临床检验结果的高质量，但临床实验室的质量管理水平、人员素质都有待提高。构建实验室规范质量管理体系，提高人员管理能力，打通最新质量管理理念到基层的渠道，这是一项非常有意义的工作。这项工作使得质量管理的教育传播不再受地域限制，不再依赖于传统渠道。使用信息技术手段，可以用最便捷的方式达到实验室，结合互认平台的管理要求，可以快速提高基层实验室质量水平。

临床检验结果互认技术平台计划搭建临床实验室质量管理的教育体系，形成线上结合线下的教育体系，弥补现有学校教育和集中学习的不足。

监管部门可以为管辖区域内的实验室制定学习计划，将质量管理的必备知识体系传达到每个参与互认的实验室。并根据实验室的理解情况和国家或地方质量管理规范要求，周期性地调整学习计划，将以往集中开会学习的内容转移到线上进行，节约开展质量管理教育的成本；将以往只能到现场听一次的精品课程转移为在线上可以反复学习的课程，实验室可以扩大学习规模和学习范围，为更多的实验室工作人员提供学习机会；将只能限时举手提问转换成可以线上提问，且可以看到他人的问题和专家解读，让学员与专家深入沟通，加深对知识的理解；改变开会学习之后无法确认学习效果的现状，监管部门可以根据线上学习内容制定考评计划，线上学习线上考评，结合飞行检查的现场考评，实实在在地将临床质量管理一插到底，教考结合，帮助实验室持续提高质量管理水平。

临床检验结果互认技术平台也可以将不同区域的专家课程共享，由当地监管部门进行筛选后，开放给临床实验室进行自主学习。临床实验室可以根据该学习内容向专家进行提问，并查看其他用户的提问，对专家分享的内容进行深入地探讨和学习。

线上教育可以结合线下教育，平台可以开通临床检验专家认证，根据专家的技术特长，提供专家预约线下指导工作。监管机构和平台共同认证该专家的资质，并开放实验室进行线上预约，相关专家走进实验室进行实地的讲解和指导。

## （三）统一临床检验结果互认标准，打通全国的临床检验结果互认网络

临床检验结果互认的应用场景集中于患者在不同医疗机构就诊的场景，例如远程医疗、分级诊疗和双向转诊，患者自发更换医疗机构等。所以，在孤立的一个城市开展临床检验结果互认，对于支持患者需求而言略显单薄，很多患者在选择第二个医疗机构进行进一步诊疗时，大多是由于首诊医疗机构不能满足患者的就诊需求，从而选择专业性更强或者级别更高的医疗机构。而这一类医疗机构往往会出现跨城市甚至跨省份的情况出现。统一临床检验结果互认的标准，有利于打通全国检验结果互认网络，有利于放大检验结果互认的经济效益，有利于增加社会效应，让老百姓得到更多的实惠。

## 致谢

国家卫健委临床检验中心 　　　　　　　广东省卫健委

广东省临床检验质量控制中心 　　　　　佛山市卫生健康局

上海蔚一信息技术有限公司

---

## ● 点评专家：张传宝

国家卫生健康委临床检验中心生化室主任

佛山，作为粤港澳大湾区重要节点城市，务实求真地践行新医改政策，率先实现了全程信息化的检验结果互认量化评价，并迅速应用在实际临床诊疗中，为全省甚至全国临床检验行业提供了具有高可操作性的互认方案。当前，落实检验结果互认是深化医改的重要工作之一，2019年，国家卫健委发布《关于印发2019年深入落实进一步改善医疗服务行动计划重点工作方案的通知》，其中将大力推动结果互认制度与科学建立预约诊疗制度、不断完善远程医疗制度并列，作为进一步改善医疗服务行动的重点加强制度，并提出了加大医疗质量控制力度，提高检查检验同质化水平的明确目标。"佛山模式"打破了既往的信息孤岛，创新依靠"信息化"＋"大数据"开展质量管理和结果互认，为其他区域结果互认提供了新思路。

早在1996年，佛山就组建了临床检验质量控制中心，积累了丰富的管理经验，实行线上监控线下检查的管理模式，以帮助临床实验室提高检测质量、实现同质化为目标，主动尝试"互联网＋医疗"的新技术开展工作，值得全国各地学习。检验结果互认概念自2006年被提出以来，一直缺乏可大面积推广的落地方案，"信息化""标准化""大数据"的缺失使得其处处掣肘。当今我国各行各业信息化、大数据高速发展，但医疗行业的信息化程度一直远远落后于其他行业。临床检验专业作为数据化程度最高的医学专业，应充分利用专业优势，应用信息化手段实现数据标准化和数学建模大数据分析，为行业的深入研究和持续发展源源不断地注入能量。

佛山的"临床检验结果互认技术平台"为结果互认的理论配上了手脚。首先，建立切实可行的互认技术路径，以检测项目为主线，根据每个检测项目的特性和当前技术水平，结合临床需求制定出个性化的互认标准，保证了结果互认的科学性；其次，原始数据的自动采集和标准化技术，大大降低了实验室参与互认的工作量的同时从源头上保障了数据的真实性；最后，实时的统计分析和消息推送机制，打通了实验室、临床检验中心、卫生行政管理部门的信息渠道，使得管理思路清晰、一致、有延续性，各部门紧密协作，更有利于结果互认的稳步推进。

"佛山模式"的建设理念和运行机制不仅提出了结果互认的切实可行的落地方案，更重要的是推动了信息化和大数据在医疗行业的深度应用，为医疗管理的转型升级带来了新思路，在同行业得到了高度关注和普遍认可。希望佛山继续践行结果互认技术路径，不断拓展互认范围，完善互认制度，带领"佛山模式"走出佛山，成为引领全国结果互认落地的示范理念和标杆。

# 南京"互联网＋护理服务"实现护理服务无缝对接

"互联网＋护理服务"主要是指医疗机构利用在本机构注册的护士资源，依托互联网等信息技术，以"线上申请、线下服务"的模式为主，为出院患者或罹患疾病且行动不便的特殊人群提供的护理服务。2019年初，国家卫健委办公厅发布《关于开展"互联网＋护理服务"试点工作方案的通知》（国卫办医函〔2019〕80号）。2019年7月，南京大学第二附属医院正式启动"互联网＋护理服务"项目，该院也成为南京市首批推行"互联网＋护理服务"的实体医院之一。通过互联网平台开展了网上预约、线下护理和后端全面管理把控的院外护理服务。平台运行后，深得护理人员和患者的认可。与此同时，医院与医务社工联合，首次将医务社工引入到了院外上门护理的环节中，让医务社工充分发挥了其作用，实现了院内、院中、院外护理活动的无缝对接。

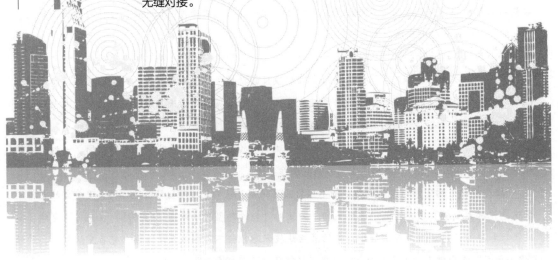

# 一、项目背景

根据国家统计局统计，截至 2018 年底，我国 65 岁及以上人口数为 1.6 亿人，占总人口的 11.9%，老年抚养比为 16.8%。慢性病发病人数在 3 亿左右，其中 65 岁以下人群慢性病负担占比超过 50%。城市和农村因慢性病死亡占总死亡人数的比例分别高达 85.3% 和 79.5%。此外，失能、半失能人口 5000 万人左右。失能、高龄、空巢老人的增多，使老年人对上门护理服务需求激增。近年来，党中央、国务院印发了《"健康中国 2030" 规划纲要》《关于促进健康服务业发展的若干意见》和《关于加快发展养老服务业的若干意见》等文件，明确要积极发展护理服务业，加快推动健康老龄化。2018 年 4 月，国务院办公厅印发《关于促进 "互联网 + 医疗健康" 发展的意见》，明确要健全 "互联网 + 医疗健康" 服务体系，满足群众日益增长的医疗卫生健康需求，同时强化行业监管和安全保障。2018 年 6 月，国家卫健委联合国家发展和改革委员会、教育部、民政部、财政部等 11 部门联合印发了《关于促进护理服务业改革与发展的指导意见》（国卫医发〔2018〕20 号），增加护理服务供给，推动护理服务业快速发展。2018 年 7 月，印发了《互联网诊疗管理办法（试行）》等三个文件，进一步规范互联网诊疗行为，保证医疗质量和医疗安全。

为进一步贯彻落实《国务院办公厅关于促进 "互联网 + 医疗健康" 发展的意见》，按照 "鼓励创新、包容审慎" 的原则，鼓励新业态的发展，精准对接群众多样化健康需求。

2019 年初，国家卫健委发布《"互联网 + 护理服务" 试点工作方案》（以下简称《方案》），确定江苏省为其中一个试点省份。同年 4 月 3 日，江苏省卫健委印发了《"互联网 + 护理服务" 试点实施方案》，《方案》明确了 "互联网 + 护理服务" 项目及服务流程。定义了 "互联网 + 护理服务" 是指医疗机构依托互联网等信息技术，以 "线上申请、线下服务" 的模式为主，为出院患者或罹患疾病且行动不便的特殊人群提供护理的服务，将护理服务从机构内延伸至社区、家庭。其重点服务对象为高龄或失能老年人、康复期患者和终末期患者等行动不便的人群，提供慢病管理、康复护理、专项护理、健康教育、安宁疗护等方面的护理服务。

南京医科大学第二附属医院（以下简称 "南医大二附院"），暨江苏省第二红十字医院、南京医科大学第二临床医学院，其作为试点医院积极开展 "互联网 + 护理服务"，是江苏省卫生计生委直属的三级甲等综合医院，占地面积共 58 亩（~38686 平方米），建筑面积 9 万平方米，开放床位数 1800 张，职工 2800 余人。

南医大二附院通过互联网医院平台使得院内医疗数据向信息化、数字化转变。在 "互联网 +" 方兴未艾的今天，南医大二附院的护理也乘上网络时代的东风，借助于互联网的优势，搭建了一个涵盖网上预约、线下护理和后端全面管理把控的互联网护理服务平台。

**二、解决的主要问题**

## （一）出院患者院外护理痛点多

随着社会人口逐渐老龄化、疾病的变化及治疗模式的变革，有关患者出院后护理服务的延伸问题越来越受到重视。传统的医疗照护服务主要注重患者住院期间的治疗与护理。近年来，国外很多护理专家意识到患者在出院返回家庭后，仍需要一定程度的护理保健工作，这被称为延续护理。据调查，近年来患者出院 30 天后再入院率高达 20%。由此可见出院患者迫切需要得到延续性的护理服务。

南医大二附院作为南京市重点综合性医院，医院年门、急诊量约 177 万人次，年出院病人数约 7 万人次，为提高病人周转率，一旦病情稳定，就需要回家休养，然后再定期到医院做康复或护理。医院也加强了对出院病人进行延续护理的应用，但这也仅限于药物的指导、康复的建议或者是病情的随访。

延续性护理旨在利用一切可能的资源，纵向延伸护理服务的时间，横向拓宽照护层次，以尽量满足患者自医院回归家庭和社会后的健康需求。在延续护理模式中，护理工作不再单纯的局限于患者住院期间，护理场所也不再受制于各种类型的医院。但是显然，我国大多数医院的延续性护理工作做得并不充分。

根据我国现阶段的家庭结构，陪护老人去一趟医院进行护理就要耗费至少两个子女的时间，有些患者出院后身上可能带着尿管或引流管等需要定期更换，但是每次回医院需要耗费路程的时间和排队挂号人多的困境，也确实给患者造成了很多不便。

## （二）网约安全成为顾虑

自滴滴打车出现问题后，滴滴已经整改多次，网约问题也引起了社会的关注，虽然患者是需求方，但因护士是女性的天然特性，护士上门也同样存在风险。有些上门时间较晚或者地址较偏僻的订单护士甚至不会接单，而这样的情况平台其实也很难监管或者判断。如果任由护士上门出现意外情况，平台脱离不了责任，而如果不予接单，患者确实有需求，对患者也是不公平的。

现在多数的平台都是抢单模式，在有用户下单后，平台会先过滤一遍。能够被护士抢到的单子，会先通过电话联系询问病情，从而评估医疗风险。但其实护士更愿意接服务过的患者的单子，一方面是熟悉患者本身的病情，另一方面对护士自身来说安全也有保障。但是平台上的患者是不断更新的，而平台抢单的模式，对于想要服务于自己熟悉的患者并不容易。

南医大二附院在开展问卷调查的时候也发现同样的问题，护士们对于上门护理的积极性还是很高的，利用自己的空余时间通过自己的护理技术增加额外的收入护士还是愿意的，但是护士们对于护理服务的疑问和顾虑也很多，最突出的问题就是上门护理的安全及护理操作的风险。如果这两个问题没有保障，护士们宁愿放弃。

### （三）医疗废弃物处置亟待规范

我国对医疗废物污染防治的研究起步较晚，20 世纪 80 年代初才逐步建立法律法规，对医疗废物的产生、运输、储存、处置作了相应规定。但管理法规具体实施细则建设明显滞后，对医疗废物的产生者、运输者、收集者、处理者、处置者尚无明确和具体的要求。尤其在 2003 年"非典"期间暴露出许多医疗废物管理不严、处理或处置不当等问题，引起了社会各界对医疗废物的关注。因此我国卫生部（现为国家卫健委）、国家环保总局（现为国家生态环境部）于 2003 年 6 月 4 日通过了《医疗废物管理条例》（以下简称"条例"），同年 10 月 10 日颁发了《医疗废物分类目录》，10 月 15 日颁布了《医疗卫生机构医疗废物管理办法》。

参与"互联网＋护理服务"的护理人员全权负责着护理工作及处理医疗护理活动过程中产生的大量医疗废物。因此，护理人员在处理医疗废物时需要格外谨慎，因为它直接关系到人体健康和社会的可持续发展。

在与南医大二附院做流程规划时也对此问题做了讨论，医院指出，医疗废弃物主要存在两个问题。

（1）医疗废物容易发生损伤人群的情况。据了解，护理人员在处理医疗废物时，锐器损伤发生概率为 2.1%。若不能妥善处理医疗废物将对护理人员自身的健康造成极大危害。最常见的就是护士人员处置注射用具时被针刺伤的情况多是因为针头使用后没有及时处理或就近放置到医疗废弃垃圾桶而发生的针刺伤。这些伤害大多数是因为医疗废物分类处置不当或防护意识较差所造成的。

（2）不当的医疗废物分类和运输将存在安全隐患。如果护士在居家护理过程中将废弃物直接丢到患者家的生活垃圾桶里，如止血纱布、病人用过的棉签等，就会使得医疗废物与生活垃圾混装。而生活垃圾的垃圾袋薄而易破，利器和密封性能不够好，很容易导致污物泄漏。

### （四）互联网＋护理平台尚待监管

"互联网＋护理服务"，让患者不用出门，就能通过网络平台预约服务，极大地提升了患者的就医体验。"互联网＋护理服务"为人们生活提供便利的同时，也带来了一些不容忽视的问题。而平台的监管作用是否发挥得当则成为了政府、老百姓以及护理人员关心的焦点。

试点政策出台以来，护理人员资质审核，用户身份确认，护理项目分类、护理环境是否合规、在护理过程中出现突发情况怎么处理，发生事故后如何进行责任划分等一系列问题一直是人们心中的疑虑。

各种网约护士平台确实能为护理需求解决一些问题，但是由于网约护士的资质参差不齐，对患者的病情也不够了解，所以护理服务的效果还是存在隐患的。目前多数平台存在的普遍现象是，护士没有统一管理，技能水平不受监管，护理操作不受管控。而国家虽然设置了 5 年以上临床护理工作经验的门槛，但也正是因为设置了这个门槛让很多平台上原本备案的护士人数大幅度减少，刷掉了将近 50% 的护士。

对南医大二附院附近社区居民及部分住院患者的问卷调查显示，不会选择使用"互联网＋护理服务"的居民和患者，80% 以上都认为"互联网＋护理"平台不安全，无法判断护士资质是否正规、操作是否合规、出了问题不知如何保障自身权益等。

三、具体做法

**（一）"互联网＋护理服务"实施方案对医疗机构资质提出要求**

试点医疗机构需为取得《医疗机构执业许可证》并已具备家庭病床、巡诊服务、互联网诊疗等服务方式的实体医疗机构。鼓励护理院、护理站等医疗机构和设有医疗机构的养老机构参加试点。但是政策虽出，统一标准还是缺乏，护理站等依然在管理上欠缺经验。

南医大二附院的"互联网＋护理服务"平台不同于传统的约束理论（Theory of Constraint，TOC）模式，而是将院外的延续护理同互联网模式相结合，由院方派出护士，由平台和医院共同管理各执其责，既能保证护士资源的合理分配，也能对护理能力有所保证。对于从本医院即将出院的患者或者已经出院的患者而言，这类患者在医院住院期间，医院了解患者整体情况，而患者也对医院直接派出的护士更加信任。具体做法如下：

（1）医院会列明正面清单和负面清单，哪些是可实施的项目，哪些是不可实施的项目，平台也将遵守国家的规定，严格控制静脉输液、口服或注射麻醉药品（安宁疗护）等高风险项目，禁止涉及含有精神药品、医疗毒性药品、放射性药品等特殊管理药品和有创操作技术项目等。见图2-2-1所示。

## 江苏省"互联网+护理服务"试点服务项目名录
### （43项）

| 序号 | | 项目名称 | 项目内涵 | 人员条件 | 备注 |
|---|---|---|---|---|---|
| 线上服务项目（正面清单） | | | | | |
| 1 | 慢病个案管理和健康促进 | 脑卒中康复管理 | 1）根据评估情况进行日常生活能力、吞咽方式、用药指导、语言康复训练，给予留置胃管、尿管等管道维护；<br>2）基础疾病如高血压、高血脂、糖尿病等疾病管理；<br>3）健康教育：再发卒中早期症状的识别与应急处理 | 5年以上临床护理工作经验和护师及以上技术职称 | 可结合线下服务 |
| 2 | | 慢性心衰自我管理 | 1）根据评估情况给予活动量及活动方式、饮食及用药指导；<br>2）指导患者加强自我管理，了解体重、出入量、腹围、血压的变化；<br>3）健康教育：加重心衰诱因的预防和控制，心衰症状加重的先兆和就医指导；<br>4）基础疾病的管理：如冠心病等 | 专科护士 | |

图2-2-1　服务项目正负面清单部分截图

（2）医院确定哪些科室的哪些项目能够开设院外护理业务，制定符合院外护理项目的出院管理方案。对于特殊病情还会有具体的管理路径。见图2-2-2所示。

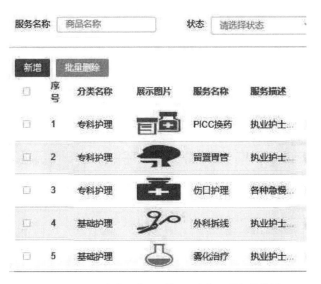

图 2-2-2　医院"互联网＋护理服务"项目部分截图

（3）医院会成立"互联网＋护理服务"组，当患者入院时，医疗团队与医务社工合作，根据一定的标准和条件对患者的预后、经济情况、营养情况、家庭照顾等进行综合评估，对筛选出的高危患者及时进行接入，并为其定制详尽的照护计划，包括院中及院后是否需要其他团队成员的接入、出院时建议是回家还是转基层医疗机构或安养机构等，以达到帮助患者后期顺利、平稳出院的目的。该服务模式实为一种连续性的医疗照护。见图 2-2-3 所示。

医院成立"互联网＋护理服务"组织管理架构

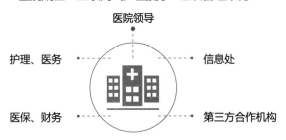

图 2-2-3　"互联网＋护理服务"组织管理架构图

（4）当患者出院时，也有相应的出院准备。"出院准备服务"的目的在于：①提供患者与家属主动参与照护计划的机会；②缩短住院日期，减少不必要的住院，提升病床的使用率；③控制医疗成本，节省医疗费用；④减少家属往返医院及住家的辛劳；⑤避免不必要的再入院与急诊就医频率；⑥做医院医疗与长期照护服务衔接的桥梁；⑦确保患者出院后，根据患者个性化需求，使其获得持续且完整的照护。⑧多维度了解健康状况，帮助解答居家养老、医保救助、异地就医等医疗政策；⑨帮助患者对接平台，为患者提供延续性的居家"互联网＋护理服务"；⑩定期跟踪回访患者出院后的情况，以便适时提供恰当的帮助和指导。见图 2-2-4 所示。

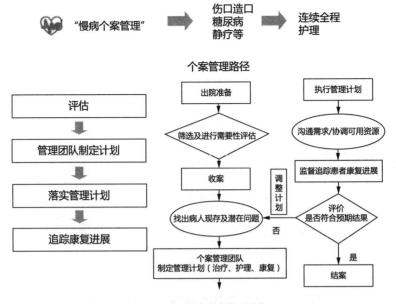

图 2-2-4　慢病个案管理路径

（5）出院准备完善后，医院会挑选符合标准的护士：具备 5 年以上临床工作经验，熟练掌握各种常见病和多发性疾病的护理措施。实施院外护理的护士必须具备了过硬的业务素质，才能够保证延续护理取得理想的效果。除了具有广博专业知识以外还要有良好的沟通互动能力，能够与病人进行有效的沟通与交流。医院会配备一个护士长作为平台的管理者，并筛选一些符合条件的护士注册在平台上。护士在平台注册时除了要填写必要的信息和资质外，还需要填写所在医院以及个人简介，让患者在分配护士后，也对护士有基本的了解。见图 2-2-5 所示。

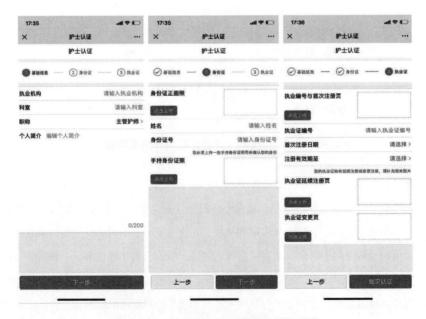

图 2-2-5　护士端护士注册资格认证页面图

（6）只要患者在平台上提出申请，医院就会根据患者在出院时的记录，为其安排相应的护士上门，同时平台依然会要求患者提供相应的病历病案。护士长则会根据患者的具体病情以及护士的当班情况去安排合适的护士上门。如果因为特殊情况需要改时间，鉴于患者和院方的熟悉度，更改时间也可以很方便的操作，而系统也会全称留痕，保证所有信息的可追溯。见图2-2-6所示。

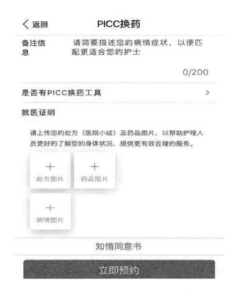

图 2-2-6　用户下单信息填写页面图

## （二）打造医务社工 + 医院护士的院外护理创新模式

南医大二附院联合医务社工，对应基层医疗网络，通过平台系统串联，打造了医务社工 + 医院护士的院外护理创新模式。

医务社工是医务社会工作者的简称，他们是在医院和医疗卫生机构中为患者提供心理关怀、社会服务的专业社会工作者。与医师和护士不同，他们为患者提供的是"非医学诊断和非临床治疗"。

护士对于上门护理的顾虑，多数是因为对患者本身及家庭环境情况不了解，对自身安全心存芥蒂。而在南京，医务社工就起到了很好的承上启下的作用，医务社工在院外护理环节的角色尤为重要。

南京的医务社工分布在各大社区，经常活动于社区和居民之间，对居民的情况较为了解。互联网上门护理初期签约率并不高，为促进健康社区的实现，医务社工从大型社区健康需求调查开始，做宣讲、组织医院进行义诊，将"互联网 + 护理服务"逐步贯彻到社区中去。

医务社工与家庭医生的助手相似，短期内弥补了社区医生的不足。他们协助完成了很多工作，而且重点放在了群众感受度方面。在这方面，社工们确实有很多办法，让群众对家庭医生的感受度得到了提升。医务社工整理需要院外护理家庭的情况，在与患者沟通后，拟与其进一步建立个案关系，然后对接互联网护理资源，提供其社会支持系统。

南医大二附院的下单流程里会区分用户是否为首单，首单下单的用户，社工是审核流程的一部分，社工审核主要是对其基本情况的确认，以便打消护士本身的顾虑，并且在第一次上门护理时，社工会跟随护士共同上门。

由此可见，医务社工是医师的助手、护士的伙伴、患者与家属的朋友、家庭的保护人、社区的组织者、其他专业技术人员的合作者，医务社工的存在消除了互联网护理很多的顾虑，让患者在院内和院外都能感受到身心各方面的照顾。也能让护士的上门服务变得更加顺畅。医务社工会走访慢病患者家庭，解答患者提出的各种疑问；协调解决患者遇到的服务问题，帮助有困难的病人就诊；在初次使用院外护理服务时，协助处理情绪不稳或对医疗服务有抱怨的病人；当平台客服人员对患者进行电话回访或者患者有投诉事件时，医务社工也是应急处理小组的成员之一。

医务社工的加入缓解了很多双方顾虑的问题，但是技术手段的干预也不容忽视，《方案》里提出要围绕服务对象、服务项目、服务行为、服务管理、风险防控等方面，为医疗机构提供智能化、规范化的管理工具。为了保护护士人身安全，为护士提供手机 App 定位追踪系统、配置护理工作记录仪、一键报警装置等。当护士发现不安全事件时，平台可助力其及时上报护理过程中发现的问题，护士在订单开始前 1 小时，平台会通过全球定位系统（Global Positioning System，GPS）实时上传护士的位置，护士遇到异常情况时，可进行一键报警。见图 2-2-7 所示。平台拥有一键视频求助及视频直播功能，为护理人员服务中的安全问题提供有效的求助及保障工具，同时对护理人员的服务质量起到实时监督的作用，护理人员服务时会通过佩戴的设备录音录像并记录工作过程。平台为护理人员配备随身工作记录仪，不仅可以保存整个护理工作过程，还可以约束上门护理行为，监督、规范护理操作过程。

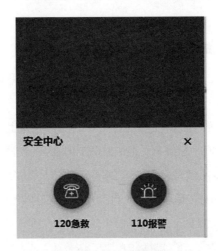

图 2-2-7　一键报警截图

## （三）通过互联网预约上门护理服务

护理房间就犹如医院的病房一般，构成了一个特殊的环境，其既是医疗护理服务的重地，也是易感人群聚集的场所。在医护人员为人们解除病痛的同时，不可避免地会接触到大量医疗废物，医疗废物由于其含有大量致病菌、病毒和寄生虫等病原微生物，具有直接或间接的感染性、毒性、全空间污染、急性传染和潜伏性传染等特征，这些污染物不仅污染医院和人们的生活环境，而且严重威胁到住院患者和医院工作者的身心健康和安全，甚至对其他人群如垃圾工、清洁工以及玩耍的儿童都可能造成威胁。医疗废物的处理在医院感染管理工作中占有重要的地位，护理人员是接触和处理医疗废物的主要人员之一。

南医大二附院在制定护理人员上门服务流程时，为了强化上门护理人员对医疗废弃物规范处理的认知，在培训及流程设计上：首先，上门护理人员必须熟知医疗废弃物的确切分类，废弃物处理流程及理解《医疗废物管理条例》及其配套文件内容，提升医疗废弃物危害性的认知。其次，互联网平台在护理人员端口设置了关于护理操作规范及上门护理人员责任和义务的知情同意书签署步骤，护理人员在上门服务前须阅读并签署后才能进行服务，并且在服务完成后，护理人员需要将医疗废弃物带回医院处理并进行拍照，回传至平台做护理记录见图2-2-8所示。最后，用户可以对护理人员在护理过程中的处理是否得当进行评价，监管人员也会抽查和定期审核，规范的操作与否与护理人员的绩效考核直接挂钩，落实责任，奖惩分明。

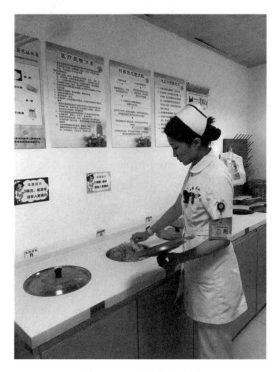

图2-2-8  废弃物处理图

正确佩戴护理工具，合理处置减少误伤。平台为了规范操作，为护理人员准备了上门服务的医疗箱，医疗箱内配备了专业医用手套、医用口罩、消毒碘伏、创口贴等预防和处理损伤的医用物品。做到损伤"预防为先，处理及时。"护理时需佩戴医用乳胶手套，规范操作。完成护理后，及时将废弃物放置于配备的医疗废弃物桶内并带回规定地点处置。并且在护理结束后，护理人员必须向患者及其家属普及医疗废弃物处理规范以及小损伤的紧急处理常识。见图2-2-9所示。

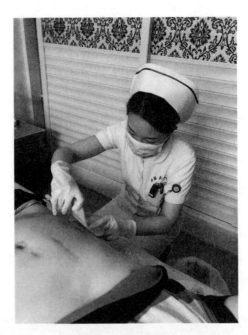

图 2-2-9　护士护理图

不仅如此，医疗箱内还配备专业医用医疗垃圾桶、加厚垃圾袋，确保短期储存和减少运输过程中的安全隐患见图 2-2-10 所示。同时，也为了防止废弃物长时间存放，针头等利器戳破垃圾袋而使病菌在垃圾桶内滋生，护理人员护理当天必须对废弃物进行处理，并对垃圾桶进行消毒处理后需放置原位。

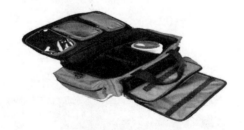

图 2-2-10　医疗箱

## （四）服务数据实时上传至监管系统接受监管

南医大二附院作为江苏省首批启动互联网医院的医院之一，严格按照省卫生健康委要求，在开展互联网诊疗服务，平台可以接入省监管系统，在提供服务过程中，将服务数据实时上传到监管系统接受监管，保证对患者上传的每一张处方，护士上门服务的每一次记录都在系统上有迹可循。下面从三个方面介绍系统的运行方式和功能。

### 1. 端口功能及特点

护理平台一共分三个端口，分别为护士端、用户端以及运营端。

（1）用户端。用户下单前要先进行注册，在注册时除了基本信息外，还要注明是否是本人下单。用户下单选择服务项目后，要填写住址信息，是否自备护理工具，并上传处方、病情、药品等图片。下单后可实时查询订单状态，并需要签署知情同意书。见图 2-2-11 所示。

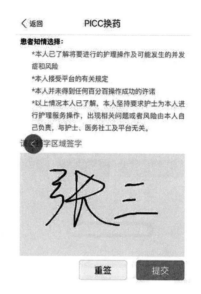

图 2-2-11　用户端知情同意书签署页面

（2）护士端。护士在注册时，需上传身份证、护士资格证、所在医院、擅长项目等信息。接单后，平台规定护士要先主动与用户联系，平台本身有对话窗口，如果需要电话沟通，通过号码保护可保证双方的隐私安全。护士根据沟通和用户提交的资料准备上门使用的工具，在上门前会再次同用户进行确认。见图 2-2-12 所示。

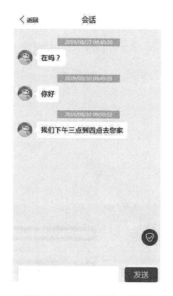

图 2-2-12　对话窗口截图

（3）运营端。运营端为后台管理端，主要功能有订单预约管理、服务内容管理、医患管理、提现管理、数据统计等。

运营端根据不同角色可设置不同的功能权限。如订单预约管理中，需要不同角色对订单进行审核，社工账户仅可看到需要社工管理者审核的订单，护士账户可看到需要护士管理者审核的订单。在运营端对订单进行不同角色的审核，且在审核通过后护士端才可进行接单操作。系统功能逻辑严谨，可最大限度保证订单服务的安全性。见图2-2-13所示。

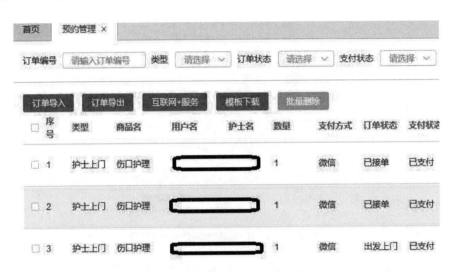

图2-2-13　运营端－订单预约管理部分截图

①服务内容管理。可对患者端显示的服务项介绍、患者须知等文案进行编辑，保证信息的同步及时性。

②医患管理。包含新注册护士审核、已注册护士管理、患者管理等功能。新注册护士在护士端提交资质后，由运营端进行资质审核，符合资质的护士才可进行接单操作；护士管理及患者管理，可查看详细信息，并可对其状态进行更改。见图2-2-14所示。

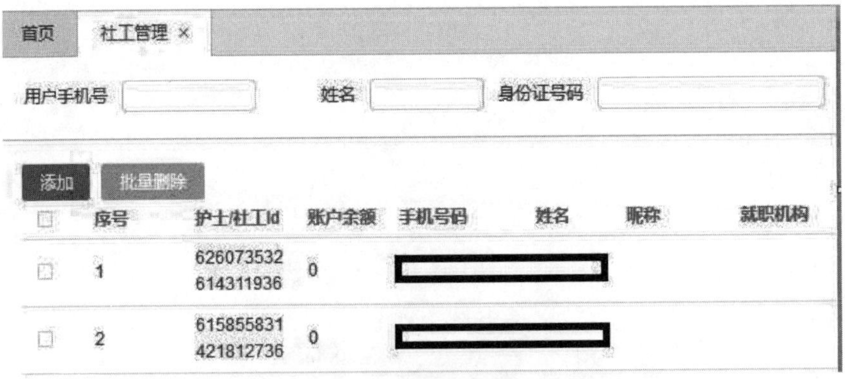

图2-2-14　运营端－社工管理部分截图

③提现管理。包含了提现审核及提现记录等功能，护士在护士端进行提现申请，运营端核对数据并进行审核，审核通过后，可把护士所得收入转入护士账户；提现记录可查看护士的每笔提现交易。见图 2-2-15 所示。

图 2-2-15　运营端 – 提现申请部分截图

④数据统计。可从不同维度查看运营数据，在订单方面包括下单数量、性别比例、病种分布等，同时也对护士考核做数据支撑，包括对护士接单量，评价等进行分析。由数据推动运营决策方向。

### 2. 护理服务的过程管理

平台合规性受到监管的同时，通过系统预警可及时干预违规行为，保障医疗安全。平台本身也有自己的预防控制措施，在上门护理服务的前、中、后 3 个阶段都做了监管力度的升级。

（1）服务前。管理运营端收到新订单通知后，对于首次下单的，实行社工和护士双审核制的二次认证，判定是否为有效订单。社工审核用户是否患有精神类疾病，判断是否有不良行为史，居住环境是否可进行上门服务等项。而护士则对服务内容是否符合上门护理标准进行审核。见图 2-2-16 所示。

图 2-2-16　管理端订单审核页面部分截图

（2）服务中。要求上门护理人员从出发开始，全程佩戴执法记录仪直到医疗垃圾处理完毕（见图 2-2-17 所示）。既监督了护理人员的操作手法及流程的规范性，全程守护了患者和护理人员在路途中、护理时的安全，也对后期出现的医疗事故责任划分提供了参考依据。除此之外，前面提及的首次上门服务有社工陪同、平台电话、短信沟通留痕、"一键报警"，以及与 110 报警中心联动等功能，给予社工和护理人员双重安全保障。

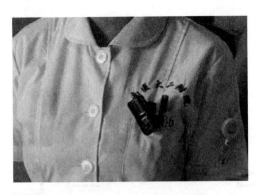

图 2-2-17　执法记录仪佩戴图

（3）服务后。护理人员要做好护理记录，上传护理后患者的病情照片和医疗垃圾废弃物的处置照片，以便护士长及监管人员的审核。用户在订单结束后对护理人员进行评价和评分，对于用户提出的中肯建议和评价，平台运营人员在回看相关的护理记录及视频后进行电话回访，确认护理后患者的状态和评价的客观性。评分的高低也会直接影响该护理人员的服务频次和服务收入。见图 2-2-18 所示。

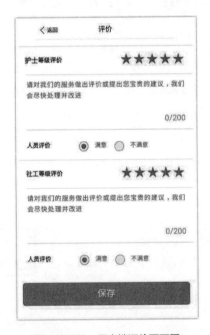

图 2-2-18　用户端评价页面图

### 3. 突发事件的应急预警措施

"互联网＋护理服务"需成立专门的风险管理小组，组员由平台运营人员、医学质控部、医院护士长，以及院方领导共同组成。具体要求包括：（1）护士要严格按照医疗规定进行操作及护理记录，不得由其他人代写或干预。（2）对于重点患者尤需加强沟通妥善记录，例如首次接受服务者、年龄过小的患者、病情复杂的患者等。（3）发生护理过错或出现纠纷、投诉苗头时，应及时联系平台客服部，客服部应立即转达至护士运营中负责该地区的运营人员，运营人员迅速查明原因，制定补救性防范对策，主动与患者及家属进行有针对性的沟通，其他人员不得随意解释或答复。（4）如患者需入院治疗，护理人员应及时判断并告知患者及家属。（5）护理人员不得擅自表态答复用户要求或同意减免费用。（6）司法诉讼准备工作：发生纠纷、经沟通无效者，一旦进入司法渠道，当事人要实事求是完善相关资料，积极配合平台进行充分的应诉准备。

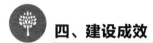

## 四、建设成效

通过信息化条件下的流程再造与创新，突破医院护理领域的物理局限，助力健康中国建设，致力做护理发展的推动者、全民健康的守护者。通过互联网为医院提供患者院外管理服务，架起医院和患者有效沟通的桥梁。

### 1. 解决出院患者和上门护理人员的双痛点、双顾虑

《方案》指出，"互联网＋护理服务"针对的人群为高龄或失能老年人、康复期患者和终末期患者等行动不便的人群，向其提供慢病管理、康复护理、专项护理、健康教育、安宁疗护等方面的护理服务。按照突出重点人群、保障质量安全、防控执业风险的原则，确定具体服务对象。

在南京，目前的院外护理主要包含两部分，一部分是依赖养老院、护理院支撑的护理需求，另一部分是针对出院患者的护理需求。随着老龄化现状的加剧，近几年来南京养老院护理行为普遍出现了供不应求的现象，而养老院床位不足，护理能力不足，也成为了亟待解决的问题。这些护理人员多存在年龄较大，流动性强，缺乏专业性指导和理论化学习的现象。

"互联网＋护理服务"在南医大二附院开展后，不仅解决了出院患者痛点的问题，让更多行动不便、排斥进院护理的患者得到更好的解决方式，同时也避免了社会上缺乏专业护理人员的隐患问题。医院出院患者对居家护理的芥蒂越来越少，很多病人都是在出院前就已经预约了后续的护理服务，而在前期因为医院已经有了出院准备的完善体系，又有社工的指导，所以无论是从预约到后来的上门护理，整个过程都尤为顺利。而患者也对这样的服务非常满意。

对于护士而言，对上门护理的工作一直是热情比较高涨的，较为顾虑的就是安全问题，而在《方案》中也明确提出了互联网信息技术平台应当具备开展"互联网＋护理服务"要求的设备设施、信息技术、技术人员、信息安全系统等。基本功能至少包括服务对象身份认证、病历资料采集存储、服务人员定位追踪、个人隐私和信息安全保护、服务行为全程留痕追溯、工作量统计分析以及不得买卖、泄露个人信息等。南医大二附院的第三方信息平台，从一键报警、操作录屏到号码隐私等都做到了保护，同时无论是从用户下单的医嘱证明文件，还是服务留痕，也都做到了完善流程，保证可追溯见图2-2-19所示。每一次上门都有完整的工单记录，以便后续跟踪回访。而且在知情同意书的规划以及下

单过程中细节的流程设计，南医大二附院也都是给出了自己的想法，使得平台更加规范化，更加实用，更加具备安全性，使护士们的顾虑减少了很多，医院护士也可通过自由时间发挥自身价值最大化。在护理平台上线前期，曾在300名的护士中做过统计，有80%的人愿意在有偿的情况下接受院外护理工作。医院派出越来越多的护士参与到"互联网＋护理服务"平台上，还联合医务社工，通过平台系统串联，打造了医务社工＋医院护士的院外护理创新模式。

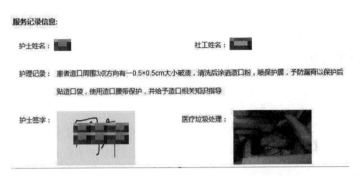

图2-2-19　服务记录截图

### 2. 医务社工发挥作用，弥补社区和医院在院外护理方面的不足

在上线运行的几个月里，医务社工充分发挥自身价值，延续护理的患者在出院后仍有基础护理、康复护理、心理护理等方面的照护。医务社工定期的回访也与患者及家庭成员建立了有效联系，改善了医患关系，促进和维护患者健康；同时进一步完善整体护理的内涵，提高患者的疾病认知水平和自我管理能力，提高出院患者的生活质量。医务社工入驻平台后，使平台更具专业化，也使医院的管理服务更具人性化。在南医大二附院的院外护理服务中，互联网平台充分发挥医务社工对患者除专业临床之外的更胜一筹的了解，让其参与到审核评定的角色中，让医务社工感觉到自己的重要性，更愿意去履行自己的责任。在南京二附院"互联网＋护理服务"的宣传册上就在明显位置标记出医务社工的联系方式。见图2-2-20所示。

| 十一、出院准备服务试点病区与医务社工联系方式： | | | | |
|---|---|---|---|---|
| 院区 | 病区 | 科室 | 医务社工 | 联系方式 |
| 姜家园 | 8 | 外科（泌尿） | 顾■ | 025-85■ |
| 姜家园 | 9 | 外科（消化） | 顾■ | 025-85■ |
| 姜家园 | 16 | 肿瘤科 | 顾■ | 025-85■ |
| 姜家园 | 12 | 神经外科 | 周■ 李■ | 025-85■ |
| 姜家园 | 14 | 神经内科 | 周■ 李■ | 025-85■ |
| 姜家园 | 17 | 特需病房 | 范■ | 025-85■ |
| 姜家园 | 19 | 老年科 | 范■ | 025-85■ |
| 萨家湾 | 29 | 外科 | 胡■ | 025-85■ |
| 萨家湾 | 36 | 神经内科 | 胡■ | 025-85■ |

图2-2-20　医务社工联系表部分截图

### 3. 合理有效使用医疗资源，增加社区功能扩大服务供给，减轻医院服务压力

《方案》的总体要求指出，"互联网＋护理服务"要以"人民健康"为中心，扩大服务供给，提高服务效率，精准对接人民群众多样化，多层次的健康需求。在南京随着人口老龄化进程加快，疾病负担日益加重。尤其是慢病疾病持续上升，患者长期住院治疗并不现实，需要将护理延伸到患者出院后的康复过程中。通过平台，延续护理可以进行一系列护理干预活动，提高患者疾病管理能力，帮助患者解决出院后的健康问题，缩短住院天数，有利于合理有效使用医疗资源，减轻医院的卫生服务压力。通过平台系统合理分配，患者在医院度过急性期出院后，也可在社区得到延续护理，主要由社区保健医生和专业人员参与。社区护士对患者进行护理服务，及时识别和应对病情变化，并且充分发挥社区卫生服务对健康保障的防线作用，有助于形成"小病在社区"的格局，使卫生资源得到合理利用。

医院自从做了"互联网＋护理服务"后，更加便捷了为合作的社区卫生服务中心提供转诊绿色通道。利用大型的综合性医院的疾病治疗能力和危险因素控制水平的技术优势，也利用社区卫生服务中心的数量优势，制定防治方案，在社区卫生服务方面也可以为社区病人建立动态的连续的健康管理档案，方便患者资料的完善及转诊需要。同时可以使医院的慢性病延续性照护和家庭医生服务达到相互协助、相互促进的作用，既可以解决医院人力资源不足的问题，又可以促进社区家庭医生签约的普及，让患者有获得感，同时也可使基层社区护士得到上级医院专业的护理指导。见图 2-2-21 所示。

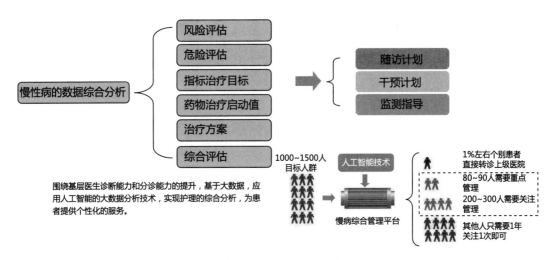

图 2-2-21　慢性病延续照护综合分析图

### 4. "互联网＋护理服务"的平台防控体系

除了将社工很好的融入到"互联网＋护理服务"这一突破外，平台还根据政策基本原则中指出的要规范服务的要求，在建设平台时，制定订单多级审核、制定服务规范制度、建立护理人员保险保障；设置定位追踪及平台监管四个方面，探索出了一条既符合国家规定又同时具备自我特色的方式方法。现在医院的护士都能按照规定执行上门护理服务，在做规范服务的同时，也是降低医疗风险的保障。服务后的医疗垃圾也是当天处理，带回医院。医院和平台同时会对服务后的患者评价和医疗垃圾处理

进行跟踪检查。保证护理服务流程的完整性和规范性。见图 2-2-22 所示。

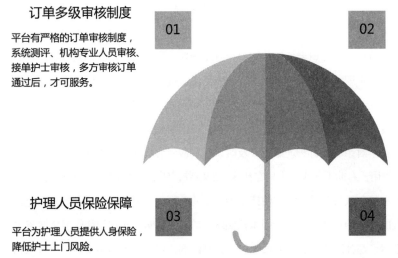

**订单多级审核制度**

平台有严格的订单审核制度，系统测评、机构专业人员审核、接单护士审核，多方审核订单通过后，才可服务。

**制定服务规范**

平台联合医疗机构，制定了《护士上门标准十步操作法》含：联系确认，核实患者处方等详情；核验身份，向患者出示护士资格证；知情评估，护士向患者出示并说明知情同意书及评估表等，观察检测，护理操作完成后，对患者进行至少20分钟的观察。

**护理人员保险保障**

平台为护理人员提供人身保险，降低护士上门风险。

**定位追踪 平台监管**

为护士提供了手机App定位追踪系统，运营平台可实时监控，并配备了一键报警装置。切实保障护士及患者的人身安全。

图 2-2-22　平台风险控制说明图

 **五、提升思考**

"互联网＋护理服务"从 2019 年提出到现在已经有一年多的时间了。各地在探索试运行的同时，也有很多方面值得思考。

（1）从养老方式来看，目前中国 90% 以上的老人选择居家养老方式，由于子女以及护工并不具备专业护理知识，上门医护有望成为养老与医疗相结合的有益补充。"互联网＋护理服务"也是盘活现有护理资源存量的方法。来自国家卫健委的数据显示，截至 2018 年底，全国注册护士总数超过 400 万，每千人口护士数达到 3 人，医护比近 1∶1.2；2017 年底，我国注册护士总数超过 380 万人，每千人口护士数 2.74，医护比例达到 1∶1.1，医护倒置比例得到进一步扭转。在护理队伍的素质方面，全国注册护士总数占卫生专业技术人员近 50%，具有大专以上学历的护士近 70%。尽管如此，与发达国家相比，我国的护士资源仍旧短缺，护士收入也偏低，人才流失情况较为严重。面对庞大的失能、半失能老人的护理需求，我国现有的专业护士的团队还有很大不足。除了继续增加护士队伍培养和人才供给外，希望借由"互联网＋护理服务"来调动护理团队的积极性，从而更好地发挥其作用。

（2）从开拓上门护士方面。目前有相当数量的高资历老护士由于年龄大，操作不灵变，不适合在一线倒班，但她们具有丰富的临床学科知识和精湛的护理技巧，且工作认真负责，护理病人热情周到。如果把她们组织起来，接受短期社区护理训练，那么她们会成为家庭护理不可多得的人才力量，这也可成为医院与老护士之间互利的一种选择。

（3）从支付方式和医保报销角度来看，长期以来，互联网医疗面临叫好不叫座的尴尬境地，与医疗机构追逐热度形成反差，患者对互联网医疗的顾虑因为定价收费问题，暂时没有纳入医保，也是患者止步不前的原因。

"互联网＋护理服务"的逐渐普及，对有需要的老百姓而言，利好不言而喻。但如何让老百姓能获得更多实惠？如何在护理人员收益客观的环境下可持续发展下去？哪些互联网医疗服务能够被纳入医保报销范围？技术如何保障信息的无缝对接？如何防范互联网医疗骗保行为？未来还有多道坎需要迈过。

医保报销的前提是项目的业务体系和物价体系已经完善，从目前情况来看，"互联网＋护理服务"在这两方面的波动和差别仍然很大。正是因为没有确定的业务模式，物价部门无法核算成本并定价，医保部门便无法确定报销政策。

南医大二附院在实施一段时间的"互联网＋护理服务"后，护士的积极性还是很高的，与平台运营方也是在不断地调整和完善中磨合，而老百姓的认可度也是越来越高。但是在服务过程中，依然还是存在一些问题有待解决。

①针对收费标准，南医大二附院在与市卫健委汇报沟通时指出，目前全国各地"互联网＋护理服务"不同项目部分定价过低，护理人员耗时人力成本投入太高，使得医院与护士失去对"互联网＋护理服务"的积极性；若将定价设置过高，使得患者望而却步；除了医院与患者投入的成本，平台运营方在运行过程中的设备以及系统维护、人员管理、业务协调等，都会产生隐形成本。

②针对上门服务时间，护士人员提出，有些患者可能需要在护士的非工作时间进行上门，护士并非不愿意，但是主要出于两方面的考虑，一方面还是安全问题，虽然现在南医大二附院是接受工作时间的订单，但是对于晚上有护理需求的患者也不在少数，院外护理一旦开展起来，无论从医院到平台还是社会，都希望能更好地进行服务，虽然平台已经设定了各种安全机制，但是护士依然有顾虑；另一方面，护士上班时间出去完成服务后，会及时返回医院将医疗垃圾处理，但是如果较晚的时间，护士上门后再返回医院处理垃圾，确实会增加时间上的消耗，但是医疗垃圾的处理必须严谨，所以只能返回原医院处理。这点也确实是所有院外护理工作中遇到的一个很严峻的问题，还希望相关监管部门能有更好的政策，更详细地解决办法消除顾虑，让"互联网＋护理服务"更顺畅，更有保证。

## 致谢

铭悦科技（北京）有限责任公司　　　　南京医科大学第二附属医院
创加社工师事务所

## ● 点评专家：卜晓军

清华大学医疗健康大数据研究中心副主任

当前，我国已经步入到老龄化社会，养老问题十分严峻，如何能够真正地做到让老人老有所养、老有所医成为政府十分关注的问题。而网约护士上门，特别是对于行动不便的老人和患者来说，是一项极大的便利，也是"互联网＋护理服务"的新探索。

就当前现状来说，一方面，当前家庭中的重病老人、失能老人，健康服务方面的需求巨大，很多家庭为了照顾老人全家上阵，抬轮椅上下楼，帮着排队挂号、缴费，劳心劳力。而很多时候去医院，可能只是做简单护理，如处理创面、换针头等，却耗费了整个家庭成员的所有精力；另一方面，我国政府积极推进了各项举措，解决群众看病难问题，例如家庭医生的推出，就是力争做到针对性的线下服务，形成一对一的重点关注。同时，各个社区也在积极探索和建设日间照料中心，"互联网＋护理服务"试点工作的通知发布后，各大医院也推进了院外护理的服务，种种举措的推进与落实都是惠民之策。

对于患者以及家属来说，网约护士上门护理，将大大减轻其经济负担和护理负担，利用互联网的模式进行预约，会更加便捷且高效。对于一些不愿意住院的癌症晚期患者、高龄失能老人，专业的安宁疗护服务还可以减少疼痛，提高生活质量，延长生存时间。

对于护士资源来说，网约护士的出现将护士资源进行优化配置，护士可以利用空闲时间进行上门服务，让有真才实学的护士有更多的机会实现自己的价值，一定程度上有利于留住人才，并且吸引更多的年轻人投入到这个行业里发展。

南医大二附院"互联网＋护理服务"项目，按照江苏省"互联网＋护理服务"试点工作实施方案的要求，派出的注册护士均具备5年以上临床护理的工作经验，并且均接受了上岗相关培训。医院对上门服务的项目也给出了正面和负面清单，并针对上门护理专门制定了一套服务流程及风险措施。其合作的信息平台也具有医护人员定位追踪，App一键报警等安全举措。更值得一提的是，此项目流程中有了医务社工的加入。对于首单用户，医务社工对订单进行审核，排除一些风险，并在首次护士上门护理时陪同护士一同上门。在这个项目中，医务社工的存在确实改变了互联网护理很多的顾虑，让患者在院内和院外都能感受到身心各方面的照顾。也能让护士的上门护理变得更加顺畅。

南医大二附院"互联网＋护理服务"项目，切实解决了出院患者及家属的护理难问题，衷心期待通过后续的探索和实践，让这种模式日益完善，并把此模式辐射到全国，解决更多老百姓的切身问题。

# 上海市社区级数字化养老健康医护信息服务闭环

2018 年，上海市静安区、闵行区先后利用"益老"数字化养老健康医护信息服务平台，采用"AI+健康管理"的服务模式，通过养老场景的线上线下数据收集、分析和利用，在高科技赋能养老产业的同时与社区医院、零售药店等健康医护服务相联接，真正做到了以老年人的各项需求为中心，形成全方位、多场景、智能化的养老健康医护服务闭环，成功落地上海市静安区、闵行区辖区内的 50 多个社区，惠及当地 6 万老年人，以养老健康医护服务目标为导向，辅助上海市政府对于养老健康医护事业的建设工作。

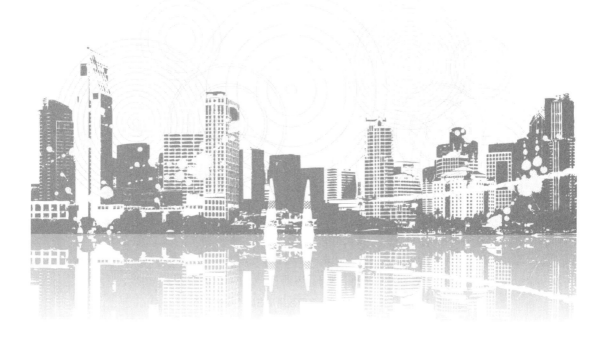

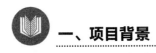

# 一、项目背景

## （一）人口老龄化形势严峻，养老难问题突出

我国是全球老龄人口数量最多的国家之一，根据国家统计局发布的人口数据表示，截至 2018 年末，我国最新的老年人口数据为：60 周岁及以上人口 24949 万人，占总人口的 17.9%；65 周岁及以上人口 16658 万人，占总人口的 11.9%。我国最新的老年人口数据比巴西的人口总数还高 4000 万，约为俄罗斯和菲律宾的人口总和，是英国总人口的 3.77 倍，是澳大利亚总人口的 10 倍。由此可见，我国人口老龄化问题极为严重。见图 2-3-1 所示。

对比 2017 年末，2018 年期间我国 60 周岁及以上人口增长了 859 万。从时间的进程来看，我国的人口老龄化程度正在明显上升，人口老龄化已经成为我国一个极为严峻的社会问题。从总体来看，我国人口老龄化问题的形成因素十分复杂，由于国民经济的快速发展，人民生活水平的提高以及现代医学水平的进步，使得老年人的平均寿命有了很大幅度地提高。

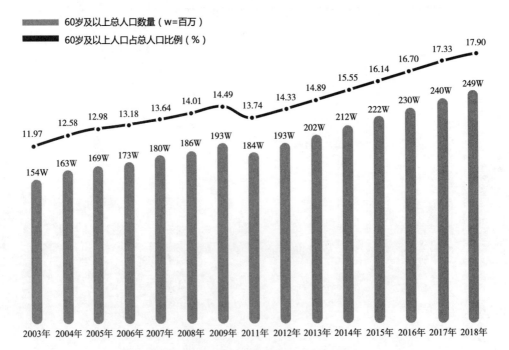

图 2-3-1　我国 60 岁以上人口数量及占比（数据来源：Wind）

从宏观层面来看，不断加快的老龄化问题给国家和社会带来了巨大的压力。一是人口老龄化直接增加了我国在养老金、医疗保险和养老服务等方面不断攀升的人、财、物等资源的压力，间接阻碍了

社会保障体系的建立健全；二是人口老龄化也直接导致社会劳动力供给的减少，潜在经济增长率面临下行态势，严重影响着我国社会、经济等诸多方面的发展。

从微观层面来看，老龄化人口的日趋增多还给家庭结构带来了各种变化，现在的家庭面临着五大方面的重大挑战。一是"4-2-1"的家庭结构模式老年人无人照顾和看管，年轻人压力负担过重的现实矛盾日益凸显，"老有所养"的追求目标受到了强烈的冲击；二是"医养分离"在一定程度上造成了老年人"看病难""养护难""报销难"等一系列的问题，"老有所医"的追求目标形成了多种的阻碍；三是大部分的养老机构很少顾及老年人的精神和文化方面的需求，因此在一部分老年人群体中产生了"精神文化匮乏"的状态，"老有所乐"的追求目标也无法实现；四是未能深入从老年人的认知结构、知识背景、情感动机和现实情况等角度探索老龄教育的理念、内容和形式，所以"老有所学"的追求目标缺乏系统化的教学方法；五是很多老年人的居住环境、居住条件以及配套的服务设施都存在较大的隐患，严重影响着老年人的身心健康，使老年人的实际境况特别窘迫。

## （二）国家政策频出，应对老龄化上升为国家战略

面对人口老龄化趋势严峻的问题，党中央接连出台智能养老以及数字化养老的相关政策，推进养老健康医护事业的落实与发展。2011年9月17日，国务院发布的《中国老龄事业发展"十二五"规划》提出，加快居家养老服务信息系统建设，做好居家养老服务信息平台试点工作，并逐步扩大试点范围；2013年，全国老龄委专门成立了"全国智能化养老专家委员会"，为我国智慧养老服务事业与产业发展把脉导航；2014年9月，国家发展和改革委、民政部等10部门联合发布《关于加快推进健康与养老服务工程建设的通知》提出，加快推进医养结合服务设施工程的建设。2015年，国务院印发《关于积极推进"互联网+"行动的指导意见》，明确提出了"促进智慧健康养老产业发展"的目标任务；2016年，国务院办公厅印发的《关于全面放开养老服务市场提升养老服务质量的若干意见》提出，发展智慧养老服务新业态，开发和运用智能硬件，推动移动互联网、云计算、物联网、大数据等与养老服务业结合，创新居家养老服务模式，重点推进老年人健康管理、紧急救援、精神慰藉、服务预约、物品代购等服务，开发更加多元、精准的私人订制服务。支持适合老年人的智能化产品、健康监测可穿戴设备、健康养老移动应用软件（App）等的设计开发。打通养老服务信息共享渠道，推进社区综合服务信息平台与户籍、医疗、社会保障等信息资源对接，促进养老服务公共信息资源向各类养老服务机构开放。2017年，国家工业和信息化部、民政部、卫生健康委发布的《智慧健康养老产业发展行动计划（2017—2020年）》提出，要加快智慧健康养老产业发展，到2020年，基本形成覆盖全生命周期的智慧健康养老产业体系，建立100个以上智慧健康养老应用示范基地，培育100家以上具有示范引领作用的行业领军企业，打造一批智慧健康养老服务品牌；2018年9月，中共中央、国务院发布《关于完善促进消费体制机制，进一步激发居民消费潜力的若干意见》指出，进一步简化行政审批程序，推进养老服务机构申办"一站式"服务；2019年4月，国务院办公厅印发《关于推进养老服务发展的意见》，就养老服务发展提出6个方面的28条具体政策措施。这些利好政策与信息，意味着智慧养老已经上升到国家战略层面，为"十三五"期间解决养老问题指明了前进方向。2019年11月下旬，中共中央、国务院印发了《国家积极应对人口老龄化中长期规划》（以下简称规划）。据了解，《规划》是近

期至 2022 年、中期至 2035 年、远期展望至 2050 年，到 21 世纪中叶中国积极应对人口老龄化的战略性、综合性、指导性文件。专家指出，《规划》的印发，不仅明确了应对人口老龄化的重要意义和目标任务，而且给出了详实具体的应对措施，将对中国经济高质量发展和社会长治久安产生深远积极的影响。

## 二、解决的主要问题

### （一）线上线下结合程度不足，无法满足养老需求

随着我国社会经济的发展和人民生活水平的提高，养老医疗类设备微型化也呈现市场迅速发展的状态，已具有规模化的商业模式，越来越多的老年人选择购买一些移动式或可穿戴式居家医护设备用来监测自己的健康指标，相关调查显示，老年人对使用科技产品进行健康管理是感兴趣的，并且超过 75% 的受调查者认为利用科技产品来提升健康是有效的，然而利用移动式居家医护设备检测的所有指标只能存在老年人个人的手机当中。社区无法通过智能感知设备、互联网服务等手段，获得居家老年人实时的健康指标，也无法实时监管居家老年人的身体健康状况，造成老年人的身体健康危险指数增加。

同时，社区养老服务供给、管理碎片化，人力资源短缺等问题在很大程度上使得社区养老服务体系的构建较为缓慢。一方面，社区养老管理的信息化系统与传统意义上的健康小屋、社区医院的信息化系统之间的数据尚未全部打通；另一方面，我国养老服务的相关资源也比较分散，未实现政府统一调配、社区协同执行、家庭积极配合的联动工作，多种因素造成养老服务管理上出现瓶颈，进一步制约了我国养老健康管理事业的发展。

### （二）健康管理服务无法触及家庭，缺失最重要的健康管理场景

近年来，健康管理被提及的次数越来越多，我国"十三五"之后提出"大健康"建设，把提高全民健康管理水平放在国家战略高度层面。群众健康也从医疗转向以预防为主，不断提高民众的自我健康管理意识。社区作为健康管理发展和完善的基本单位，社区健康管理的目的是促进社区居民身心健康。社区健康管理作为健康管理的重要途径，注重预防是全面健康管理的方式，通过积极预防，可以有效降低疾病发病率与死亡率。在全民健康当中，老年人健康作为重点健康的问题则更为突出，老年人群体属于健康管理中的重点管理人群。

老龄化，不仅是慢病化，还和高龄化、空巢化紧密联在一起。一般老年人的健康管理服务大多在社区健康管理服务中心进行，而目前社区健康管理服务无法触及家庭，因此亟需智能化、信息化的手段填补健康管理服务并触及家庭，使得居家养老的老年人能够拥有较好的健康管理服务质量。

### （三）养老服务智能化建设程度不完善，老年人参与意愿低

在发达国家，智能化养老服务已经十分普遍，是一个比较成熟的老龄化产业链。而我国养老服务

智能化还处于刚刚起步阶段，正在积极学习借鉴和探索的过程当中，虽然养老服务智能化在我国的利好政策下得以驱动，但是由于我国各省市地区的经济发展极不平衡的因素，造成了很多省市政府社区养老服务智能化建设程度不完善，甚至有的省市地区根本没有建设。智能化养老服务对象就是老年人，而老年人对新鲜科技事物有着不同程度的恐惧感（科技恐惧症）。科技恐惧症给老年人的日常生活带来了很大的不便，老年人因为不能独立使用科技产品与时代产生了疏离，强大阻力和障碍令老年人群对科技产品望而却步。调查结果显示，只有不足 20% 的老年人付出了行动，因此老年人对于智能化养老服务参与意愿低，最终导致养老服务智能化发展进度滞缓或者不能形成非常成熟的智能化体系。

### （四）老年人的个性化服务需求无法满足

从当前老年人服务的现状来看，老年人的服务需求具有多样性，既有生理性，也有社会性；既有物质层面，也有精神层面。《中华人民共和国老年人权益保障法》把建设适应老年人需要的生活服务、文化体育活动、疾病护理与康复等服务设施和网点的社区服务作为发展目标。

沿用马斯洛需求理论，同理老年人也是如此，除了单纯的吃饱穿暖和没有疾病的生理健康服务需求以外，老年人的心理精神的服务需求也不能忽视，因此老年人的服务需求也具有非常明显的个性化特点，即老年人的个性化服务需求。我国养老服务现有的服务方式中缺乏有效的个性化服务方式来解决不同老年人的个性化服务需求，老年人的个性化服务需求得不到满足，造成老年人的获得感、幸福感、安全感极度缺失。

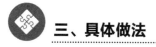

## 三、具体做法

### （一）概述

益老数字化养老健康医护信息服务平台（以下简称"益老健康云"），是面向居家老年人、社区及养老机构的传感网系统与信息平台，并在此基础上提供实时、快捷、高效、低成本的物联化、互联化、智能化的养老服务，形成以物联网、云计算、大数据、智能硬件等新一代信息技术及产品，使个人、家庭、社区、机构与健康养老资源的有效对接和优化配置成为可能，满足老年人多样化、多层次的需求，提高老年人的晚年生活质量，助推养老模式的升级，实现智慧养老。同时，对于线下数据采集制定常用生理健康指标智能检测设备产品及数据服务标准，完善智慧健康养老服务流程规范和评价指标体系，推动智慧健康养老服务的规范化和标准化，制定智慧健康养老信息安全标准以及隐私数据管理和使用规范。

线上云平台及老年人数据终端服务于社区、养老机构两大场景。社区中，以社区健康站点为联接点，向前连接家庭，实现家庭内的健康指标数据的收集及宣教，向后联接社区周边健康服务；在养老机构，对养老机构的医护中心、活动室、机构食堂进行智能化升级及串联，提升养老服务质量。

益老健康云平台实现了老年人健康数据的存储、分析及可视化，同时基于健康数据提供老年人个性化健康方案、健康档案、人群健康预测、服务预约中转路由、健康服务分发等数据应用服务，与此同时对数据进行加密传输、加密存储，充分考虑数据安全性问题；搭建灵活多样的个人数据终端，让老年人可以随时随地的关注自身健康数据及健康干预方案，同时基于老年人群的触媒程度可以将终端定义在家庭电视端、手机端、智能手表等终端上，实现老年人便捷操作、轻松上手。

同时，益老健康云平台不单单提升信息传播效率，还极大降低养老的人力成本（智能问答、智能语音随访、AI 面诊等产品），弥补了人力养老服务资源不足的缺陷，同时智能化的服务手段也将服务的人为风险降至最低。

从技术层面来看，智慧养老强调对物联化、网络化、智能化技术的使用；从服务层面来看，智慧养老应当立足于老年人生理需求、生活需求和精神需求的各方面；从组织层面来看，智慧养老是以老年人为中心，家庭、社区、机构等多主体间的深度协作以及与环境的自动交互。总体而言，智慧养老服务是利用感知化、协同化、智能化手段，构建实时监测、智能预警、快速响应的适老生活环境。通过统一的信息化服务平台，集成多方主体，共享老年人需求信息，有效调配监护资源，精准匹配多层次服务需求，实现医养护融合。

## （二）上海市静安区、闵行区的社区级益老健康云平台

### 1. 平台架构

为实现上海市静安区、闵行区各社区老人健康数据的串联及各社区线下健康站点的统一管理，我们搭建了社区级益老健康云平台作为智慧养老的云端中枢，从对人群健康数据的加密存储、应用到安全防护，有效地支撑了社区老年人数据终端及场景服务中数据的调配及分发。见图 2-3-2 所示。

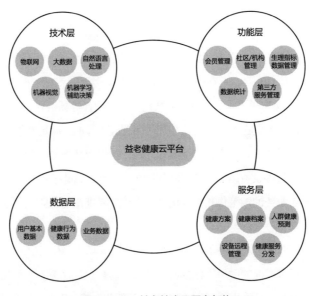

图 2-3-2　益老健康云平台架构

（1）技术层

相比于传统的养老智慧云平台，上海市静安区、闵行区社区级益老健康云平台在技术层同样使用了物联网、大数据处理的技术，除此之外还加入了如关联规则学习、分类、聚类分析、数据融合、机器学习、自然语言处理、回归、信号处理、仿真、可视化等技术，完成平台数据清洗、数据结构化、数据融合、数据决策、服务推荐等。

其中，关键技术包括传感技术、传输技术及云计算技术。近年来，基于传感技术的多种智能家居设备、视频设备、可穿戴设备已逐渐市场化，并且具备一定的可靠性和效益性；基于传输技术的光纤线路、无线网络、移动通信网络也日渐准确、快捷；基于云计算技术的可扩展、弹性化的技术服务已成为主要趋势。信息技术的成熟应用使得上海市静安、闵行区的社区级益老健康云平台面向区域多社区老年人提供整合协同的智慧养老服务成为可能。

（2）数据层

数据层存储各社区老年人健康指标/行为数据，采集来自线上线下不同终端源的数据，并将其分类、整理且与标准指标体系进行映射，同时将规整的数据存入数仓。数据中心为分布式计算、全局负载均衡，数据集中存储有效的级别区域级大人群数据并发及数据区分的问题。

在数据层中还有一个数据决策引擎，主要基于决策模型（如多病种综合饮食方案、疾病风险评估等）对老年人健康进行预测、形成风险管理方案、进行服务分发/推荐等。

此外，益老健康云平台建立了老年人隐私保护机制，保障老年人对个人信息的控制权。

（3）功能层

益老健康云平台的功能层主要包含：会员管理，作为各社区老年人体系管理模块。见图2-3-3所示；社区/机构管理，对云服务的各社区线下场所进行区分及管理；生化指标数据管理，对线下老年人的老年穿戴设备、医疗设备、体检报告录入等老年人数据进行管理；第三方服务管理，包含已经和平台进行签约的服务（如线上问诊、线上挂号、线下体检等）以及老年人社区地理位置周边的线下服务（如附近药店、理疗馆等）；数据统计管理，作为平台方监控各项指标数据运行情况是否存在异常，实现设备的远程管理、老年人群健康趋势掌握等。

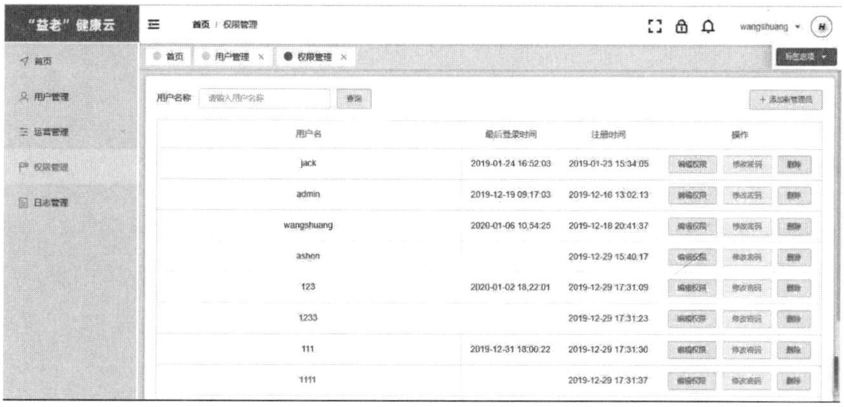

图2-3-3 益老健康云平台会员管理系统示意图

（4）服务层

服务层主要通过数据层分析的健康状况，为社区老年人提供个性化健康管理方案，对老年人进行饮食、运动、生活方式、心理等的干预，指导社区老年人健康生活、提升其健康状态。见图2-3-4所示。

人群健康预测，上海市静安区、闵行区通过社区级益老健康云平台汇集的大规模人群健康行为数据，基于深度学习算法提取行为数据与健康风险特征、结合历史人群数据变化特征等对人群健康预测。

设备远程管理，通过对设立在各社区线下空间的各种终端设备的数据实时同步，实现云平台中心化的数据管理，完成对各终端设备运行状态实时监控与控制。

健康档案，通过自然语言处理、知识图谱技术对来自于不同终端、场景的老年人异构健康数据进行结构化、序列化处理，形成能够真正帮助老年人进行疾病溯源的个人健康档案。

健康服务分发，基于平台第三方对接的健康服务、地理信息点（Point of Information，PoI），再根据老年人健康状态，为其推荐最适合、距离最近的线下健康管理服务。

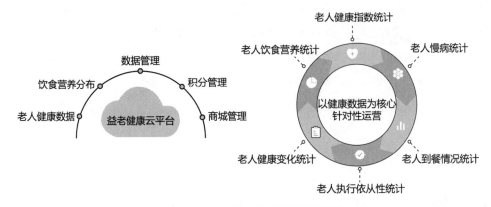

图2-3-4　益老健康云平台服务层示意图

益老健康云平台基于智慧养老管理系统能够将传统的养老资源进行高效整合，利用物联网、云计算和人工智能等技术手段为老年人提供更加优质的服务，提升了上海市静安区、闵行区健康养老服务覆盖率和质量效率；搭建智慧健康养老服务平台，对接区域各级医疗卫生及养老服务资源，建立老年健康动态监测机制，整合信息资源，实现信息共享，为社区老年人提供健康指导、慢病管理、安全监护等服务。

## 2. 健康数据存储

（1）数据存储

数据存储需要支撑区域近百万级老年人健康数据的存储，这些数据先将通过硬件终端将软件采集的老年人数据进行分类、整理并与标准指标体系进行映射，再存储在云端服务器。以下是基于不同类型终端的异构网络传输方式：

异构网络传输，基于数据融合、压缩感知等方法，将智能健康养老终端获取的海量异构数据，通过有线、WiFi、GPRS/3G/4G/5G 等异构网络环境传输到云计算中心。

异构网络传输设计，智能健康养老终端获取的海量数据包括老年人二代身份证信息、生命体征信息及音视频多媒体信息。因数据结构多种多样，为适应不同应用领域的异构网络环境（如宽带网络、WIFI、GPRS/3G/4G/5G 等），基于数据融合、压缩感知算法，有效降低实时医疗数据通信量、提高终端与云平台间数据传输的可靠性。平台分为健康养老服务网站和移动客户端软件，服务网站采用 B/S 架构，使用 SQL Server 2008 R 2 数据库系统，在 Visual Studio.net 环境下使用 C# 和 APS.NET 进行开发。通过对多端设备数据的采集及融合实现了养老数据的实时共享，为上层数据应用构建坚实基础。

（2）数据分析

基于数据层的老年人健康数据的挖掘，以及通过对老年人个体数据进行长周期的追踪建模分析，发现其身心健康的演化规律，并生成个性化改善方案，建立畅通的服务反馈机制，同时积极地收集和关注老年人对平台的评价，发挥老年人在平台建设中的积极作用。

信息技术在促进传统养老转型过程中，通过数据分析，挖掘和交换共享等服务，建立了大数据养老服务平台，构建统一开放共享的云服务，提供养老医疗服务，为老年人更优质的生活提供了有力的技术支持。有效地指导老年人健康生活方式的养成，避免潜在的健康风险，帮助上海市政府了解人群慢病发展趋势等。

（3）数据可视化

健康数据可视化主要包含：设备运行数据的可视化，帮助上海市政府进行远程的线下运营管理；老年人基本数据的可视化，帮助上海市政府了解平台老年人群分布以更好地调整及优化运营策略；老年人行为数据的可视化，帮助上海市政府对线下健康站点、健康服务等进行优化迭代；老年人生化指标的可视化，帮助上海市政府更好地了解人群整体健康状况，更合理地配置健康服务资源。见图 2-3-5 所示。

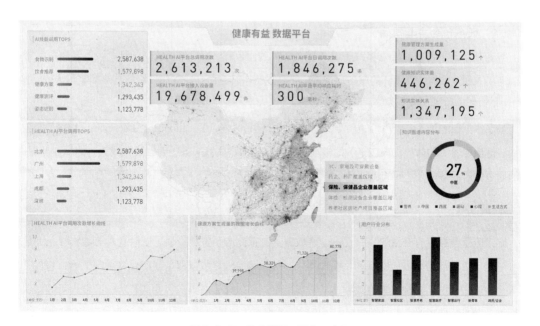

图 2-3-5　健康数据可视化示意图

老年人终端数据可视化，对老年人的生化指标等健康数据进行图形可视化标示，让老年人能够直观感受到健康状态的变化，对老年人健康方案的执行形成正向反馈，提升方案的执行完成率。

综合健康指数，根据老年人的基本数据（如年龄、性别、身高、既往史等）、生化指标数据（如血压值、血糖值、心率等）、健康行为数据（如饮食、用药、运动等）对指标进行关联、融合、加权等建立老年人健康综合指数评分模型，将繁杂的指标数据整合为直观的综合健康指数，让健康状况的变化可量化，让老年人的每一个健康行为都得到对应的量化反馈。

### 3. 数据应用

#### （1）健康方案

根据社区老年人的多源健康数据为不同老年人制定饮食、运动、生活方式、心理调节等个性化健康管理方案，并可根据老年人在执行过程中的数据反馈从而动态调整方案。对于同一老年人患多种慢病的情况，对每种慢病的患病程度进行量化，同时考虑慢病间的并发、诱发等相互关系给出老年人综合的健康管理方案。

#### （2）健康档案

将老年人的健康数据形成以时间为序列的健康档案，帮助老年人在就医、转诊时为当前病患进行溯源，提供诊断依据。

#### （3）人群健康预测

通过人工智能深度学习发现历史人群数据与疾病发病的特征关系、疾病 A 与疾病 B 间的关联特征和疾病 B 发病的特征关系，进行人群与疾病、疾病与疾病间的关联发病预测，并根据每次预测结果与真实结果的偏差值对模型参数进行动态调整。帮助社区老年人进行疾病的预防，协助上海市政府更合理的配置区域健康服务资源。

#### （4）服务预约中转路由

益老健康云平台将对接众多线下健康服务（如线上问诊、线上挂号等），建立线上健康医疗服务库。老年人通过数据终端预订的服务均通过云平台进行中转路由，完成终端服务与终端老年人的桥接。

#### （5）健康服务分发

基于数据层老年人健康风险的预测，完成基于位置的服务（Location Based Services，LBS）的老年人周边健康服务（如体检、药店等）的精准推荐。达到从"人找服务"到"服务找人"的转变，促进、盘活周边健康服务与人之间的流转。

### 4. 数据安全

健康医疗数据具有普遍的真实性，这些数据具有很高的质量和价值，同时也具有隐私性，一旦泄露会对老年人生活带来很大影响和负面作用。同时，健康医疗数据覆盖面广。从微观上看，包含了老年人个体健康情况、生物组学等数据；从宏观上看，则包含了老年疾病发展趋势、区域人口健康状况等数据。健康医疗数据能否安全使用，关乎每一位老年人的切身利益，是平台能否持续的基础。

　　然而，现有的隐私安全防护，大多只是注重脱敏和匿名化保护，未能实现全方位保护。需要加强构建"以患者为中心"的个人医疗信息风险评估和防护体系，覆盖信息录入、个人隐私管理、加密存储、访问控制、匿名化处理、信息发布流通、监管审计等多个环节。

　　技术上通过专网隔离、多层的数据加密等技术手段，到分级授权体系的管理方法等，多措并举，以确保医疗数据的安全。

　　按照个人健康信息的隐私等级，分出完全可共享（诊断编码、用药指南）、部分可共享（不关注具体个人，群体性、区域性研究）、不可共享（个人具体隐私、实名数据）等几个层次，针对数据研究利用的不同目的，构建分层分级分域的数据管理体系。

　　对数据的收集、存储、利用、发布等各个环节进行周密的监控，确保老年人健康数据的安全。其中，数据安全产品线涵盖了数据库准入管理、数据库防水坝、数据库安全审计、数据库防火墙、数据脱敏、数据库透明加密、数据库安全管理中心、数据库威胁情报管理中心、患者敏感数据保护等系列解决方案。同时，定期开展安全风险评估、安全检查，并制定安全应急方案，使收集到的数据经过处理后无法识别特定个人且不能复原，确保老年人数据安全。

## （三）个人健康数据终端

　　针对各社区老年人的抽样访谈，收集老年人对健康管理的数字终端需求，以益老健康云平台为依托，构建了智慧健康养老服务客户端软件，软件形态包括 Android App、IOS App、Java-sdk、API 等形态，使老年人个人数据可以承载在各种类型的终端上（如家庭电视端、手机端、智能手表端等），以满足不同触媒及不同场景下个人健康数据终端的需求。

　　个人健康数据终端包含老年人基本信息、健康方案、健康档案等数据，帮助老年人随时随地了解自身健康状况、饮食运动调节成效并获取精准的健康内容。

### 1. 老年人数据展示

　　老年人的个人健康数据终端主要包含老年人基本健康数据、健康指数、健康方案、健康服务推荐、个人健康档案、服务预约入口。

　　老年人基本健康数据，包含如姓名、年龄、性别、身高、体重、既往病史等数据；饮食营养数据，即通过饮食方案、剩餐测算的执行反馈等数据汇总及分析图表；包含老年人身体指标（生化数据），并将数据汇总、给出对比分析图表；测评／咨询等数据呈现，即通过测评、健康咨询、其他健康行为数据进行结构化后汇总呈现。

　　健康指数，基于各维度"健康数据"的融合及分析，给出老年人整体量化健康指数；健康方案，基于各维度"健康数据"及"健康指数"给出的调节方案，方案包含饮食营养、运动、生活方式及心理的调节方案，同时给出定期进行健康指标检测的建议／方案；

　　健康服务推荐，基于"健康数据""健康指数""健康方案执行情况"等形成的老年人标签、老年人健康画像，向老年人进行精准的健康影音图文、线下健康服务的推送；

健康档案，以时间为维度，结构化汇总老年人健康数据，并存储在云端，作为老年人健康档案，成为老年人健康状况可追溯的线上数据库。见图2-3-6所示。

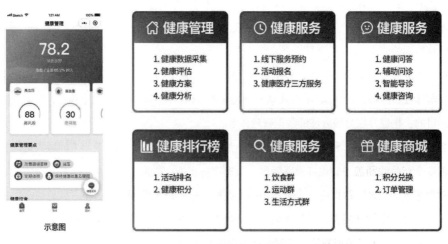

图 2-3-6　数据应用示意图

## 2. 执行中"依从性"管理

老年人对于管理方案的依从性，决定了方案对老年人健康提升的最终效果。针对健康管理的"慢效果"属性，通过效果可视化的正向激励、执行过程排名"社交化"、积分兑换礼品奖励、积分健康现金兑换4种手段，提升老年人对管理方案的依从性。见图2-3-7所示。

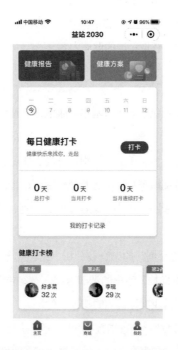

图 2-3-7　每日健康打卡展示页面

效果可视化的正向激励，将老年人在执行过程中的健康状态提升效果进行量化、图表可视化，让老年人能够真正感知到执行方案对于自身健康状况的提升；执行过程排名"社交化"，将老年人的方案执行数据量化后进行排名，加入评论、点赞等社交化的属性，以社交化提升方案执行的趣味性和自驱力；积分兑换礼品奖励，对老年人的方案执行给予积分的正向激励，提供积分的实体、虚拟商品兑换，从而增加方案执行的依从性；积分健康现金兑换，提供积分现金兑换（对接保险、健身器材等第三方商家，提供变现模式）。

## （四）场景服务

### 1.社区养老——搭建线上线下一体化老年服务应用场景

以上海市闵行区古美韵社区为例，为老服务中心—实验室为社区老年人提供了线下的健康服务站点，以 AI、大数据、云计算及医疗专业为切入点，打造国内领先的集医护、居家养老、社区养老、机构养老等为一体，线上线下串联的综合性智慧健康养老社区，形成健康测评、健康报告、干预方案、方案执行、信息反馈在内的完整老年人群健康管理生态闭环，提供健康养老全场景解决方案，联接家庭、社区、养老中心等，形成养老大场景内的 AI 生态，并且将上下游所需产品或服务，整合融入整体方案内。

将 AI 技能贯通到饮食、运动、用药、慢病管理、生活方式指导等细分领域的各环节中，围绕闭环进行落地，构建社区智能养老服务体系，针对社区集中区域，落地线下健康管理中心，通过健康信息管理系统、手机端、可穿戴设备链接线上线下，把线下健康检测设备联网，进行集中数据管理；并且利用远程设备实现多个养老社区内网的互联互通，且逐步增加外网资源，为内网增加服务。

### （1）建设线下社区健康站点实体——健康服务站点

为解决养老服务的"最后一公里"问题，推出线下实体养老服务健康站点，依托自有 AI 技能研发优势，实现了老年人群健康数据采集、健康评估、慢病风险管理和健康干预的精准管理，可有效满足社区养老、机构养老和居家养老等多场景的服务需求，老年人可就近享有健康检测、健康咨询、慢病管理、就医支持、健康教育、家政等多项健康管理服务。见图 2-3-8 所示。

| 用户类型 | 智慧服务引导区 | 智慧健康体检区 | 智慧评估指导区 | 智慧健康干预区 | 智慧运营管理区 |
|---|---|---|---|---|---|
| 新用户 | ✓ 智能讲解<br>✓ 智能服务引导<br>✓ 智能身份认证 | ✓ 智能身份认证<br>✓ 智能基础健康检测<br>✓ 智能体适能评估<br>✓ 健康状况分析结果查看 | ✓ 智能身份认证<br>✓ 智能基础健康评估<br>✓ 精准健康管理方案查看 | ✓ 智能身份认证<br>✓ 智能基础健康饮食干预<br>✓ 智能基础健康运动干预<br>✓ 智能基础健康心里干预 | ✓ 智能身份认证<br>✓ 健康数据智能分析结果<br>✓ 查看、打印 |
| 老用户<br>(执行) | | | | ✓ 智能身份认证<br>✓ 智能基础健康饮食干预<br>✓ 智能基础健康运动干预<br>✓ 智能基础健康心里干预 | ✓ 智能身份认证<br>✓ 健康数据智能分析结果<br>✓ 查看、打印 |
| 老用户<br>(检测) | ✓ 智能讲解<br>✓ 智能服务引导<br>✓ 智能身份认证 | ✓ 智能身份认证<br>✓ 智能基础健康检测<br>✓ 智能体适能评估<br>✓ 健康状况分析结果查看 | ✓ 智能身份认证<br>✓ 智能基础健康评估<br>✓ 精准健康管理方案查看 | ✓ 智能身份认证<br>✓ 智能基础健康饮食干预<br>✓ 智能基础健康运动干预<br>✓ 智能基础健康心里干预 | ✓ 智能身份认证<br>✓ 健康数据智能分析结果<br>✓ 查看、打印 |

图 2-3-8　线下实体养老服务健康站点平面展示图

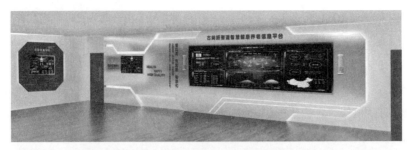

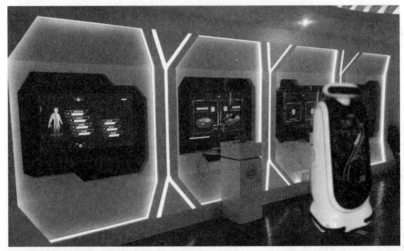

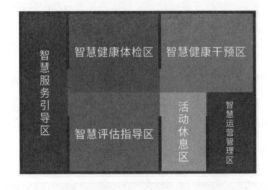

**智慧服务引导区**
✓服务引导、空间介绍、健康宣教

**智慧健康体检区**
✓基础健康检测、体适能检测

**智慧评估指导区**
✓健康评估、健康方案

**智慧健康干预区**
✓健康方案执行

**智慧运营管理区**
✓智能环境调节、运营数据可视化

图 2-3-8（续）

　　①健康数据采集。线下健康管理站点可实现多维度的健康数据采集，并制定智慧健康养老设备产品标准，建立统一的设备接口、数据格式、传输协议、检测计量等标准，实现不同设备间的数据信息开放共享。

　　涉及基因数据、体检数据、老年人就医数据和健康检（监）测数据等，老年人可在此通过健康检测一体机进行血压、血氧、体温、心电、脉率、血糖、尿酸、胆固醇、体重、体脂率等多项健康指标的检（监）测。该仪器和上海市闵行区社区级"益老"健康云平台系统对接，显示实时数据，也可查看历史数据，方便老年人掌握自己的健康状况。

通过老年人群健康数据的采集，"益老"健康云平台系统对健康数据进行分析、评估，对潜在的健康危险进行风险分级和预警，并根据老年人健康信息的变化对健康干预方案进行合理、科学的调整，同时，个人健康数据可传输到社区医院信息系统，实现动态积累和储存，帮助基层医疗机构构建电子健康档案数据中心。

②健康状态评估。社区线下健康管理站点为社区老年人提供健康状态评估服务，包含：

a. 慢病危险因素评估：包括吸烟、过量饮酒、超重或者肥胖、不良饮食习惯、不良生活习惯、老年综合征情况等；

b. 确诊的慢性疾病基本情况的评估；

c. 日常体力劳动评估；

d. 心理健康状况评估；

e. 社会健康状况评估：老年人是否具备一定的社会适应能力、是否能应付一定的紧张压力、是否具有一定的社交能力等；

f. 经济状况评估：老年人的经济状况常常广泛的影响其物质和精神生活，根据综合评估的结果做出适宜的安排。

其评估展示见图 2-3-9 所示。

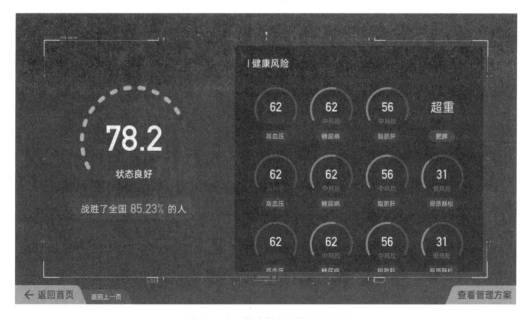

**图 2-3-9 健康状态评估展示页面**

③健康指导干预。社区线下健康管理站点为老年人就近提供健康指导干预服务，采用书面、讲座、培训班等多种形式对老年人进行健康危险因素、常见慢病知识、健康生活方式等多方面的健康教育。同时，提供老年人健康生活方式管理、老年人膳食管理、老年人健身和康复锻炼管理、慢病建档管理、健康风险因素管理等。见图 2-3-10 所示。

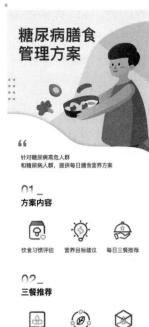

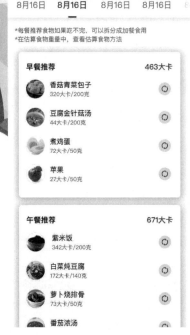

图 2-3-10 健康指导干预服务展示图

**（2）家庭**

中国的养老未来 90% 的老年人都将在家中完成。老年人在家中通过智能可穿戴设备对健康指标数据实时采集，通过益老健康云平台制定合理膳食食谱、科学运动方法，上海市闵行区古美韵社区线下健康管理站点依托社区，与周边医院、社区卫生服务站构建联系，为老年人提供健全的健康管理服务体系。

其中对老年人的居家行为、生理健康数据进行采集和存储分析，主要包括老年人居家行为统计、健康数据、上网习性等进行分析和统计，实时为老年人的居家生活推送适合老年人的娱乐节目和健康服务信息等，保证老年人居家生活的丰富性和趣味性。其中日常行为数据主要分析居家老年人的睡眠时间和频次、吃饭时间、外出时间、如厕时间等。生理指标数据，包括血压、体温、体重等生理指标的统计和分析。该平台对于居家行为统计，健康数据进行分析处理，对于异常的行为，子女可以及时处理和反馈。见图 2-3-11 所示。

**（3）线下服务**

社区线下健康管理站点串联线下健康医疗服务机构，满足老年人群体生活照料、医疗保健、文体娱乐、精神慰藉、教育培训等多重需求。社区线下健康管理站点提供以下服务：

①医疗康复服务。与医疗机构和养老机构相互协作，为老年人提供日常护理、慢性病管理、康复训练、健康教育和心理咨询、中医保健等服务，发展日间照料、全托、半托等多种形式的老年人照料服务，逐步丰富和完善服务内容，做好上门巡诊等健康延伸服务。社区医院与老年人家庭医疗契约服务关系，开展上门巡视、健康查体、保健等服务。

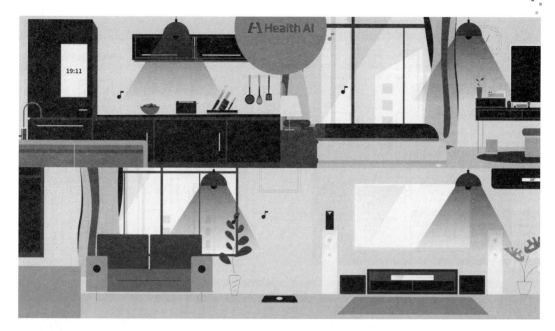

图 2-3-11　居家行为统计示意图

②健康养老便捷服务。与健康养老服务企业协作，为老年人提供助餐、助浴、助洁、助急、助医等定制服务。

③健康文体娱乐服务。利用社区公共卫生服务设施和社会场所组织开展适合老年人的群众性文化体育娱乐活动，并发挥群众组织和个人积极性，调动社会资源优势，培训和指导社区养老服务组织和人员开展社会交往、文体娱乐等有益于老年人身心健康的活动。

④智能健康养老服务。提供紧急呼叫、家政预约、健康咨询、物品代购、服务缴费等适合老年人的服务项目。

⑤健康养老保险服务。与保险金融机构合作，开发适合老年人的理财、信贷、保险等金融产品。

⑥老年用品服务。围绕适合老年人的衣、食、住、行、医、文化娱乐等需要，提供安全有效的康复辅助器具、食品、保健品、服装服饰等老年用品。

### 2. 养老机构

随着社会老龄化的加速，养老产业快速发展。各大机构积极寻求新技术、新模式以应用在老年人健康管理建设上，帮助老年人更好地提升健康状况，同时提升机构竞争力。

养老机构希望通过机构内软硬件、空间的升级为老年人打造全方位的健康养老机构。实现为患多种慢病老年人进行个性化饮食推荐；通过饮食推荐、剩餐测算对老年人饮食营养摄取做科学化管理；实现食堂、营养实验室、老年人房间场景的有机串联，见图 2-3-12 所示。

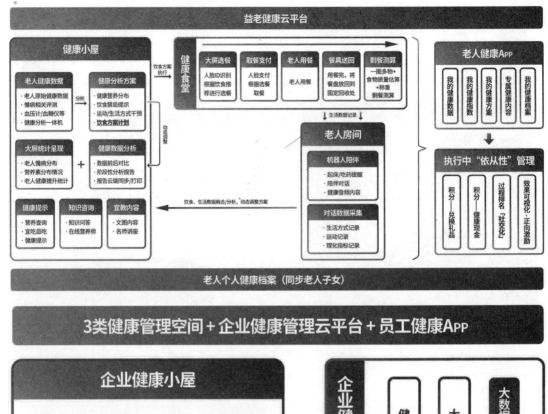

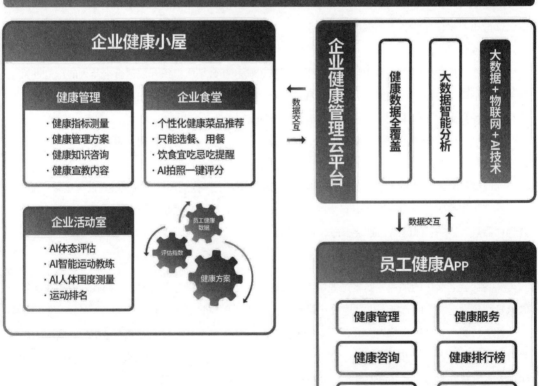

图 2-3-12　益老健康管理云平台示意图

通过提供开放式陪护服务、专业化健康支持、品质化生活料理，培养老年人归属感和社会认同感。

（1）健康检测站

帮助老年人进行健康指标的自助测量并以此反馈 / 调整老年人健康方案，提供老年人丰富、快捷、个性化的健康信息及健康内容，打造老年人健康营养中心。见图 2-3-13 所示。

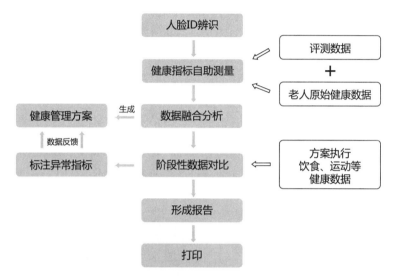

图 2-3-13 健康检测站 - 企业健康小屋服务流程示意图

健康监测站在养老机构主要对老年人的健康数据进行收集，并根据收集到的数据进行个性化的健康管理方案的推荐，同时对老年人进行健康知识科普。

健康数据收集包括：

①硬件数据收集，通过自助式的智能硬件（如血压计、血糖仪、智能一体机），完成健康指标测量；

②设备测量数据［如身体质量指数（Body Mass Index，BMI）、血压、血氧、体温、心电、总胆固醇等］；

③测评数据，老年慢病程度的测评（慢病程度及并发症风险）、老年人慢病风险测评；

④原始数据，老年进入机构的原始健康数据；老年人的基本信息、疾病 / 手术史等；

⑤方案执行中数据收集，饮食、运动等方案执行中收集的数据，如每日饮食营养摄入、剩餐情况、机器人对话运动 / 理化指标等记录数据。

健康管理方案包括：

①个性化管理方案，依据老年人的健康情况不同，给出有针对性的个性化管理方案；

②个性化饮食推荐，结合老年人多种慢病程度（权重）不同，进行营养素加权计算；考虑老年人口味、营养素需求、食堂菜品等多维度信息，进行个性化推荐；

③生活方式或运动等干预计划，依据健康数据分析给出生活方式、运动计划等干预计划；

④方案动态调整，依据老年人在方案执行过程中的健康行为数据，动态调整方案计划。

健康数据分析、数据统计包括：

①健康数据分析，老年人阶段性健康数据的前后对比；报告云端同步 / 打印；阶段性分析报告；

②大屏统计呈现，对机构老年人慢病分布、机构老年人营养素摄取分布情况、老年人健康提升 / 变化情况进行统计并进行大屏展示。

老年人健康知识获取、科普包括：

①老年人健康提示，日常饮食营养查询、宜吃忌吃、慢病生活方式健康提示；

②老年人知识咨询，AI 健康知识问答，为老年人提供快捷的健康疑问解答；在线营养师，在线一对一解决老年人饮食、生活方式、心理等方面的问题；

③宣教内容，通过丰富的线上、线下健康图文内容，定期的名师在线讲座为老年人进行健康提升、慢病预防 / 管理等方面的知识。

（2）食堂

通过对现有食堂的智能化改造，形成 AI 营养一体机，提升机构食堂流程化、科学化管理；帮助老年人科学营养、合理定量的饮食。见图 2-3-14 所示。

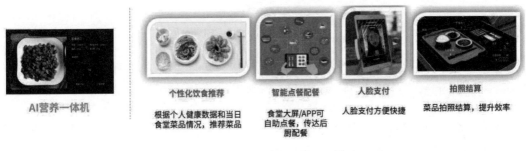

图 2-3-14　AI 营养一体机功能展示图

①食堂大屏选餐。老年人在食堂大屏前通过人脸ID识别，获取老年人ID身份信息并同步个人"饮食方案"；其中老年人个性化饮食方案是基于多病种的综合饮食方案，即通过老年人原始健康数据、测评、硬件收集等分析各种慢病程度、风险，区分不同老年人慢病患病程度、风险大小，并进行量化，依据老年人多种慢病营养素补充要求，结合患病程度、风险大小进行加权，精确计算不同老年人营养素摄取分布，结合食堂菜品及营养分布，计算 / 生成老年人饮食（菜品及量）计划。见图 2-3-15 所示。

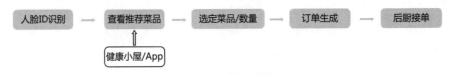

图 2-3-15　食堂大屏人脸 ID 识别选餐流程

②取餐支付老年人用餐餐具送回。老年人在智慧大屏确认选定餐品、数量后，系统生成订单传至后厨，同时会得到一个取餐号；老年人依据餐号，到窗口进行取餐。取餐时，完成人脸支付；取餐的同时，每个餐盘下有餐盘的 ID 条码，在老年人取餐时，完成人脸 ID 与餐盘 ID 的绑定（放回餐盘时解绑，目的在于知道谁拿了哪盘餐）。见图 2-3-16 所示。

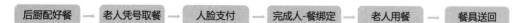

| 后厨配好餐 | → | 老人凭号取餐 | → | 人脸支付 | → | 完成人-餐绑定 | → | 老人用餐 | → | 餐具送回 |

图 2-3-16　取餐支付老年人用餐餐具送回流程

③剩餐测算。老年人用完餐后将餐盘送回窗口，在餐盘回收窗口完成：餐盘—人辨识，通过盘底的餐盘 ID 条码，辨识餐盘所属老年人；一图多物确定剩餐，根据老年人所选菜品，通过"一图多物识别"技能确定剩餐菜品；食物质量估算，通过餐盘送回窗口的俯拍、侧拍深度，估算剩餐体积并结合剩餐密度，估算各剩餐质量；为保证剩餐质量估算准确性，结合餐盘称重进行相互校验，两者结合，确定剩餐营养素。

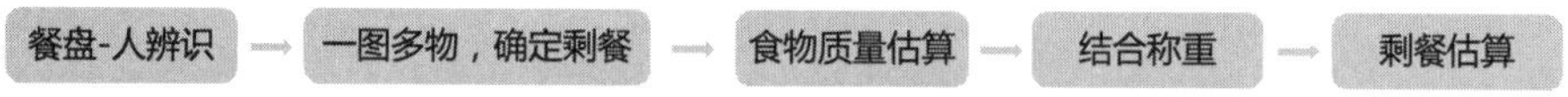

| 餐盘-人辨识 | → | 一图多物，确定剩餐 | → | 食物质量估算 | → | 结合称重 | → | 剩餐估算 |

图 2-3-17　剩餐测评流程

（3）老年人房间

通过陪伴型对话机器人完成老年人陪伴、生活助理、健康知识获取的职能；同时，协助机构营养师完成老年人健康数据的收集。见图 2-3-18 所示。

①机器人助理。生活助理，帮助老年人完成日常起床睡觉提醒、吃药运动提醒、呼叫护工、健康注意事项提醒等。

②老年人陪伴。与老年人进行日常闲聊，给予老年人日常关怀；为老年人推送适合的音频内容，如戏曲、养生内容等。

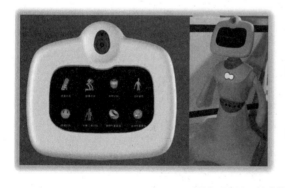

**健康管理机器人**

☐ 具备健康测评、健康问答、食物热量查询、运动热量查询等健康服务功能，让顾客在等待时进行自我健康状态的评估。

☐ 姿态识别、情绪识别、人体三维识别等AI技术，增强与顾客的交互，提升亲切感。

图 2-3-18　健康管理机器人

③健康知识获取。老年人慢病、健康营养等相关智能问答，帮助老年人快速解答健康疑问。

④对话数据收集。通过主题发起对话的形式，记录老年人饮食、运动、生活方式等情况，作为医疗硬件设备指标收集的一种补充，并能作为老年人健康管理动态调整依据。

（4）活动室

打造个性化 AI 运动指导及智能体态评估，并将运动、体态等数据实时反馈出来，营造智能化、个性化、有趣的机构老年活动中心。见图 2-3-19 所示。

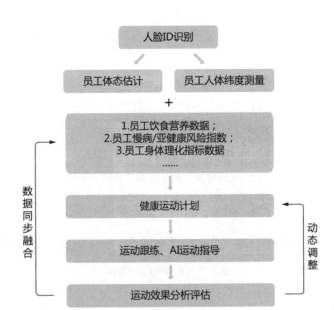

图 2-3-19　老年活动室展示及服务流程

① AI 体态估计。在"活动室智能大屏"前进行简单的转身拍摄，给出老年人体态估计的结果；可以评估出老年人如骨盆前倾、肩驼背、O 型腿、X 型腿、高低肩、脊柱侧弯等体态问题；结合评估的体态问题并综合饮食营养、其他健康数据，给出运动调节方案及指导。见图 2-3-20 所示。

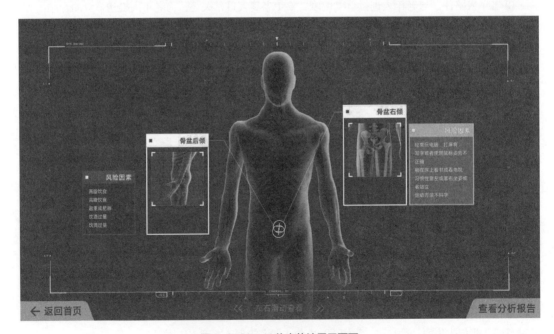

图 2-3-20　AI 体态估计展示页面

②基于人群的 AI 人体维度测量。在"活动室智能大屏"前进行简单的转身拍摄，给出老年人身体各维度（肩宽、胸围、腰围等）尺寸，并参照人群标准尺寸给出整体评估分数；以老年人的身高、性

别、年龄为基准，给出建议"标准/合理的维度尺寸值"对比，并给出锻炼的计划指导。见图 2-3-21
所示。

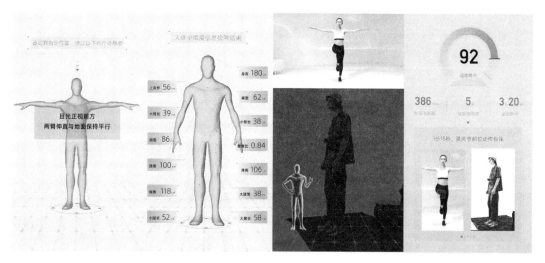

图 2-3-21　AI 人体维度测量示意图

③基于健康方案的智能跟练运动指导。根据老年人"健康运动方案"给出个性化的运动计划，并
指导老年人进行跟练；实时评估老年人动作规范程度及运动效果；根据老年人的运动效果动态调整后
续的运动计划、饮食计划等。

④运动数据实时反馈。老年人的所有运动数据进行及时地汇总和分析，形成直观的健康运动数据
图表；分类统计老年人运动计划完成情况并进行排名，提升老年人活动积极性及趣味性。

 **四、建设成效**

创新、领先、专业的益老健康云平台先后成功在上海市静安区、闵行区落地，使当地政府、社区
工作人员对智慧养老信息化的认识不仅实现了从基础概念到完整建设的高度跨越，而且加深了对该服
务平台作用与价值的理解。在社区养老机构、社区医院、健康医护设备、各信息化系统以及其他硬件
环境的支撑下，整合老年人的养老健康医护服务需求，各类应用功能的开发建设愈渐增多，在该平台
迅速开发迭代的情况下，加快了当地政府对于智能化养老服务建设的发展，在基层智能化养老服务产
业上有了质的飞跃。

## （一）整合线上线下养老服务，提升养老服务质量

"智慧养老"是指利用互联网、移动互联网、物联网、云计算等技术手段，搭建"智慧养老云服务

管理平台"，通过平台有效整合社会资源、政府资源、信息资源，借助平台及各类终端按照养老服务规范和服务标准向老年人及家属等提供涉及安全看护、健康管理、生活照料、休闲娱乐、亲情关爱等五个方面的服务，达到"多位一体，齐心和谐"的服务效果，通过移动终端让老年人实现会联网、会搜索、会下载、会安装、会使用"五个会"，实现"老年人网上自由行"，让老年人、家属获得"触手可及"的服务保障。

益老健康云平台是在智慧养老的概念基础上，以云平台技术为承载中心，通过自然语言处理、计算机视觉、知识图谱等人工智能技术，搭载健康医疗设备、居家养老设备等硬件终端。平台整体分三个部分，第一个部分是针对居家养老，第二个部分是针对社区养老，第三个部分是针对机构养老，通过机构/单位作为切入点，最终形成"居家养老""社区养老""机构养老"的统一云端管理平台。该平台的上游为各种养老服务产业、制造产业，下游为老年人、子女、亲属、养老院、社区医疗机构等，该平台作为整合平台，包罗万象，承上启下地为整个养老产业进行数据信息服务。

益老健康云平台精准服务的七大对象分别是老年人、子女、亲属、养老机构、业务主管机构/单位、社会大众、第三方服务机构/单位，社区养老服务中心、家政公司、物业公司、餐饮服务、物流运输公司等多行业的相关信息化系统通过与该平台业务受理子系统进行对接，具有互联互通的数据信息管理闭环，帮助老年人所盼望的"人在家中坐，服务上门来"的优质养老体验感受，逐渐成为现实。

在建设过程中，还特别注意推动以居家养老为主要形式的老年人的养老服务，为老年人提供数字化、个性化、可视化的养老健康医疗管理服务，深度开启从线上到线下，从检测到干预的一站式养老健康医疗智能空间时代，利用人工智能的相关技术为上海市静安区、闵行区的智慧养老事业整体建设功能上赋能，根据老年人的需求为其提供周到贴心的相应服务，这些专业的养老服务企业在招聘工作人员的时候，会严格审核其职业资格与从业经验，并且进行系统的专业培训，保证职业素养与服务质量。

益老健康云平台除了与社区养老服务中心信息化系统对接以外，还可对接老年人的子女或其他亲属的移动手机设备，实现子女或亲属对老年人的24小时的身体状况实时监督，老年人一旦发生跌倒等情况时，使用一键呼救功能，紧急发出的急救信息会同时通知到子女或亲属的移动手机设备，老年人的子女和亲属可向平台提出服务诉求，随着服务需求的不断提出，老年人由养老产业中服务被动接收方变为主动提出方，全面提升老年人的养老健康医疗体验感和服务质量，形成良好的养老管理机制，保障老年人的身心健康与日常生活。

## （二）益站 2030 打造新一代全智能线下健康管理智能空间，提升老年人健康管理水平

健康小屋是由政府主导，由公共卫生机构提供给人们用于体检测量、干预指导、健康宣教、知识获取等的场所。为老年人养老健康医护提供服务的过程中，健康小屋起到不可或缺的作用，然而健康小屋的检查检验设备仪器等产生的数据信息往往得不到统一收集、分析和利用。老年人完整的健康管理服务全部来自数据信息，数据信息不能统一管理也就造成了老年人无法获得完整的健康管理服务，同时增大了老年人身心健康的风险指数。

　　基于健康小屋的运行现状，在此基础上，打造益站 2030 新一代健康管理智能空间，他通过软件系统、互联网、物联网、大数据、人工智能等技术将区域内所有健康小屋的健康检查仪器、医疗智能硬件等统一整合在一起，形成一个温馨、舒适、方便的健康管理的场所与环境，使受检者可以自主轻松愉悦地选择健康检查 / 检验项目，可以自主进行多项体格检查。通过人工智能等高科技手段，还可以使受检者自助进行基本信息采集、健康管理问卷调查；自动对受检群体的健康状况进行监控检测、分类管理；可实现慢性疾病的筛查，对高危人群、指标异常的居民及时进行健康指导、健康干预；为社区管辖范围内的人群疾病防治工作提供有力的支持和保障，引导社区群众积极参与到健康管理的完整性管理闭环活动当中，做到"早预防、早诊断、早治疗"，将疾病的风险概率降低，将疾病的发生概率降低；促使社区人群的健康管理向完整化、全面化、多样化、系统化、个性化、信息化的方向发展。

　　益站 2030 新一代健康管理智能空间可支持多人同时测量，同时检测多人的健康管理体系，便于服务社区居民，获得健康管理；慢性疾病的精准管理，通过个体的检查和检验等方法获得基本情况、血压值、血糖值、血氧值、骨密度、心电监护等健康管理所需的各种项目值，做到慢性疾病的预防和管理；节省资源投入，一个益站 2030 新一代健康管理智能空间安排一到两名医务工作人员即可，大部分的工作通过人工智能等技术即可完成，投入最少的资源即可有效地管理社区居民健康，起到事半功倍的效果；完整的健康管理，益站 2030 新一代健康管理智能空间拥有该社区管辖范围内的健康小屋所有的健康检查设备以及居民个人的健康监测可穿戴设备的所有数据，对这些大量的数据进行系统的管理，综合对照全国的健康管理指标体系，让社区居民的健康管理完整化与系统化。

　　针对老年人的健康管理，益站 2030 新一代健康管理智能空间为老年人健康管理提供的是新型服务模式 "1+N"，"1" 是指具有一个核心的超级终端，也称为 C 端或终端。通过小程序、App 或是某些硬件的微信公众号等软件技术形式给老年人提供完整的健康管理服务；益站 2030 "N" 的部分根据老年人多种健康需求的不同，会加入不同的服务产品。例如医疗上门服务、送药上门服务、健康状态的实时在线监管服务等。益站 2030 "N" 的部分，还包括可穿戴产品，移动式家庭医护设备等等。对于老年人来说，他们只使用一个终端，外加一些操作简单的其他服务，便可使健康管理服务体系更加的完整。

## （三）养老医护产业升级，促进良好的健康生活习惯

　　对于老年人来讲，不管是居家养老，还是社区或机构养老，从原有的几十年的生活习惯到现在的集中管理，这意味着老年人的生活习惯发生了翻天覆地的变化，老年人对于养老的感受和诉求是社区或政府工作的一项巨大的挑战。由于老年人的各项生理功能逐渐退化，对于新环境的适应能力及掌控能力也在逐渐减弱，为了更好地适应新环境，就必须学习一些新的理念或技能。但是对于学习新的技能来说，对老年人是比较大的困难，种种问题都阻碍着老年人对于良好的健康生活习惯的促进。

　　针对智慧养老医护的需求，产业协同机制并不完善。主要是因为智慧养老医护涉及从养老机构到医疗机构的大跨度，技术上从原始 IT 信息系统到人工智能平台的快速发展。单一机构以及单一技术落实养老医护服务场景的能力普遍薄弱，且机构服务 + 信息技术未能完美结合，因而养老医护产业整合

需求的升级则显得尤为迫切。

促进老年人良好的日常生活习惯，帮助和指导有活动能力的老年人克服困难与不良行为方式，鼓励老年人主动按照健康的生活习惯进行日常活动，获取各类智能设备检测和监测数据，如：生命体征监测（呼吸率、心率、睡眠质量、离床频率）、老年人日常行动轨迹数据、睡眠情况监测数据、老年人跌倒位置时间轨迹数据等；检测结果可与养老院信息集成平台对接。

根据连续获得的智能设备数据分析还原老年人生活习惯、健康情况、活动情况，既可以建立单体老年人的健康和医疗数据，也可以统计出老年人群族规律性行为方式和生活习惯，从而根据大数据获得的反馈数据进行养老方案的逐步优化，真正达到智慧养老的功效。同时发挥大数据在现代化养老院的战略性地位。

益老健康云平台联接家庭、社区、养老中心等相关方，形成养老医护综合型功能场景的 AI 生态圈，上下游所需的产品/服务全部融入到养老医护整体方案内。该平台计划搭建六大类服务模块，运用100+ 细项服务，涵盖老年人养老医护等多种人性化服务功能，从饮食、运动、心理等方面进行干预，促进老年人拥有良好的生活习惯。

通过手机 App 对老年人每日身体状况进行在线的数据管理，形成每日健康数据分析，可实现对老年人生活习惯的干预，其具体功能如下：

### 1. 根据季节的变化程度，推送老年人起居活动调整信息

数字化养老健康医护信息服务平台会根据季节的变化程度，推送老年人起居活动的调整信息，在万物复苏的春季，老年人应注意乍暖还寒的情况，需要适当增减衣物，早睡早起；在十分炎热的夏季，应注意防暑，提醒午休；在昼夜温差较大的秋季，适当增添衣服，早睡早起；在天寒地冻的冬季，老年人应注意防寒保暖，早睡早起，待起床后可在植物较多的地方进行晨练活动。

### 2. 辅助老年人按时服药的习惯

有些老年人患有慢性疾病，需要定时定量服药以维持身体健康，老年人记性差很容易造成漏服药、多服药等现象，装有定时服药提醒器的分装药盒与老年人手机的 App 相连接，按照每天服药次数设定时间间隔，当达到预设服药时间后，提醒器发生提示响声，同时老年人手机 App 也出现提醒消息，当打开分装药盒取药后进入下一个预设定时时段，辅助老年人按时服药，避免出现漏服药、多服药的情况而影响身体健康。

### 3. 改善老年人睡眠习惯，提高老年人睡眠质量

进入老年期以后，睡眠质量是存在于老年人群体中的一个普遍问题，老年人时常围绕着该问题进行讨论与咨询。不易入睡、睡眠过浅、容易惊醒、醒后入睡困难、清晨过早起床、夜晚睡眠不足、白天昏昏沉沉等情况是老年人群体中共同的苦衷。

监测实时心率、呼吸率，记录入睡时长、睡眠时间、离床次数，深、中、浅睡眠各占的比例以及具体分布的时间段，监测心跳、呼吸异常情况及问题出现的次数、时间点和时长。此外，还通过睡眠

时长、睡眠时间、清醒次数、翻身离床次数、呼吸异常时间、心率异常时间等指标参数，综合提供睡眠质量评分，从主观判断睡眠到精确量化睡眠指标参数，为老年人夜间生理安全提供保障。

除了从季节变化、辅助服药、睡眠管理之外，还可以进行饮食指导、心理干预等内容，从拥有良好的基本生活习惯开始，老年人的患病风险概率就会降低，将疾病治疗关口前移至疾病预防关口，保持良好的生活习惯，从而在疾病预防关口起着至关重要的作用。

## （四）为老年人提供精准的个性化需求服务

中国老年学和老年医学学会原副会长、中国人民大学副校长杜鹏表示"智慧养老，就是精准满足老年人的个性化服务需求。"我国未来的老年人占总人口的比例在不断增加的情况下会带来诸多的社会问题，智慧养老可以为人口老龄化提供精准的个性化服务解决方案。

### 1. 从老年人的安全需求出发

老年人行动不便，发生意外跌倒的可能性较大。当老年人在摔倒时，老年人随身佩戴的防跌倒智能设备挂件，会自动识别并发出报警信息，通过各类传输技术告知子女或亲属，医务人员在老年人跌倒发出报警信息时通过益老健康云平台，获取老年人跌倒的各种信息，前往跌倒现场采取救治措施。

老年人记性不好，丢三落四的情况时有发生，家中的各种电器、厨房内的天然气/煤气，在老年人使用过程中，经常忘记关闭。如果老年人正在煮饭、炒菜、烧水时离开厨房，厨房燃气灶上的炒锅长时间无人问津，那么装在厨房里的传感器会发出警报，提醒健忘的老年人。如果老年人已经外出，报警一段时间还是无人响应的话，煤气便会自动关闭，杜绝了安全隐患。

### 2. 从老年人的健康需求出发

通过智能可穿戴设备可以对老年人进行各种体征指标的连续测量，例如，血压、血糖、血氧、体温和心电等，通过实时监控老年人体征指标来获得突变状态指标，益老健康云平台触发通知，使护士和医生介入治疗，通过整个体征实时监控系统将老年人全天管护起来，通过实时连续的对老年人的各项指标进行监控而产生大量的数据信息，为老年人健康管理提供大数据的支撑。

通过智能可穿戴设备还可以获取各类智能设备检测和监测数据，生命体征监测（呼吸率、心率、睡眠质量、离床频率）、精准定位老年人日常行动轨迹数据、睡眠情况监测数据、老年人跌倒位置时间轨迹数据等；检测结果可与养老院信息集成平台对接，也可将数据传递到移动终端与家庭亲人互动，获取老年人的日常生活情况。

### 3. 从老年人的精神需求出发

为营造老年人的健康管理、文化氛围、娱乐设施等服务内容，实现老年人个性化服务需求，从而让其有获得感、幸福感、安全感。数字化养老健康医护信息服务平台收集多源数据进行系统性建模设计，通过对多源数据的精准利用和分析，形成个性化服务需求精准方案。在该平台的使用过程中，养老医护等多方机构的工作人员做到了统一思想，提高认识，以社区为老年人养老医护管理中心，带动其他多方机构，落实了对老年人以志愿者为主的"一对一"关爱服务结对人员，还建立了老年人健康档案信息制度、宣传教育制度、应急预警制度、文化娱乐管理制度、检查督促制度的五大项制度。老年人个性化服务需求工作以"四个相结合为原则"，一是社区帮扶、服务平台相结合，明确社区为主要责任单位，服务平台是管理方式；二是普遍关心和重点关爱相结合，在普遍关心的基础上，重点关爱高龄和困难的独居老年人；三是有形结对和无形结对相结合，尊重老年人的隐私，有的老年人不接受结对形式，采用无形结对的方式，依靠志愿者、物业保安等给予默默的关爱；四是精神关爱与娱乐服务相结合，为老年人提供多项娱乐设施和知识教学等服务，让老年人的精神世界丰富多彩。

 **五、提升思考**

### （一）以社区养老作为老年人主要养老载体，重点完善养老服务体系

纵观国外养老服务业的发展实践，结合我国国情分析，社区养老是我国老年人最重要的养老场景，将有 90% 以上的老年人选择依托社区养老。因此，一方面要及时补上我国社区养老服务"短板"，即积极加大对老旧小区改造投入力度和改造效率；科学优化社区养老健康管理服务标准；持续降低社区养老成本，增加政府购买公共服务等。另一方面，要鼓励发展机构养老，强化医养结合，即增加养老机构数量，优化机构分布，保障服务质量，从根本上提升养老机构健康管理服务能力等。

### （二）深度赋能，应用人工智能技术，建立个性化的服务模型

目前，将人工智能与大数据技术赋能养老产业的情况较少，对于老年人整体关怀，以老年人各项服务为中心的目标难以实现。应用大数据及人工智能等技术将养老 10 个细分产业形成有效的串联，建立老年人个性化的服务模型，通过老年人的信息导入，在综合管理平台当中就可以得到老年人个性化的服务模型，根据服务模型为老年人提供相应的服务，全面提升老年人对各项服务的获得感，促进相关行业的发展。

只有人工智能技术在养老 10 个细分产业中的深层次应用，能够真正深入养老服务的核心业务中去，真正的解决供需不平衡的问题，挖掘更多技术在健康管理场景中的应用，去发挥人工智能的该领域"生产力"的作用，才可以打破这一僵局。未来的智慧养老会不断适应时代发展、社会需求与疾病的改变，在各项指标持续变化时，基于人工智能技术的服务模型就可以为老年人提供专属的个性化服务。

### （三）加强数据信息安全保护，打破数据信息孤岛现象

从智慧养老产业链的布局上看，大数据是我国人工智能技术开发市场最大的优势，也是一个非常

重要的部分。我国老年人口基数大，数据来源丰富，随着人们生活水平的提升，个人健康的严格管理成为很多老年人的第一大诉求，合理地进行数据挖掘并且打造数据共享平台，将为整个产业链乃至社会带来巨大的福利。

由于养老服务产业等"数据孤岛"现象十分严重，后期统一将各类健康数据整合至一个平台，更大化的促使健康管理类应用去挖掘数据深层价值，产生更多商业价值。目前益老健康云平台已经对一些厂商硬件数据及自有的软件数据进行了采集、融合，接下来需要进一步对不同来源的线上线下的数据进行数据标准的制定，扩大标准健康医疗指标项的整理及挖掘，更进一步地利用机器学习对半结构、非结构化健康医疗数据与标准指标的关联。

推动养老行业数据的统一化及标准化，为后续的数据分析及应用提供基础，进而推进养老行业服务的标准化；通过建立一个数据标准、规范化的健康大数据平台，利用自身与合作者的力量收集各种各样的生物数据，利用大数据与人工智能技术来对人体的健康要素进行监测、记录，并通过分析记录数据，帮助老年人进行更加精准和有效的健康管理。

## （四）以服务养老产业促进养老金融效率，助力老年人获得幸福晚年生活

我国历经四十多年的改革开放，经济高速增长，我国目前人口平均年龄的增加高于发达国家同期增长水平，"未变富，人先老"已成为我国一种鲜明的社会现象。在未富先老的社会现实下，如何改变这一社会现象，值得深入思考。

我国养老行业作为新兴产业，盈利状况具有较大不确定性，老年人处于经济收入的收缩阶段，老年人群体对于养老产品的付费能力不足，决定了大部分养老行业只能微利经营，也影响了社会资源的参与意愿，抑制养老行业发展的一个重要原因在于需求与资金的错配。金融行业针对"未富先老"的社会现象提供了一个极有力的应对机制。

养老金融产业，他应该是整个社会保障和养老产业的一部分，应该是整个智慧养老服务运营系统中不可或缺的一个零件，必须通过政策性和市场化手段引入养老金融新模式，发展养老产业金融，真正使更多企业有意愿进入这个领域，推动养老行业的发展。

## 致谢

上海市静安区人民政府共和新路街道办事处
上海市静安长庚健康管理中心

## ● 点评专家：蔡江南
中欧国际工商学院医疗管理与政策研究中心主任、经济学兼职教授

做好"最后一公里"的社区工作，聚焦打造民生建设领域的"上海品质"。改革开放40年，上海社会民生领域亮点频出、成效显著。进入新时代，继续紧密围绕习近平总书记指出的"做好最后一公里的社区工作，及时感知社区居民的操心事、烦心事、揪心事，一件一件加以解决"以及李强书记提出的"保障和改善民生，抓好底线民生、基本民生、质量民生，以最大的努力解决好老百姓关心的幼教、养老等突出问题"的要求，持续发力"大民生"，聚焦打造民生建设领域的"上海品质"，让群众有更多获得感、幸福感、安全感。

益老数字化养老健康医护信息服务平台率先落户上海社区，是社区养老领域一次示范性尝试。找准了矛盾点——用户个性化需求、智能新设备、数据孤岛、制度不完善、服务人员不专业，给老年用户及社区运营人员带来的信息不匹配，双方对服务过程的不满意。从而形成了联动方案——"益老"打通了线上线下、各硬件终端设备互通互联，实现了老年人健康数据的采集、传输、存储、分析及可视化，同时，基于健康数据提供了老年人个性化健康方案、健康档案、人群健康预测。数据采集接入多终端智能设备，智能电视、手机、可穿戴设备，实现老年人便捷操作、轻松上手。

线上平台大布局，线下站点多联接。线下健康管理站点依托社区与周边医院、社区卫生服务站构建联系，为老年人提供健全的健康管理服务体系。通过采集老年人健康实时信息，未病状态健康干预，急病状态快速绿通就医，真正实现社区＋医院的医养结合。对于慢病突出的老年人群，与医疗机构和养老机构相互协作，为老年人提供日常护理、慢性病管理、康复训练、健康教育和心理咨询、中医保健等服务，形成社区医院与老年人家庭医疗契约服务关系，开展上门巡视、健康查体、保健等服务。

该平台关注健康教育，健康教育与健康干预双管齐下。社区承载着"防、治、保、康、教、计"六位一体的职能。对糖尿病、高血压等慢性病患者及高危群体存在的健康危险因素进行检测评估和指导教育，通过量化饮食和运动等非药物干预手段，帮助他们建立新的健康的生活方式，实现控制疾病及其并发症的发生和发展、改善身体状况、减少医疗费用、提高生活质量的目标。

# 宜宾市智慧医疗健康管理（慢病）服务协作中心

宜宾市智慧医疗健康管理（慢病）服务协作中心是 2017 年底由宜宾市第一人民医院成立的互联网医疗服务中心。该中心基于医疗健康智能终端以及移动互联网医疗业务应用，通过慢病管理协作服务体系构建，一方面实现"急慢分治"的诊疗新要求；另一方面以医联体服务模式为突破口，搭建区域化医疗服务新体系。目前，已签约服务健康管理患者及用户 27233 人，体验人数超过 5 万人次，设备投放量 16388 台，日平均上传数据量达 2000 余条，总体数据量 592351 条，服务基本覆盖宜宾市 7 县 3 区所有基层服务机构，形成了纵向市—县—乡三级的医疗健康服务体系；截至目前盈利收入 242 万多元。该中心通过物联网、互联网＋等技术手段，打造立足宜宾辐射西南的具有影响力的慢病管理协作中心，共建"健康中国、健康四川、健康宜宾"。

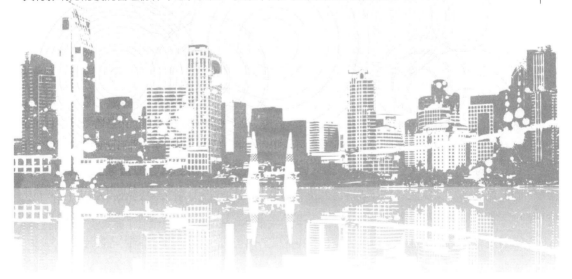

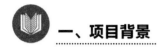

# 一、项目背景

从社会环境看，我国慢性病患者基数不断扩大，呈年轻化发展。数据显示，我国的慢性病患者已超过 3 亿人，慢性病致死人数已占到我国因病死亡人数的 80%，导致的疾病负担已占到总疾病负担的 70%。根据《2018 中国国民健康大数据报告》显示，慢性病患者占总人口的 20%，中国慢性病导致的死亡人数已占到全国总死亡的 86.6%。此外，《中国家庭健康大数据报告（2017）》公布的数据显示，有 53.2% 的被访者家人患有慢性病，而中年患病年龄较 2013 年提前了 0.8 岁，35~65 岁成为慢性病大军。从整体来看，慢性病患病不仅发病率高，且患病人群平均年龄不断提前。

从医疗环境看，慢性病费用支出占比不断增大，加重了医保负担。根据人力资源和社会保障部公布的统计数据显示，2015—2018 年中国城镇居民参加基本医保总收入和总支出保持增长，但整体增长速度逐渐放缓，且医保总支出增长速度大于总收入增长速度。总支出增长主要受到医保在医疗费用中承担比例提高、人口老龄化和医疗费用不合理增长等因素影响。在支持慢病管理行业发展方面，我国加大对慢病管理的资金投入，2016 年我国慢病支出约为 32441.5 亿元，占卫生总费用的 70% 左右，预计到 2020 年慢病支出将提升至 5.5 万亿元左右。

从政策环境看，国家鼓励互联网＋模式加速卫生服务模式和管理模式变革。在国务院办公厅发布的《中国防治慢性病中长期规划（2017—2025 年）》中，明确要求充分利用云计算、物联网、移动互联网、大数据等创新技术，推动医疗卫生服务模式和管理模式的深刻转变；鼓励基层医疗卫生机构与老年人家庭建立签约服务关系，开展上门诊视、健康查体、健康管理、养生保健等服务；落实分级诊疗制度，优先将慢性病患者纳入家庭医生签约服务范围，形成基层首诊、双向转诊、上下联动、急慢分治的合理就医秩序，健全治疗—康复—长期护理服务链。同时国务院颁布的《关于积极推进"互联网＋"行动的指导意见》，要求大力发展以互联网为载体、线上线下互动的新兴消费，加快发展基于互联网的医疗、健康、养老、社会保障等新兴服务。鼓励各地开展互联网＋试点示范，在满足民生服务需求的同时，构建适应新兴业态特点的大数据产业，成为经济社会创新发展的重要驱动力量。

以政策为推手，全国各地医疗卫生服务机构围绕着分级诊疗、家庭医生签约服务、远程医疗和互联网医院建设。从互联网医疗的建设模式、应用模式、管理模式、服务模式和运维模式等，展开了有效尝试。在互联网医院方面，2015 年 2 月，广东省卫健委批复成立广东省第二人民医院为网络医院试点，这是第一家获得卫生主管部门批准的网络医院。同年 12 月，乌镇互联网医院正式发布，开启了"互联网＋医疗"全新模式的探索。在家庭医生签约服务方面，上海率先开展家庭医生制度改革，2015 年试行"1+1+1"就医模式（一家社区医院＋一家二级医院＋一家三级医院）就医模式和分级诊疗制度，积极引导居民签约，优先满足本市 60 岁以上老年人、患慢性病居民与家庭医生签约，以电子健康档案为基础，家庭医生会定期对签约居民进行健康评估，开展健康教育，分析健康问题，并提出个性化的干预方案。在落实分级诊疗方面，北京构建以医联体为主要载体的分级诊疗模式，发挥三级医院专业技术优势及区域医疗中心的带头作用，加强基层医疗机构能力建设，形成基层首诊、双向转诊、急慢分治、上下联动的分级诊疗模式。同时，北京正启动专科医联体建设，解决疑难、复杂、危重病等患者的治疗问题，将重点提高高血压、糖尿病、冠心病、脑卒中等四类慢病患者的签约率和社区就诊率，并在转诊率、用药对接上形成机制。市、区两级政府加大投入，加强建立远程会诊信息联网系统，推进市级临床会诊中心、医技会诊中心建设，提升服务效率，使患者在最短的时间内得到合理的治疗，减少无序流动。

作为医疗、教学、科研、预防为一体的现代化国家三级甲等综合医院、全国"民生示范工程"荣誉单位、国家卫生健康委"创新服务示范医院"，宜宾市第一医院急需研究和搭建区域性慢病管理服务协作体系，实现"健康中国、健康四川、健康宜宾"的发展要求。同时，作为宜宾市的区域中心医院、样板医院，需要进一步解决老百姓高度关注的医疗健康问题，把人民群众的健康水平和幸福指数提高到一个新的。基于以上需求，提出以慢性病管理为切入点，建设"宜宾市智慧医疗健康管理（慢病）服务协作中心"的设想，覆盖宜宾市 7 县 3 区的基层医疗卫生服务机构，从医疗服务、健康服务两个层面来缓解医疗卫生存在的社会问题，让广大人民群众享受到优质、便捷、及时的健康服务，不仅有助于提高人们的健康意识，减少人民群众患病的概率，而且从根本上缓解社会上关注的"医患关系"矛盾。

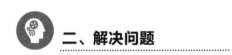

## 二、解决问题

### （一）基层医疗难以信任，三甲医院"人满为患"

根据国家卫生规划政策，慢性病日常管理由基层医疗机构负责。但目前患者对基层医疗机构普遍存在信任度低的问题，无法将疾病的管理放心地交给基层医生，同时基层医疗机构对慢性病的管理建档率低，假档、死档等问题丛生，进一步降低了患者在基层开展慢性病规范化治疗的可能性，迫使慢性病患者不得不舍近求远，跑到大型综合性三甲医院去就诊，造成了大医院的不堪重负，服务质量下降，需要建立一套分流导诊的医疗服务机制。

### （二）基层技术人才缺乏，信息化水平不高，工作效率低下，服务手段不足

一方面基层医疗机构缺少合格的医疗卫生人才，缺乏对基层服务人员进行系统、日常培训的机制与手段，无法满足基层基本的医疗需求，留不住病人，病人少实践经验就少，医术水平长期得不到提高；另一方面，由于基层医疗卫生信息化水平低下，缺乏互联网＋物联网技术手段，导致基层医生工作效率低下，服务手段不足，服务范围有很大的局限性，只能给 30% 左右的慢病患者提供实质性的慢病随访服务。

## （三）基层医生队伍薄弱

基层全科医生的收入水平和职业发展受限，导致全科医生队伍和基层医疗团队人员偏少，与开展此业务人力需求存在较大的差距。通常情况下每个基层医院担负区域内上万人口的医疗保健任务，而全科医生数量平均在 5 到 10 人左右，以这样的负担规模开展家庭医生服务是需要面对的最大挑战。

## （四）缺少便捷的沟通渠道

围绕分级诊疗、家庭医生签约服务、远程医疗和互联网医院诊疗健康管理体系直接改变了现有的随意诊疗秩序，需要重新建立从基层到大医院的就医顺序。因此，要充分保障各主体之间沟通的便捷性，避免成为患者就医过程中的障碍而导致患者的抵制。沟通存在医生与患者之间、患者与基层医疗机构之间、患者与大医院之间以及基层医疗机构与大医院之间，只有沟通顺畅才能保证新的服务体系的稳固性。

## （五）运营平台和激励机制的缺失

健康管理服务作为一个新业务形态的建立，需要在政策层面、利益驱动层面持续性的促进发展，迫切需要建设一个能兼顾各方利益的运营平台予以支撑，提高医疗服务人员的收入水平，提高工作积极性。

# 三、具体做法

慢病管理协作服务体系建设是响应国家分级诊疗政策，实现"健康中国、健康四川、健康宜宾"的重要手段，通过慢病管理协作服务体系构建，一方面实现"急慢分治"的诊疗新要求，另一方面以医联体服务模式为突破口搭建区域化医疗服务新体系。慢病管理协作是医疗卫生信息化建设发展到一定阶段的必然要求，慢性病的主要特征是：常见多发、发病隐匿、潜伏期长、一果多因。结合这些特征，慢病管理可以分为诊前、诊中和诊后三个环节。通过合理规划，构建慢病管理的一体化病程干预和管理体系。慢病管理协作服务体系建设，对下一阶段健康中国、健康社会、健康家庭等人民健康保健工程推进具有极其重要的意义。

## （一）具体措施

成立由宜宾市卫生健康委、宜宾市第一人民医院以及科技界和专业企业等方面的管理和技术专家组成的理事会，选聘中心主任，对宜宾市智慧医疗健康管理服务中心的战略发展规划、运作管理提出建议并进行监督。服务中心实行主任负责制、执行理事会集体领导，下设运营管理中心、产学研合作中心、医疗卫生人才培训中心、健康管理中心等部门，分别协调管理运营、产学研合作及学术交流、人才培训、区域协作医疗服务、健康管理协作服务等各类区域医疗工程研究中心事务，以及相关的区域医疗数字化公共服务平台的建设，包括机房系统、区域医疗数据中心、区域医疗信息共享和交换平台、健康管理中心、市—县—乡（社区）三级服务网络的建设。

## （二）建设目标

结合宜宾市前期沟通情况以及现阶段建设理念，着力打造以家庭医生服务为重点、慢病管理为核心的协作性医联体。以慢病管理协作中心为核心，结合国家及四川省分级诊疗相关政策以及宜宾市实际情况，打造西南片区慢病管理协作性综合服务示范区，着力建立区域性慢病管理中心、协作中心、培训中心、科研中心。通过慢病管理协作中心，使区域医疗中心型医院的优质医疗资源得到延伸和放大，也提升了区域内基层医院的管理水平和诊疗水平，切实落实"基层首诊、双向转诊、急慢分治、上下联动"的分级诊疗政策。解决医疗资源配置不均衡的问题，让患者享受到方便、快速、均等的医疗服务。通过实现患者的双向分流，既保证了基层医院的业务增长，也提高了基层医院的资源使用效率，对实现新医改目标，缓解百姓"看病难、看病贵"的问题作出有益的探索，此外，在保证诊疗服务的同时，进一步进行健康数据可持续研究管理，为慢性病全流程持续性防治提供有力依托。

## （三）建设模式

宜宾市慢病管理协作中心建设以第一人民医院为主体进行，以"医院主管、社区服务、中兴主营"的理念，全方位立体化进行创新型区域专病医联体建设。宜宾市第一人民医院主要负责管理及制定健康管理计划、调配医疗资源等相关工作、社区医疗机构主要负责实施基础诊疗、问诊随访等相关工作、运营合作企业主要负责整体运营、模式推广等相关工作。慢病管理协作中心是以松散型医疗联合体的形式进行诊疗、科研、管理等与患者服务相关的工作。见图 2-4-1 所示。

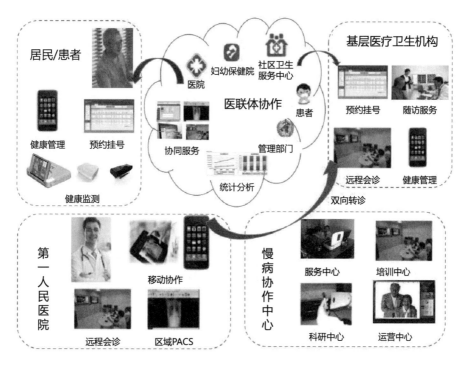

图 2-4-1  健康管理中心建设模式

慢病管理分级协作体系以区域慢病协助中心为枢纽，向上联通宜宾市第一人民医院，向下对接试点基层医疗机构，通过诊疗绿色通道打通基层医疗机构与第一人民医院就诊渠道，构建区域分级诊疗双向协作体系。第一人民医院作为业务端最高管理机构，负责慢病管理中心的整体管理、相关健康管理计划的制定以及培训科研的主导。慢病协作中心是作为连接医疗机构的纽带，将专科医生、健康管理师以及基层医生有效的进行关联，实现"诊、学、研"一体化服务，在提高基层服务能力的同时，绑定患者实现专科医疗机构资源下沉型管理，有效提高医疗机构的知名度和扩大影响范围。

## （四）建设内容

### （1）区域性慢病管理中心

结合宜宾市第一人民医院优质资源与专业技术水平，以第一人民医院为主体构建辐射西南片区的慢病管理服务中心。以点代面加大协同力度，努力推进区域慢病管理服务体系建设，打造西南片区具有影响力的国家级慢病服务管理示范基地。

由宜宾市第一人民医院牵头，组织专家资源，组建慢病管理精细化服务团队。采用"1+3+1"的模式，由一名专科医生牵头配备三名健康管理师结合一个基层医疗服务模式进行医疗服务团队建设。在满足患者慢病诊疗的同时，提高健康管理服务的水平和效率。保证慢病患者可以得到更加精细化的诊疗及康复服务。见图2-4-2所示。

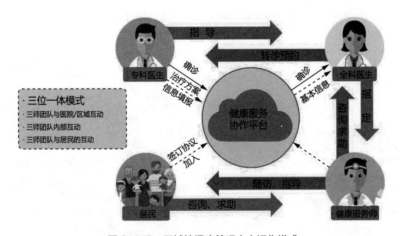

**图2-4-2　区域性慢病管理中心运作模式**

通过慢病管理协作中心的建设，一方面响应四川省分级诊疗的政策，提高区域性医疗服务能力；另一方面，开拓创新慢病管理服务新体系，在保证慢病患者的基本健康诉求的前提下，以"强基层"为落脚点提高基层医生的专业水平和服务效率。在保证基层医生的工作任务的同时，以绩效考核机制为抓手，加大基层医生的服务能动性，提高基层医生的工作效率。同时通过慢病管理中心建设，在区域级统一管理慢病患者，实现慢病患者多维度健康管理，对不同类型慢病患者进行个性化分析，形成以病种为核心的综合性慢病诊疗方案，切实做到"诊前预警、诊中管理、诊后服务"的一体化的慢病诊疗全流程综合管理。

（2）区域性医联体协作中心

慢病管理医联体协作中心以宜宾市第一人民医院为主体、基层医疗机构为支撑，进行松散型专病协作体系建设。以基层医疗机构为切入点，作为医疗服务的起点，将社区内居民与宜宾市第一人民医院进行合理绑定，通过基层医疗机构为纽带链接上级医院与患者，为社区居民提供便捷地双向转诊、预约诊疗等便民服务。以区域慢病协作性医联体为基点，通过基层家庭医生签约服务、专科医生指导培训诊疗服务等措施，着力将辖区内居民诊疗服务打造成闭环诊疗服务体系。

提供的服务包括：

①医联体分级转诊服务：实现医联体内服务机构之间的分级诊疗双向转诊和信息共享，有利于实现"小病在社区、大病到医院"的医改政策模式的探索。

②医联体内远程影像诊断服务：一方面制定和发布影像检查质控标准和规范，通过信息网络每天采集基层医疗卫生服务机构的影像检查质控数据，提高基层医疗卫生服务机构的影像质控水平，实现医联体内检查结果互认；另一方面，基层医疗卫生服务机构的影像检查数据可以上传到医联体远程影像数据中心，由影像中心的影像医生为基层医疗卫生服务机构集中阅片和出具报告，很好地解决了基层医疗卫生服务机构影像诊断能力弱、影像设备不足的问题，有利于提高基层医疗卫生服务机构的影像检查水平。

③医联体远程心电诊断服务：制定和发布医联体心电检查质控标准和规范，通过信息网络每天采集医联体内协作医院的心电检查数据，由医联体心电中心代理诊断，很好地解决了基层医疗卫生服务机构诊断能力弱的问题。

④医联体远程会诊服务：运用计算机、通信、医疗技术与设备，通过数据、文字、语音和图像资料的远距离传送，实现专家与病人、专家与医务人员之间异地"面对面"的会诊，可较好地解决由于医疗资源分布不均而造成的边远地区、农村及小城市患者缺医少药，看病难、看病贵的问题，能更合理有效地发挥医学专家的作用，使患者足不出户就可以享受到医疗专家高水平、高质量的服务，不仅帮患者降低了往返的费用，还为患者赢得了宝贵的就诊时间，使医疗资源得到充分利用。

（3）区域诊疗服务培训中心

宜宾市综合医院各方面水平都较为突出，基层机构医疗水平诊疗服务能力较为薄弱。通过慢病管理协作性医联体建设，可以逐步构建区域内培训服务体系。通过平台的搭建，收集优秀的音视频以及通过在线问答指导使得医疗机构能够以最全面的方式接受到优秀医学资源的培训和教育，迅速提高自身的医学、医疗水平。以宜宾市第一人民医院专科医生、健康管理师、医护学院为核心结合区域内基层医疗机构及医疗人员的实际业务水平，定期提供全面、专项的医疗业务、知识培训以及实操训练，从而提高基层医疗工作者的业务能力以及专项技术水平，解决由于医疗卫生资源分布不均，很多分支机构和偏远地区的医疗机构得不到足够的业务培训，医疗业务水平提升缓慢的问题。

（4）区域慢病管理科研中心

慢病管理以健康检测一体机作为慢病数据采集起点，进行大样本量慢病数据收录。以居民为基点、主索引为核心，将患者与诊疗记录、慢病数据进行有效的关联，形成个人全生命周期健康档案及专病管理档案。慢病管理主要包含慢病早起筛查、风险预测、危险分级、预警和综合干预、效果评估等方面。结合慢病管理研究主题，慢病管理中心以大量样本数据为基础，围绕糖尿病、高血压、心脑血管以及代谢性疾病等不同类型慢性病进行精细化专项研究，从诊前、诊中、诊后三个阶段对慢性病的管理提供有效的科研支撑。

（5）搭建健康管理系统及配套智能化设备

①健康门户网站。健康门户网站分为居民门户网站和医生门户网站，居民可以在网站中管理个人的健康档案，培养居民进行自我健康管理，了解个人的健康状况，学习健康知识，不断提高宜宾市居民的健康水平。居民可以在网站中接受到权威的健康教育服务。

医生门户网站为医生提供了一个管理居民健康的门户，医生可以了解到管辖区居民的健康状况、健康监测一体机上传数据的分析报告等；可以根据居民实时动态的健康指标，为居民开具健康处方，指导居民进行健康管理；可以在门户网站内解答居民提出的健康问题，让居民在家里就可以享受到健康管理；医生之间也可以通过网站进行交流，分享医学知识，学习课件内容，实现自我技能提升，用高超医术和渊博的知识管理居民的健康。

②健康管理系统。健康管理系统由健康一体机终端系统和健康服务构成。该系统把健康一体机终端作为健康数据采集点，借助先进的 IT 技术，把居民和医疗机构结成一个动态的互动体，居民在系统健康服务和社区 / 乡村医生的指导下可以完成对自身的健康管理。见图 2-4-3 所示。

健康一体机终端系统是集健康检查、健康管理、个人健康信息查询于一体的服务终端设备，包括两大部分，一是硬件系统部分，包含面向社区、随访和家用 3 大业务场景下的健康监护、检测设备；二是软件系统部分，包括健康检测、健康信息查询、远程医疗协助、用户登录、网络数据传输等功能。健康一体机终端的作用是在人们随时可以通过采集健康信息（血压、血糖、心电等），了解现在的身体状态，并得到保健医生的关怀。

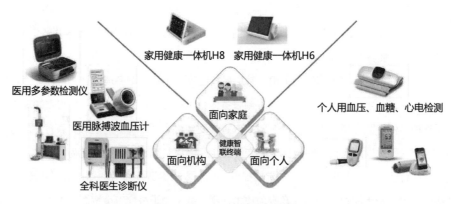

图 2-4-3　健康一体机终端系统

健康服务的健康数据模型来源于中华医学会健康管理分会的全国健康信息数据中心，服务内容包括但不限于电子健康档案调阅、慢病饮食指导、慢病运动指导、慢病预警干预、预约挂号、健康咨询与指导、电子健康档案调阅、健康知识宣教等。

## （五）建设阶段

结合宜宾医疗卫生信息化建设的实际情况，慢病管理协作中心建设主要分为三个阶段，分别是规划建设阶段、落地实施阶段以及推广运营阶段。

（1）规划建设阶段（2017 年 5 月—2017 年 7 月）

该阶段为规划建设期。规划建设阶段为慢病管理中心落地、运行提供基础条件。规划建设阶段主要包括确定慢病管理协作模式的设计、实体慢病管理中心申请搭建及工程领导小组构建等方面内容。

慢病管理协作模式是宜宾市慢病管理协作中心建设的重点，以国家及四川省"分级诊疗"政策为切入点，进行区域性专病医联体资源互用、帮扶提高、便民慧民的整体服务模式设计。

实体慢病管理中心是慢病管理协作体系的基础，通过实体中心的建设构建面向患者的管理中心、面向管理的协作中心、面向医疗机构的科研中心以及面向医护人员的培训中心。通过实体中心的建设打造全方位的宜宾市医疗服务新体系。

工程领导小组是慢病管理协作中心建设顺利推进的重要保障，通过工程领导小组的组建明确各方责任、确定工作边界以及工作任务，制定协调机制保证工程按期稳步的持续推进。工程组织架构见图2-4-4 所示：

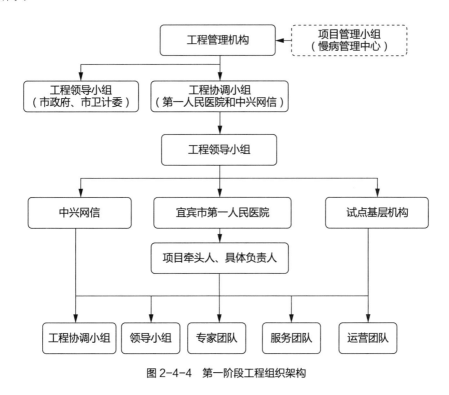

图 2-4-4　第一阶段工程组织架构

（2）落地实施阶段（2017 年 8 月—2017 年 12 月）

该阶段主要是通过第一阶段模式设计以及基础环境准备，进一步加快推进慢病管理协作中心实施运行，选择试点基层卫生机构，选定人群进行设备定向投放、服务有效配置以及平台应用搭建。

①设备定向投放。确认设备投放名单，结合本地产业线生产能力，分批次分区域进行设备发放。同时依据与宜宾市第一人民医院等主管单位确定的协作模式进行设备定点定向投放，着重选择基础条件较好、配合力度较高的试点单位优先进行合作。

②服务有效配置。结合现有的健康服务包设计的优势资源，进行健康管理计划多样性完善与个性化定制。以服务为核心进行有针对性的全方位健康管理计划定制，按照不同人群特性定制不同类型的服务计划，为不同类型的慢病患者提供持续有效的诊疗服务，多方位多角度改善患者的健康水平。

③平台应用搭建。结合现有健康管理云平台产品，依据实际业务需求，进行慢病管理协作平台设计开发，在原有健康管理云平台以服务为核心的设计基础上，进行平台功能的优化完善，真正意义上搭建分级协作服务平台。在底层实现数据的整合流转，在上层实现业务的协作服务，搭建双向医疗通道，实现信息互联互通、资源共享互用。

（3）推广运营阶段（2018年1月至今）

该阶段是慢病管理协作体系建设的重点，以协作体系初步落地实施为前提，进行多方位、立体化的营销网络建设。在提高产品知名度的同时，对现有的模式进一步优化完善。推广运营主要分为三个阶段，分别是健康服务运营阶段、增值服务运营阶段以及人群倾向营销阶段。

①以家庭医生为核心的健康服务包运营。参考现有的"梧州模式"，以基本公共卫生服务为基础，进行基本公共卫生服务包设计。结合专科医生优势，进行个性化服务包、全健康管理服务包等特色服务设计。

在符合政策条件的前提下，以慢性病长处方为突破口，与人社部门进行协商，进行医保增值服务包运营模式设计。

②第三方增值服务运营。打通支付渠道，提供移动支付服务。与支付宝、微信、银行等金融渠道和媒介进行协商，以支付返点、资金沉淀应用等手段进行第三方金融营销模式设计。

③人群倾向性营销运营。结合现有集成的大规模数据，进行数据多维度分析，对区域内人群疾病、饮食、环境等情况进行有效分析，结合分析情况以及互联网等相关服务产业，对区域内特定人群提供便捷服务，具体服务模式及内容结合分析结果进行专业运营模式设计。

# 四、建设成效

## （一）搭建市—县—乡（社区）三级服务网络

以宜宾市第一人民医院为中心，涵盖24家区县级医院、152家社区卫生服务中心和乡镇卫生院以及18家民营医院的服务网络，形成完善的协同医疗服务体系。在医疗服务协作体内，能够很好地实现分级诊疗，让百姓小病不出门，大病好就医；必要时能够方便地进行双向转诊，实现"小病在基层，大病进医院，康复回基层"的新型就医模式；在协作体内建立统一的临床检验中心、影像中心，实现数据共享、结果互认，减少不必要的重复诊疗行为，切实降低患者医疗费用；提升健康管理和服务能力，医生和个人在第一时间就可以知道自身的身体状态，以防代治；实现协作体内新农合异地就医即付即补，减少农民垫资困难；多管齐下，缓解"群众看不起病"的问题。

## （二）通过互联网＋物联网的技术手段，搭建"云＋端"的服务模式

此举能够解决基层医疗机构信息化水平不足，基层医疗服务人员工作效率低下，服务手段不足的问题。并且提供线上服务：通过健康互联网终端以及"云＋端"的解决方案为签约居民提供全方位的上线健康咨询与评估、健康教育与指导和健康监测与预警。（1）健康咨询与评估：通过互联网终端家用健康检测仪接入到云端健康协作平台，实现签约居民与健康管理师一般性健康问题的解答，并将需要专科医生协助解答的问题统一反馈给专科医生，最终给出结果评估。（2）健康教育与指导：通过互联网终端家用健康检测仪接入到云端健康协作平台，可以实现在线远程健康教育，针对特定情况进行的健康指导。（3）健康监测与预警：通过互联网终端家用健康检测仪接入到云端健康协作平台，签约居民可以通过健康监测仪测量血压、血氧和心电等相关数据，自动上传到健康协作平台，针对异常的数据进行健康预警提醒。

## （三）建立线上线下服务相结合的模式，丰富服务手段

健康协作中心除了线上服务以外还提供了与线上相互结合的线下服务：健康干预与处置，专家、名医预约坐诊和疑难慢病远程会诊。（1）健康干预与处置：当通过"云＋端"线上监测到异常的情况，线上又不能解决的时候，提供医护人员上门或来院进行干预与处置。（2）专家、名医预约坐诊：健康协作中心定期邀请专家、名医坐诊，签约居民可以提前优先预约专家、名医诊疗服务。（3）疑难慢病远程会诊：通过健康协作中心的远程会诊平台及专家资源为疑难慢病患者提供远程会诊服务。

## （四）建立可复制商业运营模式

在基于"云＋端"的慢病管理运营模式下，健康云平台、医联体协同云平台以及健康物联终端与业务运营进行了深度捆绑，健康云平台可以作为区域健康管理协作中心的业务支撑平台提供从业务开展、业务管理、支付以及第三方服务生态等多个方面的业务支撑；而医联体协同云平台则可以打通区域健康管理协作中心以及区域家庭医生协作中心与上级医院的业务协同，确保慢病和健康管理服务与优质医疗资源的深度结合；同时在慢病和健康管理服务内容上，通过医疗资源的整合、通过企业化的服务运营手段，以健康物联终端为载体延伸到用户和家庭端。

通过面向不同健康问题的签约居民提供不同的个性化签约服务包，以服务包销售、服务包驱动服务计划、执行服务计划为过程，实现服务包销售收益，并将销售收益按照分配原则分配给各参与方。见图 2-4-5 所示。

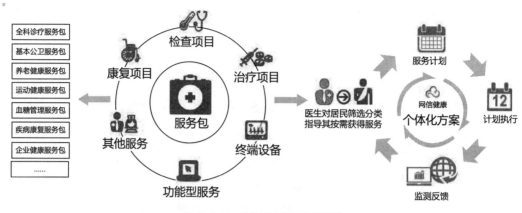

图 2-4-5  公共卫生服务内容设计

To-B 方面，通过政府机构、企事业单位的健康体检结合健康管理推行健康服务，做到体检数据与健康数据互通，针对体检异常人群进行健康管理与跟踪等；To-C 方面，通过对慢病患者的主动管理和干预，降低患者的发病率和用药频次，做到有效控制。目前，已签约服务健康管理患者及用户27233 人，体验人数超过 5 万人次，设备投放量 16388 台，日平均上传数据量达 2000 来条，总体数据量 592351 条，服务基本覆盖宜宾市 7 县 3 区所有基层服务机构，形成了纵向市—县—乡三级的医疗健康服务体系。

## （五）推动服务模式、流程的标准化，提升行业推广价值

宜宾健康服务协作中心样板点的打造，服务模式、服务流程的标准化，形成了具有商业化运作价值的互联网 + 医疗服务新模式，形成具有快速拓展复制的健康管理服务新模式，在西南地区形成了有效影响力。并在内江市、重庆市成功落地实施。

 ## 五、提升思考

分级诊疗、医疗资源下沉的道路任重而道远。未来的慢病健康管理服务需要适应不断变化的医疗环境和服务诉求，可能将从以下方面进行加强：

## （一）人工智能提升疾病早期筛查准确率

将人工智能用于慢性病、癌症的早期筛查可极大提升疾病筛查的准确度和效率。通过人工智能系统精准标识血压、血糖、影像等指标，基于大数据不断自我优化，提供精准医疗，及时预警。人工智能可以提供常态化、精细化的指导，为特定群体提供全方位、全周期的健康服务。这些不仅有利于加强疾病预防、提高慢病管理效率，也能提升公众的健康观念，从根本上节省全社会的医疗成本。

## （二）虚拟服务技术进一步下沉优质医疗资源

在5G时代的新型医疗条件下，虚拟技术得以发挥其效用。通过运用远程视频、VR、AR等先进虚拟服务技术，可帮助优质医疗资源和基层在多样化的场景下实现实时沟通，为患者争取宝贵时间。虚拟技术的介入可以在基层医生接诊时，利用远程视频与专家进行联合诊治。

## （三）处方共享打通慢病管理生态闭环

健康管理生态中的药品服务不容忽视。在医药分开、不限制处方外流等政策推动下，外流处方市场不断增长。医药分开模式需要持续探索，形成一个真实而安全的模式。处方共享平台很好地解决处方来源、医保统筹、药事服务三大难点。促进处方外流的方案的落地，让原本在医院发生的处方药销售转移到院外，由流通企业或是社会药房来承担处方药的销售工作。真正链接医院、药店、患者，并且实现满足患者的需要、满足医院和政府的监管要求。成功的医药分开模式必须满足符合政策规范、符合医院和药店的运营规则，按步骤逐步完成多方共赢的目标。

 致谢

宜宾市第一人民医院

宜宾市卫生健康委员会

深圳中兴网信科技有限公司

四川港荣投资发展集团有限公司

## ● 点评专家：谢明均

宜宾市第一人民医院党委副书记、院长

"十三五"期间是我国全面建成小康社会的关键阶段，人民生活水平不断提高，健康需求日益增长，如何满足人民群众不断增长的健康需求是当前医疗卫生体制改革的首要目标。2016年10月25日，中共中央、国务院印发了《"健康中国2030"规划纲要》，提出了把健康摆在优先发展的战略地位。立足国情，将促进健康的理念融入公共政策制定实施的全过程，加快形成有利于健康的生活方式、生态环境和经济社会发展模式，实现健康与经济社会良性协调发展。

宜宾市第一人民医院作为全国"民生示范工程"荣誉单位，尤其重视慢性病的预防和跟踪治疗。宜宾市智慧医疗健康管理（慢病）服务协作中心于2017年底正式成立，该中心不仅贯彻落实"健康中国、健康四川、健康宜宾"的卫生发展要求，也对下一阶段"健康中国、健康社会、健康家庭"等人民健康保健工程推进具有极其重要的意义。

宜宾市智慧医疗健康管理（慢病）服务协作中心采用开放的"医院主管、社区服务、企业主营"

的运营理念，落实《全国医疗卫生服务体系规划纲要（2015—2020年）》中提及的混合所有制，建设思路清晰、目标明确，具有先进性。

本案例运用信息化手段，充分发挥优质资源辐射作用。一方面，实现基层机构与上级医院间诊疗信息互联互通，最大程度发挥远程医疗作用。另一方面，有效下沉优质医疗资源，提升基层医疗机构专业服务能力，提升区域综合服务水平。

本案例充分依托大数据、物联网、云计算等技术手段，采用分布式体系架构，有效支撑市—县—乡（社区）三级业务内容和健康管理分析逻辑实现，结合线下实际服务，加快实现区域医疗资源共享。

本案例建设的健康管理服务机制充分结合"互联网＋健康管理"运营思路，构建"三位一体"慢病服务模式，科学实施双向转诊，形成"诊疗—康复"长期连续的服务模式。

宜宾市智慧医疗健康管理（慢病）服务协作中心建设理念和运作模式不仅紧跟国家政策、时代发展，更给贯彻落实"健康中国2030"带来启迪。本案例契合人民群众的需求，获得同行的高度关注和普遍认可。衷心期待通过后续的探索和实践，能够逐步完善运营模式和内容，成为先进示范理念和模式。

# "益家"支持北京市高端地产行业实现智慧健康管理生活化

在健康越来越受关注的当下,家庭已经成为改善健康状况的重要场所。智慧健康家庭的应用率先在高端地产领域落地。益家云平台为北京市某高端住宅社区赋能,项目落地建成后,已成功实现为该小区 400 余户家庭、1500 多位住户提供完善的智能健康医疗服务。串联起智能家居、智能家电、可穿戴设备、家用医疗器械、智能音箱、家庭健康服务机器人等多达 5000 余个终端设备,结合 IoT 技术,提高物业社区运营服务能力,解决多端数据无法融合及串联、终端设备智能化程度低、无法实现个性化健康管理等问题,为高端用户打造了更舒适、更便捷、更智能、更健康的家庭生活场景,极大地改善了社区住宅用户的生活方式,进而提升了社区的整体智能健康属性。

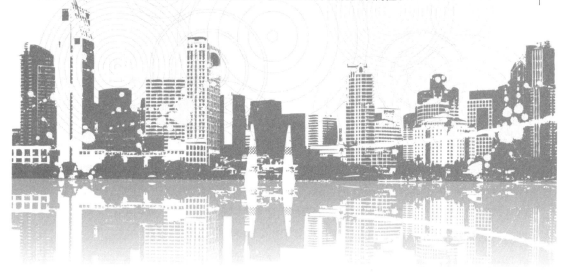

**一、项目背景**

随着国内医疗水平的不断进步及国民生活水平和品质的提高，大众对健康的需求已经从看病、治病改为预防、健康干预，人类寿命正在逐步延长，这也致使人们留在家中的时间会越来越长，而社区、家庭中居留时间最长的人群是老人和儿童，如何能够有效地应对社会老龄化，探索居家养老式、居家健康生活的全新服务模式，已成为当前比较急迫的社会问题。与此同时，发展智慧家庭场景及产业，需通过信息化、智能化的手段，让家庭及社区与社会保持密切的联动。

家庭环境是影响每位成员健康的重要场所，共同居住的生活环境和习惯，对家庭中各位成员的生理健康状况及心理健康状况都有十分重大的影响。家庭作为社会最基本的组成单位，是建设健康中国的基础。倡导全民健康，应从改善家庭健康开始，提升每一位家庭成员的健康指数。

家庭场景中的健康管理具备以下特点：

1. 生活环境相似。如家庭内空气质量、用水质量、植物状况、宠物卫生等自然环境状况，以及家庭氛围、家庭教育等心理因素，均会对家庭成员的生理健康或心理健康造成一定的影响。

2. 生活方式相似。家庭成员的生活方式十分相似，在衣、食、住、行以及闲暇时间的利用等方面，成员互为影响因素，这对饮食时间、运动习惯、作息方式等方面均有不同程度的影响及干预。

3. 饮食习惯及结构相似。我国居民慢性疾病患病率、致死率逐年增高，这与饮食习惯和饮食结构有着极为重要的关联。数据显示，我国有超过 80% 的家庭用油、用盐量超标，慢性疾病的产生跟人们饮食习惯有关，尤其是跟油、盐的摄入量是否超标有关。营养是否均衡、饮食结构是否合理、进餐时间是否固定等大部分饮食习惯是在幼年时或家庭环境下养成的。

4. 基因遗传、传染概率大。家庭中多为有血缘关系的直系亲属，或有颇多亲密接触的成员。若家庭中一位成员确诊患病，则有血缘关系和长期生活在一起的家庭成员也应立即进行排查，明确是否被传染或遗传。

据统计，在家庭成员健康的影响因素中，个人行为和生活习惯占据 60%，可见，共同的生活环境对家庭成员的健康影响至关重要。

如何在家庭场景中避免或改善上述问题，是下一阶段发展的重点。在产业升级的过程中，健康是不可缺少的因素，而科技则是智能化升级的发动机。家庭健康的生活化、智能化，也依赖于智慧家庭的发展状况。目前，我国的智慧家庭产业的发展、升级也得到了国家有关部门的重视。

2016 年底，工业和信息化部及国家标准化管理委员会两部门印发的《智慧家庭综合标准化体系建设指南》（以下简称《建设指南》）指出，到 2020 年，初步建立符合我国智慧家庭产业发展需要的标准体系，形成基础标准较为完善、主要产品和服务标准基本覆盖、标准技术水平持续提升、标准应用范围不断扩大，与国际先进标准水平保持同步发展的良好局面。若干重点标准在智慧家庭产业集聚区得到推广应用，取得较好的应用示范效果，形成一批可复制、可推广的经验。

智慧家庭典型生态体系，在产品、服务、应用等方面归纳出共性属性，形成基础标准、终端标准、服务标准及安全标准等四大类标准体系框架。

从产品角度讲，智慧家庭以产品形态多样化、操作智能化和互联互通化为标志，产品横跨众多应用领域，是信息消费的最直接载体。按产品层次分，涵盖了基础软硬件产品、组网设备、智能终端、智能家电、智能家居、集成平台和系统，以及作为各类应用服务人机接口的软件产品。

从服务角度讲，智慧家庭通过家庭内部、家庭与社区、家庭与社会的信息互联互通和智能控制，提供各类面向家庭的文化娱乐、生活消费和社区公益等综合应用服务，实现舒适、安全和便捷的家庭生活方式。

在典型应用方面，智慧家庭服务的典型应用主要包括健康管理、居家养老、信息服务、互动教育、智能家居、能源管理、社区服务和家庭安防八个方面。

其中，健康管理是指以物联网、移动互联网和云计算等技术为依托，在健康管理信息系统的基础上，将健康管理类可穿戴式设备等多层次感知智能终端作为数据采集来源，将智能显示终端作为个人健康信息等内容的汇集终端，通过整合健康服务机构来为消费者提供健康管理信息服务。通过健康管理服务平台，对空气、水和食品等进行安全监测和预告，并提供运动健身、食品营养和网络预约挂号等信息服务。

而在智慧健康家庭的实际建设当中，高端健康地产已经开始踏入该领域。家庭是连接社区和社会的重要组成部分，目前众多社区地产项目纷纷转型大健康地产领域。地产企业进入智慧健康家庭产业有先天优势，能够收获产品的价值提升及品牌转型。

本案例涉及的是北京某高端住宅社区。该社区致力于发展健康社区、健康家庭，可为用户提供智能家电、智能硬件、智能检测等硬件设备，并联合技术公司，共同为用户提供依托云计算、AIoT 等技术层面的健康管理技术和服务，帮助用户在家庭场景中实现健康管理。

 **二、解决的问题**

### （一）家庭健康管理普及度低，无法有效提升国人健康水平

国人健康状况仍不容乐观，尤其是慢性病增加和患者年轻化的趋势令人警惕。与此同时，国家在促进健康产业发展上开始加大财政支持与政策支持。目前，我国的健康产业在市场规模与发展速度上呈蓬勃发展之势，不过和发达国家相比，我国的健康产业结构还不够合理，健康产业如何助力家庭健康管理还有待进一步发展与强化。

我国医疗费用日益增加，给家庭带来沉重负担，家庭健康管理是有效的干预方式，但以家庭为单位的健康管理模式，国内还没有普及，需要提升居民家庭健康管理的意识，真正做到医疗问题提前预防。

传统家庭健康服务还是医院端的疾病诊断流程，包括挂号、化验、治疗、住院等，无法进行疾病的预防和控制。需要提升家庭健康管理的理念，从饮食、运动和生活方式上进行改善，提升家庭健康水平。

家庭中智能终端日益增多，还无法形成完整闭环的健康管理方案。智能终端提供的方案，无法进行综合分析，不能进行全周期的健康管理和为用户提供优质的健康管理服务。

健康管理方案单一化和同质化，不能满足用户个性化健康管理。没有多维度的个人健康数据，不能对个人进行全面的健康分析，不能制定千人、千案的精准健康管理方案。

## （二）家庭环境中智能终端设备健康数据孤立，无法有效串联

家庭场景下，智能家居、智能家电、可穿戴设备、家用医疗器械、智能 3C 产品、智能音箱、家庭健康服务机器人等设备都向着智能化发展，但制造商之间的产品往往都是独立的服务终端，相互信息不共享，无法给用户提供完整的家庭智能化服务。

智能终端设备产生的健康数据，无法打通共享，故形成一个个的数据孤岛，如果无法对这些健康数据进行分析和整合，就不能起到健康风险评估及预警的作用，大大降低了智能终端设备的使用效果。

智能设备层出不穷，伴随而来的是用户需要使用多个 App，操作复杂。也无法在一个智能设备上查看全面的数据信息，影响用户使用。

家庭场景下的健康数据无法实时监测，无法形成动态健康数据档案，缺少制定精准健康方案的依据，无法体现终端设备的智能化。

## （三）楼盘卖点同质化严重，无法突出品牌价值，销售竞争性不足

以往粗放式的房屋销售模式难以继续，楼盘主打卖点雷同，需要进行差异化转型，提升附加值，促进房屋销售。该高端住宅社区服务高净值人群，希望通过健康管理服务增加住宅社区的附加值，促进销售。

据《中国家庭健康大数据报告（2017）》显示，2017 年居民健康关注逐渐从医院转移到社区，又从社区转移到家庭，"治未病""预防大于治疗"的观点成为广大群众最朴素的"健康观"，出现三大显著变化：国民健康生活意识增强、积极预防的健康理念深入人心和家庭健康管理意识提升。"地产+健康"模式是一个很好的落脚点，帮助地产行业转型升级，但健康医疗服务整合能力不足，整体运营效果不佳，成为房屋销售的噱头。

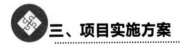

## 三、项目实施方案

本案例的社区家庭中，结合益家开放平台，为住宅用户提供全方位的健康医疗相关的产品及服务，

打造绿色健康社区生态。益家是面向物联网（Internet of Things，缩写 IoT）领域的开放平台，主要包括智能家居、智能家电、可穿戴设备、家用医疗器械、智能 3C 产品、智能音箱、家庭健康服务机器人等设备及设备开发者，益家开放平台能够帮助开发者完成智能设备的接入与连接，实现设备数据的采集、存储及展现。

益家开放平台通过智能硬件间的互联互通，实现血压、血糖、体重、睡眠等数据的跨平台共享，建立个人用户健康数据库，汇总不同年龄段用户的饮食、运动、生活方式等数据，并提供专业、综合的数据分析、解读，为用户提供全方位的健康数据管理，实现数据的价值挖掘。

同时，基于独创的健康管理完整闭环（BTCM）理论，利用计算机视觉、自然语言处理、知识图谱等技术，对用户的汇总数据进行自动分析，依托科学的健康评估模型，针对用户的个性化需求，提供从饮食、运动、生活方式、心理等多维度的健康干预方案。

## （一）服务特点

### 1. 标准、统一的平台设计

社区建设从业务需求出发，以科学发展观统筹全局，围绕"健康中国 2030"的总体目标，立足现实、面向未来、统一规划、数据共享、可靠安全、务求实效。益家开放平台围绕用户健康管理服务需求，融合移动互联、一体化云管理、大数据分析与挖掘、物联网等关键技术，以面向服务的体系架构为基础，搭建标准、统一的开放平台。

### 2. 健康医疗智慧大脑（ego）

基于 AI 技术、健康医疗专业理论以及强大的知识体系，为益家开放平台提供底层支撑。AI 技术方面，涵盖 80% 的人工智能核心技术，为 ego 提供了强大的分析决策能力，如计算机视觉、自然语言处理、知识图谱；健康医疗专业理论方面，独创的 BTCM 理论实现健康管理及疾病管理闭环，为 ego 提供了重要的理论支持；知识体系方面，搭建了千万量级的知识实体，为 ego 及产品提供全方位支撑。

### 3. 触手可及的闭环管理模式

结合智能家居、智能家电、可穿戴设备、家用医疗器械、智能 3C 产品、智能音箱、家庭健康服务机器人等智能终端，"益家"建立了家庭健康管理服务平台，为用户提供涵盖饮食、运动、生活方式等便捷、有效的闭环服务体系。用户足不出户就能通过益家开放平台连接的终端设备，获得针对性的健康调理计划，对个人的身体健康状况实现有效控制。

### 4. 便捷高效的用户体验

可视化的平台设计，开发者可快速对接、使用平台提供的各项功能、服务。益家开放平台内置数据报告、饮食干预、运动干预、环境干预、第三方服务推荐等多项专业服务，同时，支持在手机 App、Pad、电视、冰箱、智能音箱等多平台、多终端进行灵活应用。

## （二）服务内容

益家开放平台以"家庭＋服务＋终端"为架构，以家庭为核心，协同周边小区及附近的餐厅、健身房和医疗资源（如图2-5-1所示），通过大数据传输来实现健康服务。

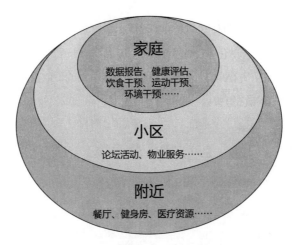

图2-5-1　益家开放平台服务内容

### 1.健康服务通道打通

以家庭为单位进行健康管理，指基于家庭成员的身体状况，建立专属健康档案，给出健康状况评估，并针对性地提出个性化健康管理方案（处方）。用户的数据采集是打造服务闭环的关键。以往需要在体检机构进行查验的理化指标，目前依托于智能化的医疗器械等设备，用户足不出户就能了解到自身任一指标的数值情况。但如何实现不同设备的数据汇集，建立健康档案，则成为当前亟需解决的问题。设备的有效串联，完成了数据的采集、清洗、挖掘，实现了健康服务通道的打通，如图2-5-2所示。

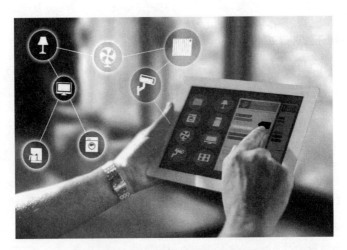

图2-5-2　打通健康服务通道示意图

（1）设备串联

支持多网络、多协议、多场景、多语言的系列化 Agent，屏蔽物联网碎片化，支持智能家居、智能家电、可穿戴设备、家用医疗器械、智能 3C 产品、智能音箱、家庭健康服务机器人等设备的快速接入，打通设备壁垒。

①多网络、多协议：提供不同网络、不同协议的设备接入方案，如固网、2G、3G、4G、NB-IoT等网络，MQTT、CoAP（S）、LWM2M、HTTP（S）等协议，满足企业设备多样化接入的诉求。

②多场景、多语言的系列化 Agent：提供支持 C、Java 等语言的系列化 Agent，可入驻到场景化设备，满足不同计算能力设备的接入。

③多种接入方式：支持设备直接接入到平台或者设备通过网关接入平台两种方式，提升设备接入灵活性，简化设备接入难度。

④设备通信：提供设备与云端之间数据上传和命令下发的通信通道，支持多种省电的命令下发模式，解决低功耗和数据下发有不同时延要求的问题。

（2）数据清洗

数据清洗是挖掘数据价值的重要环节。数据预处理是对采集的设备数据进行抽样、转换、合并、删除、解析等数据预处理工作，主要是对数据格式、缺失值、异常值、记录、字段等进行处理，以便得到符合后续业务应用、数据统计和挖掘所需的高质量数据。数据统计和数据挖掘是通过大数据挖掘和机器学习模型对海量数据进行挖掘和学习，从而得到潜在的数据知识和规律。同时，作为数据质量相关的工作标准和规范管理，也贯穿了整个数据处理的过程。

数据预处理为保证入库数据质量和数据规范性，提高存储和数据访问效率，为后续的统计分析功能提供数据支撑，采用专家知识库及核心算法库，利用时间序列、数据融合、内存计算等技术，建立数据处理模型，对海量数据进行数据清洗，生成具有一定关系和逻辑的高质量数据。

数据质量校验包括准确性、一致性、及时性和可用性。准确性包括数据在系统中的值与真实值相比的符合情况，数据应符合业务规则和统计口径。一致性包括系统内外部数据源之间的数据一致程度，数据是否遵循了统一的规范，数据集合是否保持了统一的格式。及时性包括数据在采集、传送、处理等环节快速支持应用的程度，考察数据的时间特性对应用的满足程度；及时性关系到系统能否在规定时间内获取系统需要的特定时间产生的数据，以完成系统功能。可用性包括衡量数据项整合和应用的可用程度。

当数据质量校验完成后，针对问题数据要进行数据清洗和转换，另外，还包括对正常数据的转换。数据清洗的主要作用包括纠正错误、删除重复项、统一规格、修正逻辑、转换构造和数据压缩。

（3）数据挖掘

数据挖掘是服务通道打通的核心之一，通过不同细粒度模块的组合，提升设备数据的应用价值，满足不同场景的健康管理需求。数据挖掘包括并行数据挖掘算法模块、并行 ETL 模块、模式评估模块和数据提取模块。

①并行数据挖掘算法模块：为数据挖掘各种任务提供并行算法。作为数据挖掘引擎，该模块包含

一个能够提供各种基于云计算进行并行数据挖掘算法的库，用于完成各种数据挖掘任务。

②并行 ETL 模块：对采集的设备数据进行预处理。输入的数据来源于面向物联网的分布式时空数据库或数据仓库，为数据挖掘过程进行数据清理、提取、转换和加载。

③模式评估模块：对产生的模式进行评估。符合用户要求的结果存入领域知识库，领域知识库可以辅助业务控制逻辑指导数据挖掘过程。

④数据提取模块：根据挖掘任务的不同，在面向物联网的分布式时空数据库或数据仓库中提取相关的数据。

### 2. 生命周期健康管理

家庭场景下智能设备的有效串联，为用户多维度健康数据的获取提供了可能。基于用户数据，依托 App、小程序等载体，由系统提供个性化的咨询指导和跟踪辅导服务，使每个家庭成员从社会、心理、环境、营养、运动等多个角度得到全面的健康维护和保障服务。

#### （1）数据报告

数据报告满足用户的实时分析需求，通过对周报和月报进行阶段性的数据分析和数据挖掘，提供一定时间范围内的健康趋势判断。同时，根据设备接入情况，数据报告分为单项报告和综合报告两种形式。

单项报告以血压监测为例，包括血压实时监测通知、血压监测周报、血压监测月报。

①血压实时监测通知：血压实时监测通知可以让用户了解当次监测的基本情况——综合性别、年龄、血糖、血脂、并发症等，给予个性化指导建议。

②血压监测周报：在监测一周后，通过分析一周的血压负荷、血压均值与极值、短期趋势、脉压等情况，提供监测方案和健康指导等。

③血压监测月报：如果能够坚持监测一个月或者更长的时间，通过大数据分析模型进行血压趋势、波动和控制总体效果分析；结合个体全维度信息，检测（如图 2-5-3 所示）、个体运动、饮食、烟酒、心理等生活行为数据，疾病史、健康现状、临床检查、健康体检等医疗数据，给予个性化健康干预与指导。

综合报告在单项报告的基础上增加了更多指标项，如血压、血糖、血脂、体重、睡眠等，实现了更全面的健康监测。

#### （2）健康评估

从用户的生活、体征数据的角度出发建立慢性病、亚健康、产后管理系统，汇集身高、体重、饮食、运动等多维度数据，通过与后台知识库的结合，形成一套特有的健康风险评估模型，为用户提供专业有效的评估结果，如图 2-5-4 所示。

①风险等级评估：面向普通用户，系统根据人群风险评估体系，通过各项指标建立模型将慢性病、亚健康、产品人群划分为低危、中危和高危三种人群。每个慢性病患者都会有自身评估等级和对应的风险要素情况。

②个性化干预措施：根据不同的风险等级系统，推荐不同的个性化干预方案。采用数据挖掘算法，基于历史数据分析，提供用户细分群体与不同干预措施的映射关系，平台直接对合适的用户群体推荐合适的综合干预措施。干预措施主要包括生活方式调整（营养、运动、生活方式）、健康教育等。

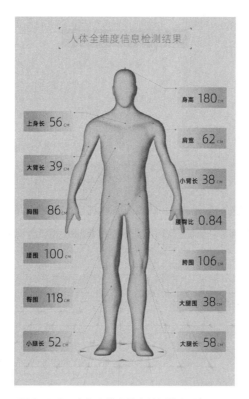

图 2-5-3　人体全维度信息检测结果展示页面

③数据反馈：用户可每天在 App、小程序以及其他载体上录入当前干预措施的执行情况，系统提供针对个人用户的饮食、运动、用药、吸烟、饮酒等管理模板，方便用户直接选择内容。同时，用户可录入自身重点体征数据，系统提供常见体征监测指标的查询。

④健康教育和自测：通过 App、小程序以及其他载体定时推送和更新相关消息，帮助用户了解健康管理知识。

⑤用户数据监控：提供用户干预方案的数据监控，通过统计用户上传的数据，系统展示执行情况统计，对重点监控人群进行提醒操作。

⑥干预措施调整：提供根据干预效果的阶段评估结果，对比分析干预的预期目标和达成情况，调整优化不同人群的干预措施。

⑦总体监控功能：提供面向不同人群的总体监控模型，方便分析总体人群现状、各类人群干预前后的效果对比、各类人群的变化趋势，例如，高危人群经过干预措施的执行正向中低危人群过渡。

⑧管理效果分析：通过制定面向不同人群的健康分析指标体系，对人群的干预效果进行评估、优化。

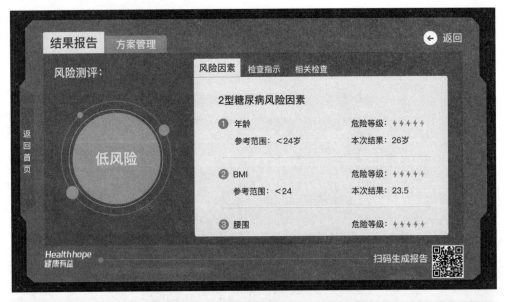

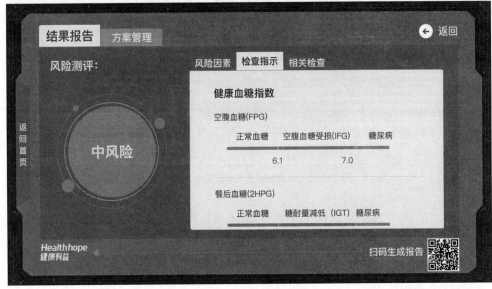

图 2-5-4　健康测评展示页面

（3）饮食干预

基于性别、年龄、身高、体重、饮食偏好、劳动强度、配餐种类等信息，确定用户的营养目标，包括能量、三餐配比、营养素摄入量，提供七日餐单，显示每餐具体食物和摄入量、每餐用到的食材和质量、食物重量评估参考和饮食原则，如图 2-5-5 所示。

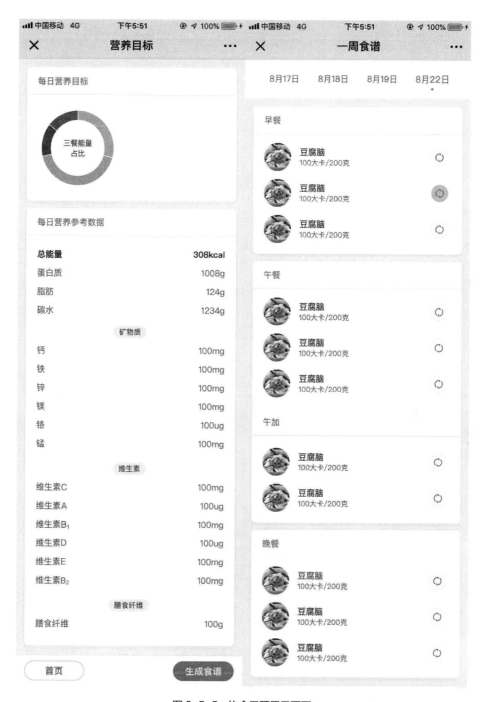

图 2-5-5 饮食干预展示页面

饮食干预对接系统自有 30 余万个专业知识库，包括食物库、营养知识图谱等，系统可提供热量、营养素、功效等多方面解读。

用户可在 App、小程序、冰箱、魔镜等有屏端执行饮食干预方案。目前，提供的饮食干预内容见表 2-5-1。

表 2-5-1　饮食干预内容汇总

| 序号 | 运动调节计划 | 描述 |
|------|------------|------|
| 1 | 糖尿病饮食计划 | |
| 2 | 高血脂饮食计划 | |
| 3 | 痛风饮食计划 | |
| 4 | 高血压饮食计划 | |
| 5 | 健康饮食计划 | 参考权威医学指南：以国内外医学指南为产品研发基础，权威专业； |
| 6 | 骨质疏松饮食计划 | 三维配餐模型：综合热量、膳食结构、营养素配比搭配健康膳食； |
| 7 | 脑卒中饮食计划 | 支持每餐更换：百万种饮食搭配方案，支持更换每餐的食物推荐 |
| 8 | 孕期饮食计划 | |
| 9 | 冠心病饮食计划 | |
| 10 | 肠道功能饮食计划 | |
| 11 | 胃功能饮食调理计划 | |
| 12 | 脂肪肝饮食计划 | |
| 13 | 产后饮食计划 | |

（4）运动干预

基于健康评估结果，同时综合考虑运动频率、运动时间、运动强度、运动难度等因素，为慢性病、亚健康、产后人群制定不同的、有针对性的运动计划，提供运动训练视频课程，如图 2-5-6 所示。

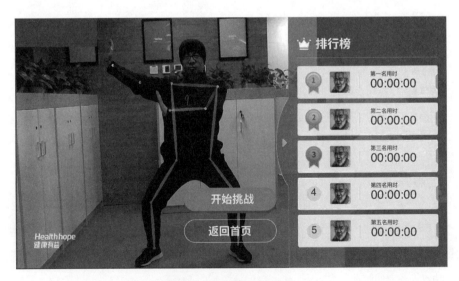

图 2-5-6　运动干预示意图

运动干预运用姿态识别技术，用于检测图像和视频中的人体关键点，进行姿态分析，可识别人体的多种动作，如手臂抬高幅度、手臂平伸状况、腰部弯曲程度、颈部弯曲程度、腿部弯曲程度、下蹲幅度等。在运动的过程中，可对用户的动作信息进行抽取和分析，实时提供反馈建议，确保运动效果。

目前，提供的运动干预内容见表 2-5-2。

表 2-5-2　运动干预内容汇总

| 序号 | 运动调节计划 | 描述 |
|---|---|---|
| 1 | 高血压运动调节计划 | |
| 2 | 高血脂运动调节计划 | |
| 3 | 糖尿病运动调节计划 | |
| 4 | 骨质疏松运动调节计划 | |
| 5 | 肥胖运动调节计划 | |
| 6 | 健康运动调节计划 | |
| 7 | 腰肌劳损运动调节计划 | |
| 8 | 肩周炎运动调节计划 | |
| 9 | 膝关节炎运动调节计划 | |
| 10 | 骨盆前倾运动调节计划 | |
| 11 | 骨盆后倾运动调节计划 | |
| 12 | 高低肩运动调节计划 | |
| 13 | 驼背健身运动调节计划 | |
| 14 | 脂肪肝运动调节计划 | 参考权威运动指南文献：参考慢性病、亚健康、产后人群的权威指南文献，根据国家体育总局最新研究成果和循证医学证据，形成专业并且有效改善用户身体状况的运动康复方案； |
| 15 | 胃病健身运动调节计划 | |
| 16 | 肠病健身运动调节计划 | |
| 17 | 脑卒中运动调节计划 | |
| 18 | 高血压小器械运动调节计划 | 因人而异的运动计划：根据用户个人的运动分析评估结果，提供独享的运动计划，每月 12 节或 24 节课程，每个人都不同，具有针对性； |
| 19 | 高血脂小器械运动调节计划 | |
| 20 | 糖尿病小器械运动调节计划 | |
| 21 | 驼背小器械运动调节计划 | 10 分钟集成：提供标准化接口，便捷接入，快速启用 |
| 22 | 肠病小器械运动调节计划 | |
| 23 | 骨质疏松小器械运动调节计划 | |
| 24 | 肥胖小器械运动调节计划 | |
| 25 | 健身小器械运动调节计划 | |
| 26 | 产后小器械运动调节计划 | |
| 27 | 产后运动调节计划 | |
| 28 | 高低肩小器械运动调节计划 | |
| 29 | 脑卒中小器械运动调节计划 | |
| 30 | 胃病小器械运动调节计划 | |
| 31 | 脂肪肝小器械运动调节计划 | |
| 32 | 鼠标手健身运动调节计划 | |
| 33 | 脊柱侧弯健身运动调节计划 | |
| 34 | 颈椎康复健身运动调节计划 | |
| 35 | 冠心病运动调节计划 | |

用户可在手机 App、小程序、智能电视、魔镜等有屏端执行相应的运动干预方案。

（5）环境干预

结合环境信息，如温度、湿度、空气质量（PM2.5、甲醛等）、噪声、光照等数据，以及人群信息，如儿童、老人、孕妇等身体状况，通过对空调、加湿器、空气净化器等智能设备的控制，营造健康舒适的环境。

对环境敏感的疾病内容见表 2-5-3。

表 2-5-3　对环境敏感的疾病内容汇总

| 序号 | 类型 | 疾病名称 |
|---|---|---|
| 1 | 对湿度敏感的疾病 | 风湿性关节炎、皮肤类疾病（银屑病、皮肤瘙痒等）、呼吸系统类疾病（哮喘、慢阻肺、感冒、肺炎或支气管炎、肺癌、肺结核、喉癌、鼻咽癌等）、白内障 |
| 2 | 对声音敏感的疾病 | 高血压、冠心病、抑郁或焦虑、脑神经（失眠、头痛） |
| 3 | 对空气敏感的疾病 | 呼吸系统类疾病（哮喘、慢阻肺、感冒、肺炎或支气管炎、肺癌、肺结核、喉癌、鼻咽癌等）、代谢性疾病（糖尿病）、免疫系统疾病（过敏）、心血管系统疾病（冠心病）、脑神经（头痛、脑卒中） |

环境干预控制的智能设备内容见表 2-5-4。

表 2-5-4　环境干预控制的智能设备内容汇总

| 序号 | 设备名称 | 描述 |
|---|---|---|
| 1 | 空气盒子 | 实时探测室内光照度、温度、湿度、PM2.5、甲醛、噪声、$CO_2$ 浓度 |
| 2 | 空气净化器 | 吸附、分解或转化各种空气污染物，去除异味，抑制病菌等，与环境监测设备实现智能联动 |
| 3 | 空调 | 调节室内温度，与环境监测设备实现智能联动 |
| 4 | 加湿器或除湿机 | 调节室内湿度，与环境监测设备实现智能联动 |
| 5 | 新风机 | 调节室内空气质量，与环境监测设备实现智能联动 |
| 6 | LED 灯 | 调节光照强度、色温、色彩（红色灯光、蓝色灯光、绿色灯光、黄色灯光、橙色灯光、白色灯光、浅蓝色/浅黄色灯光等），与环境监测设备实现智能联动 |
| 7 | 窗帘电机 | 实现家中窗帘的远程控制 |
| 8 | 开窗器 | 实现家中窗户的远程控制 |
| 9 | 智能音箱 | 通过语音指令，远程控制设备以及播放场景化音乐 |

环境干预策略（以健康人群为例）见表 2-5-5。

表2-5-5 环境干预策略汇总

| 序号 | 控制因素 | 描述 |
|---|---|---|
| 1 | 温度控制 | 书房、厨房、卫生间、客厅：夏季（26℃）、冬季（24℃）；<br>卧室：夏季（26℃）、冬季（22℃）；<br>夏季室内温度高于26℃，调节空调降温（设置温度：26℃）；<br>冬季室内温度低于22℃，调节空调升温（设置温度：22℃） |
| 2 | 湿度控制 | 室内湿度低于40%，调节加湿器（可调节的功能：雾量、定时） |
| 3 | PM2.5控制 | 当室内PM2.5浓度大于$75\mu g/m^3$且室外空气质量为优，调节开窗器；<br>当室内PM2.5浓度大于$75\mu g/m^3$且室外空气质量为良及以下，调节空气净化器（可调节的功能：工作模式、风速、定时） |
| 4 | 二氧化碳控制 | 当室内二氧化碳浓度大于$0.1mg/m^3$且室外空气质量为优，调节开窗器；<br>当室内二氧化碳浓度大于$0.1mg/m^3$且室外空气质量为良及以下，调节空气净化器（可调节的功能：工作模式、风速、定时） |
| 5 | 甲醛控制 | 当室内甲醛浓度大于$0.08mg/m^3$且室外空气质量为优，调节开窗器；<br>当室内甲醛浓度大于$0.08mg/m^3$且室外空气质量为良及以下，调节空气净化器（可调节的功能：工作模式、风速、定时） |

（6）室内监护

老人的安全问题（如摔倒、病犯、晕倒、走失等），由于其行为的复杂性、无规律性、无预兆性等特性，在老人独居的情况下无法及时发现处理。并且，大部分老人在发生异常时无法主动求救，存在极大的安全隐患。

老人异常情况可分为行为异常和生理体征异常两大类。

①行为异常：包括老人外出走失、异常离家、坠床、摔倒、洗澡滑倒、坐厕昏倒等行为规律异常；起床延迟、入睡延迟、夜间离床混乱、卫生间滞留时间异常等。

②生理体征异常：包括睡眠时的心率、呼吸等体征的异常。基于少量智能传感器（门磁+PIR传感器）安装在厨房、卫生间、卧室等区域，实时捕捉老人身体的热量信号，感知老人行为，同时，利用边缘计算、机器学习对老人室内主要行为（外出、吃饭、睡眠、静止异常）进行智能识别和分析，对老人异常静止、异常外出、异常吃饭、异常睡眠等行为进行无感知式的及时告警，提供无感知、主动式居家老人监护服务。

用户无需佩戴任何设备，体验较好；无需布置摄像头，减少用户隐私担忧；基于机器学习方法实现对居家老人的状态进行辨识并学习其日常规律，为用户带来便捷的服务体验；利用家庭内部闲置的宽带设备替代云平台做计算设备，大大降低对家庭外部网络环境的依赖，用户隐私也能够得到更安全地保护。

（7）深度检测服务推送

基于用户的健康数据以及分析解读结果，进行深度检测服务推送，如体检服务、健康检测服务，进一步了解自身健康情况。同时，体检报告与基因检测报告可与平台已有数据进行融合，基于算法模型调节，为用户推荐更精准的健康管理方案。

健康检测服务示例见表 2-5-6。

表 2-5-6　健康检测项目

| 序号 | 健康程度 | 计划 | 方式 | 健康管理方案 |
|---|---|---|---|---|
| 1 | 亚健康 | 增强免疫计划 | 测评 | （1）运动行为；<br>（2）情绪；<br>（3）饮食习惯；<br>（4）生活习惯（睡眠、烟酒、压力）；<br>（5）生活环境；<br>（6）活动情况；<br>（7）人际；<br>（8）其他健康行为习惯 |
| | | 疲劳调理计划 | 测评 | （1）疲乏感对生活人际的表现；<br>（2）情绪；<br>（3）疲乏加重或减轻的表现 |
| | | 肠道养护计划 | 测评 | （1）肠道症状；<br>（2）饮食习惯；<br>（3）皮肤表现；<br>（4）运动情况；<br>（5）生活习惯（睡眠、烟酒、压力） |
| | | 颈椎养护计划 | / | 姿态识别 |
| | | 睡眠 | 测评 | （1）睡眠质量；<br>（2）睡眠障碍；<br>（3）入睡时间；<br>（4）睡眠时间；<br>（5）睡眠效率；<br>（6）催眠药物；<br>（7）日间功能障碍 |
| | | 肥胖 | 测评 | |
| 2 | 慢性病 | 冠心病、高血压、脑卒中 | 测评 | （1）基础共用数据；<br>（2）家族史；<br>（3）既往病史；<br>（4）现病史；<br>（5）症状表现；<br>（6）运动量；<br>（7）饮食习惯；<br>（8）抽烟习惯；<br>（9）饮酒习惯；<br>（10）睡眠情况；<br>（11）精神压力；<br>（12）居住环境；<br>（13）用药情况；<br>（14）补充剂服用情况 |
| | | 痛风 | 测评 | |
| | | 高血脂症 | 测评 | |
| | | 骨质疏松症 | 测评 | |
| | | 2 型糖尿病 | 测评 | |

### 3. 便捷生活服务推送

实现家庭成员健康管理的落地执行,离不开饮食、运动等相关生活服务支撑。食材、餐厅、健身房等服务的在线预约、执行,降低了用户健康管理方案执行的门槛。

(1)一键下单:通过接入平台的智能冰箱,可实现自动向超市下单,自动采购所需的各类食材。当智能冰箱自动判断箱内的食材较少时,可根据用户的饮食计划所需生鲜食材进行自动下单,将食材种类、数量等订货相关信息通过平台发送至供应商的供货系统。供货商的工作人员查阅订单之后,选择相应的食材进行出库、清理、打包并快递至用户家中,等待用户的最后签收。

(2)一键预约:①餐厅预约,用户可利用手机定位到最想去或者最近的餐厅,全部的菜品信息均能清楚看到。用户根据需求去预约,预约后系统会收到相应数据信息,然后根据用户的口味、禁忌等偏好数据进行推送,做到用户与餐厅的最佳匹配。②健身房预约,用户可利用手机定位到最想去或者最近的健身房,全部的课程信息、约课情况以及教练信息均能清楚看到。用户根据需求去预约,预约后系统会收到相应数据信息,然后根据用户的预约历史数据进行排课,做到用户与教练、课程、场地的最佳匹配。除此之外,用户可选择团体课、私教、精品团课,其中包含瑜伽、踏板、杠铃操、舞蹈、搏击格斗等课程,同时在运动的时候可在 App 中与其他用户 PK、互动,提升健身的趣味性和积极性。

(3)消息推送:利用 App 的消息推送功能,强化物业信息通知时效性,物业将各类通知推送至全小区或不同楼宇住户手机端,改变传统物业公告张贴方式。

### 4. 远程医疗服务对接

"看病难"是我国当下主要的社会矛盾之一,其原因在于医疗资源总体不足。中国人口占世界总人口的 22%,但医疗卫生资源仅占世界医疗卫生资源的 2%,而且,有限的医疗资源又分布不均衡,80% 在城市,20% 在农村。由于体制和分配上的原因,各科室专家大都集中在大医院里,小医院医疗力量相对薄弱。远程医疗服务对接,延伸了家庭健康管理的最后一千米,提升了服务体验,改善了就医体验。

(1)在线问诊:①自诊功能,用户在使用 App 时可以选择相关身体部位症状,系统会将用户的症状和数据库中的历史诊断结果进行智能的匹配,然后反馈给咨询者最佳的医疗建议。除此之外,自诊功能还提供了常见药品功能的查询服务,并且用户还可以在查询结果页面下方留言,实现与其他用户的交流。②图文、电话、视频问诊服务,在 App 中,用户可以在相关科室下选择指定的医生,支付相应的费用后可以图文、电话或者视频的方式与医生进行远程交流,获得医疗咨询服务。同时,用户在接受服务后可进行评论和打分,实现有效的信息反馈。③私人医生,App 中提供私人医生服务,用户可购买该服务,获得指定医生的不限时间和次数的咨询服务。

(2)在线购药:在线购药为基本板块,平台与签约的连锁药店进行合作,提供在线找药店、找药品、在线购药、在线支付功能。用户可以通过自身定位来查找商圈内可以提供服务的药店。App 提供了多种找药方式,可以按病名查找相应的药品,也可以按想要的功能来查找药品,还可以按药品的通用名称和商品名来查找药品。与合作的连锁药店和电商合作,App 提供直接在线下单功能,并支持在线支付功能。为简化在线查药、购药的程序,App 为用户提供了快捷功能——如果用户有空药盒,只要拍下药盒照片,点击上传,就能直接在线下单,省时省力。

(3)预约挂号:通过网络技术手段达到预约挂号信息共享,多渠道合理分配预约挂号资源,使用户轻松就诊，为用户打造宽松、愉悦的治疗空间，享受科技带来的就诊过程。提前在系统中为科室中每位医师维护出诊信息，维护出诊信息包括出诊科室、出诊日期、上下午出诊选择、号别、挂号限号数量、预约（每小时）放号数量等信息。根据各科室诊疗性质的不同，科学合理安排每时段预约放号数量。用户可通过 App 实现线上预约挂号，同时也可电话联系人工预约。以医院信息系统和互联网为支撑，打破医院围墙，使用户足不出户就可完成预约挂号并按规定时间就诊，缩短等候时间，错峰就诊，同时医疗机构可根据不同时段合理安排出诊医师，均衡出诊压力。

 **四、建设成效**

## （一）打造家庭健康生态圈，提升家庭健康服务品质

党的十八大描绘了全面建成小康社会、加快推进社会主义现代化的宏伟蓝图。没有全民健康就没有全面小康，健康问题是实现中华民族伟大复兴的话题之一。中国人民独有的家庭特色和家庭观念，让家庭健康建设成为实现全民健康的捷径之一。

预防、健康管理、线上线下结合是智能医疗未来发展的基本方向与趋势，也是健康的一种全新模式。更省时、省力的网上综合就医服务将逐步弥补传统医疗服务的不足，极大地扩展医疗资源的可触及范围，让市民足不出户就可以享受到一体化的健康服务。

"健康 + 住宅产品"体系的三大核心要素是生态、运动、智能。回归以人为本，以"生态圈"的理念重新定义人居，将居者的身体、心灵和社群生活视为一个良性互动的人居生态圈，既关注建筑与居者之间的互动，又聚焦居者自身的心灵以及整个社群关系，为居者打造全方位的健康生活，实现人居生态价值的最大化，用"+"法实现居住健康的可持续发展。

政策持续推进健康中国建设，倡导从医院—社区—家庭的健康管理模式。"益家"倡导"AI+ 健康管理"理念，通过科技赋能，构建智慧家庭全场景，让健康管理智能化、生活化，使家庭场景的有屏端、联网端等智能家居设备、智能 3C 产品、家用健康医疗设备、可穿戴设备、智能音箱、家庭健康服务机器人等具备健康管理能力，真正实现智慧家庭场景的健康串联，带动行业真正进入智能时代，让健康触手可及。通过打通家庭数据孤岛，让家庭健康管理走向数字化、智能化、生态化的时代。

大数据、人工智能在医疗领域的应用，还促进了医疗服务模式、健康管理理念的改变。现如今，人们无需常往医院跑，就能对自身进行日常健康管理。通过智能可穿戴设备、家庭智能健康监测设备，能够实时动态监测健康数据，精准把握个人健康情况。尤其在血糖管理、血压管理、用药提醒、健康要素监测等方面，人工智能可以提供常态化、精细化的指导，为特定群体提供全方位、全周期的健康服务。这些，不仅有利于加强疾病预防、提高慢性病管理效率，也能提升公众的健康观念，从根本上节省全社会的医疗成本。

"益家"智慧家庭健康解决方案云平台上线后，在全国已实现接入设备超 100 余万个，使 AIoT 实现基于人体健康状况的个性感知、实时响应与智能控制。开放平台主要面向三类用户：一是平台类企

业，如拥有较成熟的人工智能体系或者平台的企业，"益家"云平台与合作伙伴是互相接入和配合的关系；二是手机、智能家电等智能终端，"益家"云平台提供健康档案、健康饮食、健康运动、健康教育、健康环境管理等完整智慧家庭解决方案；三是智能机器人厂商，其可赋能机器人，让普通的机器人变成健康管理专家或者陪护专家。

以身体健康为核心，通过家庭健康监测设备进行日常监控，实时数据分析后，根据健康情况调节智能家居设备，控制温度、湿度、声音等环境因素，最终形成健康生态闭环，控制物与物的信息链接，增强人与人的关爱，达到个人智慧控制物的状态，让物联网、大数据、AI 技术等更好地为家庭健康服务，提升智能健康生活体验。

家庭健康生态的示例：

清晨起床，夜间实时监测的睡眠数据进行同步，家人获取睡眠质量分析报告。卫生间魔镜前，显示测量的身体数据，根据个人健康数据，推荐科学营养的一日三餐食谱，并可以根据个人喜好、口味等进行一键更换，制定适合自己的营养食谱。来到智能冰箱前，可利用面部识别技术分辨家人，显示所需食物，根据食物识别技术获取食物数量信息，并提示购买，并支持一键下单采购。客厅休息时，智能水杯会定时进行饮水、用药和事件提醒，使家人养成健康的饮水习惯。智能电视端利用姿态识别技术打造了 AI 智能运动教练场景，帮助家人进行运动训练，提升运动准确性，降低运动损伤。智能音箱提供健康问答功能，帮助家人解答健康疑惑，是日常闲聊解闷的工具。出门运动时，根据可穿戴设备的数据监控，干预运动过程，提升运动能力。通过家庭场景的串联，实时进行数据共享及分析，让家人享受智能、健康的生活环境。

## （二）家庭健康管理生活化、场景化，促进健康生活方式的养成

通过对饮食、运动、生活方式、生活环境等影响因素的管理、调整、改善，可达到保持家庭成员的健康或促进康复、防治疾病的目的。利用 AI 技术，实现健康管理生活化、智能化和场景化。依托移动互联网、大数据、智能设备的发展，探索更多的服务模式，让家人享受到健康，提升家庭健康水平。可以面向全场景，实现健康信息串联与健康方案输出，有效连接用户端、管理端、云平台，实现全场景整体解决方案。

健康管理形成闭环需要健康测评、健康报告、健康方案、执行管理和信息反馈五大部分。智慧家庭的每个场景都遵循此原则，以测评为起点，综合考虑健康测评问卷、体检数据、设备检测数据等，形成数字化健康测评。根据健康数据生成综合性健康报告，评估风险，给予多维度的健康方案，包括饮食、运动、心理和生活方式。通过可穿戴设备、图像识别、姿态识别等技术，进行智能化健康管理，结合大数据、云计算等技术，进行数据分析，及时反馈调整健康方案。过程中伴随健康教育，让用户享受完整的健康管理服务。

将家庭环境分为公共场景、客厅场景、卧室场景、厨房场景、卫生间场景等区域，进行针对性健康管理，针对区域的特性，进行干预合理化。

通过家庭公共场景进行数据采集，形成动态健康档案，利用技术和健康模型进行数据汇总、分析、决策，在家庭公共场景进行健康方案指导、健康教育和运动相关服务：客厅场景围绕电视终端进行健

康方案指导。卧室场景围绕睡眠管理进行方案指导，考虑场景的私密性，通过健康数据的获取，呵护人员健康。厨房场景围绕饮食健康进行方案指导，根据健康饮食方案指导用户饮食行为，让用户吃得健康，吃的科学。卫生间场景让用户时刻关注身体形态，并提供检测数据。不同场景共同形成了健康管理闭环，实现低碳、健康、智能、舒适、安全和充满关爱的家庭生活方式。

### （三）家庭健康综合管理，全面提升家庭健康水平

随着消费升级及健康意识的发展，家庭健康管理服务所面向的人群消费能力正在不断上升。与此同时，随着可穿戴设备及健康监测设备技术突破，大数据技术的发展及应用，拥有数据积累的厂商在用户历史健康数据中不断深度挖掘，逐渐形成科学化、系统化、个性化的健康管理模型，逐步降低了因依赖人力进行管理而产生的高额成本。这一趋势将促进更多家庭获取健康管理服务。

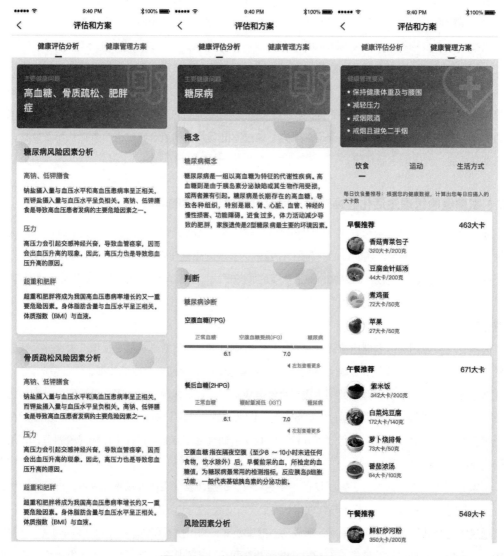

图 2-5-7　家庭健康综合管理展示页面

AI智能还可以实现精准健康管理，基于生命信息数字化、体能数字化和生活轨迹数字化构筑的数据库及计算系统的支持，涵盖2000多种生活方式全景数据及上万条健康类知识图谱，整合个体体征信息、生活方式及偏好、动态监测等健康信息并制定智能健康干预方案，是对生命的精准数字化管理，如图2-5-7所示。通过精准健康管理研究创新，运用人工智能、精准检测、健康档案、生活方式、动态监测、大数据分析解读等，为人们提供精准健康评估、干预、指导、健康心理等多种精准健康管理服务，推动我国精准健康管理产业加快成熟、高速高质高效协同发展，助力国家大健康产业的战略布局。

首先，作为数据采集的入口，智能血压计、血糖仪等设备近年来在中国家庭的普及率越来越高，为精准健康管理产业的发展奠定了基础。其次，移动互联网和物联网让收集完的用户基础数据得以汇聚至云端。再次，大数据、人工智能的兴起让健康管理更个性化。云端可对用户基础数据从健康维度进行拆解分析，从而提供精准健康服务，辅以深度学习和神经网络算法可以让系统自主学习，使得个人健康方案愈发有针对性。最后，云端可以向智能终端设备输出基于AI的个性化解决方案。企业可以通过连接医院、问诊平台等第三方机构，或者向保险公司和医院提供手环、血糖仪、血压计等硬件，为用户提供基于监测数据的个性化健康指导与解决方案。

针对常见的糖尿病、高血压、高血脂、冠心病、痛风、骨质疏松、肥胖、脂肪肝、脑卒中等九大慢性病，提供精准的健康管理解决方案。具备慢性病预防、慢性病管理完整解决方案的能力，方案包含从健康评估—信息分析—报告解读—提供多维慢性病管理方案—智能化执行管理—信息反馈完整闭环的全流程。

慢性病管理方案具备两大特点：一是全流程加入AI技术，智能化程度高；二是融入了中医理论及管理办法，更全面、更本土化。慢性病管理解决方案的每个环节中均有AI技术的运用，主要体现在两个方面：一方面，实现千人千方案，个性化精准方案。健康有益依托人工智能算法，基于用户的饮食喜好、运动能力、生活习惯等信息，提供每餐饮食推荐及每日运动计划，以及不良习惯改善建议等。另一方面，提升方案执行者的操作便捷度，降低执行门槛。食物识别、语音记录、人体三维重建、姿态识别、智能问答等技能产品，代替了原本诸多繁琐、重复的操作。

"益家"云平台基于中医理论及专业特点，率先推出AI中医慢性病管理方案。该方案针对脏腑、体质等中医划分领域，结合"四性""五味""归经"理论、药食同源饮食忌宜的饮食原理，融入太极、气功、八段锦、五禽戏等中医传统养生运动，以及按摩、艾灸、拔罐、刮痧等中医特有的物理疗法，运用AI技术，推出定制化的慢性病管理完整解决方案，将传统医学、养生学的精华与优势充分发挥，更适合中国人体质。

坚持AI+健康医疗专业，西医、中医融合并行，深入研究更多慢性病病种，运用领先的科学技术，为市场及B端客户提供更多科学、高效的慢性病管理解决方案，从而使终端用户的病前预防、病后调理更加全面完善、精准有效，逐渐减少慢性病人群，降低慢性病患病风险和发病几率，提升国民整体健康素质，让健康成为一种生活常态。

健康管理方案精准化、智能化的提升，来源于日常健康数据的采集，只有形成了全面动态的健康档案，才可以根据实时数据进行方案的精准制定，根据执行情况，进行智能化的方案调整，让家人更好地体验健康方案带来的身心健康变化。

### （四）家用智能硬件赋能，提升家庭健康管理能力

基于不同场景、不同载体的服务升级需求，为智能家电、智慧家居、智能穿戴、家用医疗设备、家用健身设备等赋予听、看、说的能力，使其从简单的数据读取、分析，升级为个性化智能健康管理终端。

在中西医辅助诊断领域延伸，为智能设备提供健康医疗的 AI 产品服务，赋能设备进行智能化升级。在后端的健康管理服务能力上加以提升，打造智能化健康管理的新模式。

#### 1. 智能 3C 产品

智能手机凭借强悍的算力与丰富的应用，让消费者可以尽享智慧生活。其中，搭载的拍照识别食物种类和卡路里的功能，可以精确识别出食材的种类和热量，有望成为智能手机的热门功能，如图 2-5-8 所示。

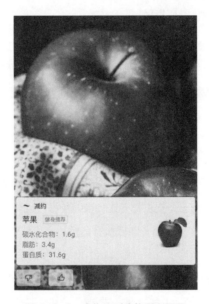

**图 2-5-8　食物识别功能展示页面**

让手机具备食物识别功能，除了可以计算用户每天每餐的热量，简化日常膳食管理记录流程，更是对利用智能手机 AI 功能管理个人健康的进一步探索。食物识别技术基于深度学习和海量数据训练，对食物检测识别算法进行优化，该技术具有很好的识别通用性，可识别多品类食物。不仅如此，食物识别技术通过独创的深度学习算法，利用手机摄像头即可对食物进行体积、密度的精准估算，根据识别出的食物品类，成功估测出准确的热量信息。

赋能手机内置健康管理业务，提升手机健康管理服务能力，根据业务需要可按需选择健康管理技能，集成功能。

### 2. 智能音箱

智能音箱上线健康问答和智能跑走等语音功能，赋能智能音箱健康管理能力，如图 2-5-9 所示。通过健康问答，让用户可以随时获取饮食、运动、养生、心理等方面的健康知识，健康问题随问随答，解答日常生活中的健康疑惑。利用智能跑走功能，进行科学的语音运动指导，降低运动损伤，提升锻炼效果。

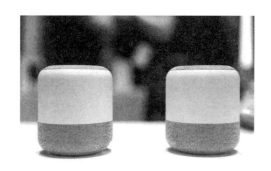

图 2-5-9　智能音箱示意图

### 3. 智能冰箱

以 AI 技术赋能智慧生活，能够通过一台冰箱管理一家人的健康饮食方式，进而制定合理的健康饮食计划。这意味着，冰箱不再只是冷冰冰的储鲜工具，而是有温度、智慧的家庭健康饮食管家，以智能化、人性化交互方式，有针对性地改善用户膳食营养与身体素质，如图 2-5-10 所示。

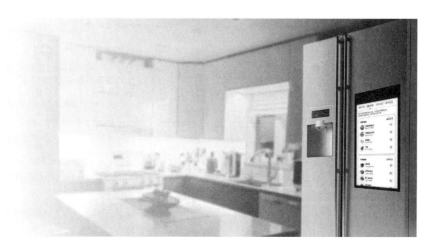

图 2-5-10　智能冰箱示意图

用户可以通过显示屏人机交互，操控智慧健康系统，对一家人的饮食健康状况进行智能化调控与管理。通过 AI 技术为各类家电产品赋予听、说、感、看、想等多项类人能力，使其从具备自身基础功能的普通电器，升级为具备全新交互模式的个性化智能健康管理终端。再通过物联网（IoT）将这些家电进行串联，实现健康档案、健康饮食、健康运动、健康教育、健康环境管理等方面的解决方案，全面提升人们智能健康生活体验。

### 4. 智能电视

从健康测评、运动指导、健康咨询等方面，运用自然语言处理、机器视觉、深度学习等 AI 技术，实现智能化的家庭日常健康管理。用户在家里观看电视时，即可享受健康管理服务。例如，用户可以通过电视的语音遥控器进行健康风险评估或健康咨询，了解自己的健康风险，获取健康知识。

利用姿态识别技术和运动大数据，打造 AI 智能运动教练，通过专业的运动测评，制定个性化的运动计划，并在运动过程中进行实时语音动作指导、错误动作及时纠正，运动结束后进行运动回顾，查看运动数据和动作分析。在家即可享受虚拟教练服务，提升运动效果，降低运动损伤。

利用家庭空间和家庭时间，科学管理自身健康，提升家人运动热情，促进家人的运动能力的提高。

### 5.AIoT

物联网应用于智能家庭领域，能够对智能终端产品的位置、状态、变化等进行监测，分析其特征，根据家人的需要，进行反馈及干预。AIoT 只需在电器控制、智能照明、家庭娱乐、安防监控、环境监测等方面进行智能联动。

在智慧家庭场景中，接入设备已超过 100 万 +，使 AIoT 实现基于人体健康状况的个性感知、实时响应与智能控制，让家庭用户轻松享受智慧生活。通过个人健康数据，重新定义智能终端的控制及调节。由被动调节变为主动调节，由根据个人喜好调节变为根据健康数据调节。重新定义家庭健康环境，智能调节温度、湿度、光线等终端设备，营造健康舒适的家庭环境，改善个人健康水平，如图 2-5-11 所示。

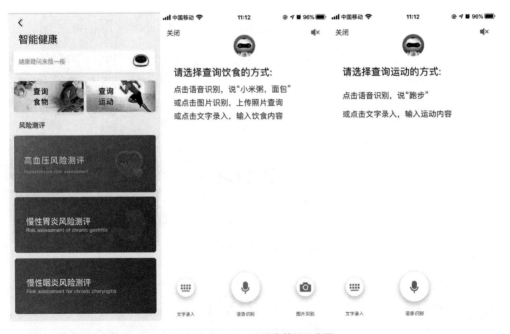

图 2-5-11　AIoT 健康管理示意图

### 6.家庭健康服务机器人

赋能全行业的机器人，使其具备健康管理和疾病管理的相关能力，推动健康服务智慧化升级，提升健康服务质量效率水平。慢性病健康管理服务，拟人化专业服务，降低人工成本，提升科技感；危险预警，图像识别技术进行危险预警，呵护老人安全；姿态识别，动作实时纠正，提升交互体验，降低损伤；健康教育，文章和视频类原创健康咨询，健康知识普及；家庭环境下的健康守护理念，让用户生活更安全、更健康、更便捷。

家庭健康服务机器人自带摄像头及多种类型的传感器，可串联第三方的健康监测设备，通过面部识别、表情识别、语音识别、自然语言处理（NLP）等 AI 技术，使家庭成员养成健康的生活习惯。

### （五）提升品牌价值，健康理念形成差异化，提高房屋成交率

目前，医疗、健康管理服务与房地产项目相结合的"健康地产"模式，成为房地产市场发展的大趋势。把健康管理与地产开发运营相结合，为地产商提供差异化的竞争优势，为客户提供全方位的健康管理服务，让地产发展回归到真正以人为本的理念，日益成为房地产业发展的新方向之一。

该高端住宅社区针对高净值用户所需，在售楼期间，以智能健康为卖点，提高宣传价值，大大提升销售成交率和品牌价值，入住后，用户享受全方位的健康管理服务，提升了住户的满意度，进一步强化健康地产的品牌效应。

全流程的健康管理服务、不断获取的生活数据，为后续的精准用户运营提供了数据支撑，还可以通过数据分析进行精准的服务推荐，不断增加附加值。

从家庭场景、个人场景、生活场景、新零售场景等四大场景出发，以"健康"的角度实现与用户连接，将品牌信息融入用户服务，潜移默化地提升品牌在消费者心目中地位。

 ## 五、提升思考

### （一）建立相关的标准体系和行业规范

研究新型穿戴式、移动式、便携式、植入式、远程健康监测设备及终端，以家庭为中心，采集用户的日常基础身体指标、体征、行为、运动、饮食、睡眠等健康信息，以及血压、血糖、心电、呼吸信号、场景辨识等慢性病管控相关的多参数数据；研究多维、动态、异构、多层次个人健康监测信息的集成、融合、存储、清洗和分析技术，开放式数据接口访问技术，个人健康数据隐私保护机制、健康数据服务安全管控机制和访问技术；研究基于大数据及人工智能技术的健康监测分析模型、个性化健康画像和健康评估技术，构建基于区块链架构的以个人健康监测信息服务为主的大数据云平台，构建个人健康监测的大数据表达、组织与访问的标准化技术体系。

围绕主动健康数据采集产品质量评价共性技术，跟踪主动健康数据采集产品相关技术领域国内外新技术及产业发展趋势，研究并提出健康数据采集产品（包括动态采集、远程监测等产品）的标准体系和健康态评估体系。针对采集人体生理指标和健康态大数据的健康产品，研究其评估生理指标的测评标准。通过建立大数据健康评估系统，实现健康数据采集的标准化与规范化。

## （二）提升数据安全保护

目前，我国数据安全保护法律尚不健全，数据无法完全受到法律的保护，如何有效地保护用户数据安全，是各企业需要改善和加强的。具体建议为三方面：一是提升企业防火墙技术，降低黑客攻击、数据外露等可能性，保证数据安全；二是完善数据安全保护制度。将数据分级更精细，并按照每级数据的特点及区别，进行处理及脱敏，尽可能规避数据在传输、处理等过程中可能涉及的安全风险及问题；三是企业应用账号管理应更加严谨，建立安全工程师团队，对数据安全负责，进行数据安全运维、监控和治理，并建立科学、有效的数据安全应急预案。

## （三）精准化、精细化服务提供

在数据安全以及隐私保护的前提下，对智能硬件收集的用户数据进行有效挖掘，从饮食、运动、生活方式、心理等角度全面洞察用户的健康状况，形成基于细粒度用户特征的模型，根据用户的个性化需求，在合适的时间，通过合适的方式匹配精准的健康医疗相关服务，不断改善健康管理干预效果，提升国民健康素质及生活品质。

## （四）家庭健康生态的扩展性打造

以家庭为中心，扩展到社区、机构的大健康生态圈的打造，满足家庭健康的医疗、生活服务、购物、金融、保险等周边产品的需要。以家庭健康数据为基础，及时进行危险预警，提供医疗服务，并根据实时的健康情况，进行精准的服务推荐。将为家人提供健康医疗服务的企业联合起来，形成全产业链的服务提供。通过智能便捷的健康医疗服务使健康管理真正落地，满足家庭高品质健康生活的需求。

致谢

北京健康有益科技有限公司

青岛海尔多媒体有限公司

聚好看科技股份有限公司

## ● 点评专家：冯 仑

万通控股董事长

当房地产遇上大数据、人工智能，让房地产产品不仅"大而全"，还"专而精"。房地产进入后开发时代，品牌价值凸显，复合型地产成为新增长点。后开发商时代产品不再只是住宅，而是包括住宅在内所有的房地产产品，不仅是购物中心、写字楼、医院，甚至包括政府公共设施、体育场所、学校等，形成全产品线。全价值链指从拿地或者项目开始，一直到最后的运营，每个价值环节（开发、建设、管理、财务安排、最后运营），都成为房地产商关注和创新的重点。产品线的不断丰富也无形增加了房地产商运营压力，AI、大数据、云计算的运用，不但可以快速提升房地产商不太擅长的运营能力，还可以给全产品赋能，使得任何单一产品都可以"专而精"——智能化运营、智能化应用。技术带来了空间的智能化，凭借房地产商本身核心的开发优势和人工智能赋能，让冷冰冰的房地产更加专业化、精品化、智能化、人性化，使传统房地产行业可以快速进入物联网时代。

健康中国战略促进居民健康需求，"益家"健康管理＋高端房地产创立行业新标杆。推动实施健康中国战略，要完善国民健康政策，为人民群众提供全方位、全周期健康服务。国家政策导向促进人民健康需求，需求升级必然倒逼供给变革，高收入人群的增加推动了高端健康管理服务快速发展。健康有益——"益家"高瞻远瞩率先为高端住宅社区赋能，为高端小区高净值人群提供健康管理服务，找对了人群，抓准了需求，高端房地产本身的硬件实力加上"益家"的技术软实力，快速占领用户的心，走进高端用户日常生活，不但快速提升了房地产商与健康有益双方品牌在高端房地产健康管理行业知名度，创立了新标杆，也为高端房地产行业在新一轮经济发展提供了新方向。

专业化、可复制，互通互联，让"大数据"为民造福。AI＋健康医疗领域，五年布局、四年深研、三年产品商业化，网罗AI领域大牛人才，搭建平台，创建理论体系、健康医疗智慧大脑（ego），建立行业壁垒，成立世界前列的海外和国内AI实验室，充分利用行业内顶尖人才联合开发，破除研发瓶颈。专注垂直领域＋领先技术＋专业人才＋产品化逻辑，真正实现用户、健康管理服务、智能设备、开放平台智能化有机融合，以用户为中心，提供专业化健康管理服务。底层逻辑、上层应用高度集成可复制，项目可快速形成规模化复制。在不断收集用户健康管理数据的同时，开放平台大数据分析，千人千方案回馈用户，让用户充分感受AI、大数据带来的无穷魅力，真正让技术服务于大众。

# 甘肃省全民健康信息平台建设与应用

　　甘肃省全民健康信息平台以国家"4631-2"总体规划为建设蓝图，采用"1+N+1"的建设模式，即1个省级平台、N个市级平台、1个综合虚拟平台。自2017年平台上线以来，已对接全员人口、健康档案、免疫规划等10个业务应用系统，接入省、市、县、乡、村五级医疗机构近1.9万家。运用互联网、物联网、云技术、大数据、区块链等新兴技术构建智慧医疗应用服务体系，重点推动医疗卫生信息数据融合共享和业务协同联动，打造"高效惠政、协同惠医、便捷惠民"的健康医疗服务体系，同时，创新建设模式，提出"五统一"的建设思路，实现数据统一采集、标准统一制定、应用统一规划、资源统一管理、门户统一集成，保障了智慧医疗应用服务体系建设成效，从而有效缓解了居民看病难、看病贵的社会问题，推动了甘肃省医疗卫生行业改革、聚集医疗卫生战略资源、融合医疗卫生服务、带动医疗产业经济发展、维护和促进人民健康，具有重要的引领支撑作用。

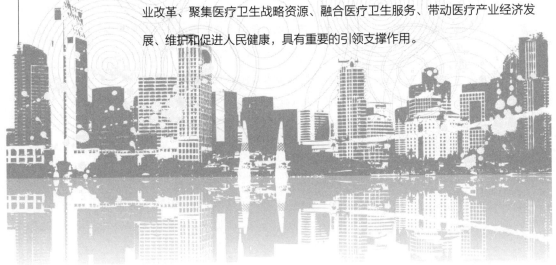

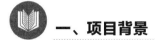

# 一、项目背景

根据原国家卫生计生委及国家中医药管理局印发的《关于加快推进人口健康信息化建设的指导意见》（国卫规划发〔2013〕32号）中"建设标准统一、融合开放、有机对接、分级管理、安全可靠的国家、省、地市、县四级人口健康信息平台"的要求，2016年5月，甘肃省采用政府购买服务（BT）的模式，启动人口健康信息平台建设，建设周期为六年，现将甘肃省人口健康信息平台建设基础情况介绍如下：

甘肃省是全国经济发展相对落后的省份之一，省辖14个市州、86个县市区，总人口2600多万人，医疗信息化建设及服务能力较中东部发达地区有一定差距。为了提升医疗信息化建设及服务能力，发展全省医疗卫生生态，近年来，在甘肃省卫生健康委员会的全力推动下，甘肃省通过"建机制、补短板、强应用、重创新"，逐步实现各级医疗信息系统从无到有、从单体信息化到区域信息化、从传统到智慧的转变，特别是甘肃作为全国重点贫困省份，以信息化助推扶贫攻坚工作，呈现出具有地方特性的全民健康信息化发展。

为了推动医疗卫生服务事业有序、稳定、持续的发展，甘肃省实施重点举措包括三方面：一是构建全省医疗信息化发展通道，建设覆盖省、市、县、乡、村五级医疗信息化专网，保障承载信息系统的安全性；建设服务基层、支撑基层开展工作的多个业务系统及统计直报信息系统，包括免疫规划信息系统、全员人口系统等，此类基层信息系统建设，仅覆盖了基层医疗服务管理部分工作，以辅助基层医疗卫生人员高效快捷开展工作，支撑基层开展部分医疗卫生业务；二是为了提升区域疾病能力防控及应对能力，构建应急指挥管理信息系统，实现区域突发疾病的有效控制及处理；三是大力推进全省医疗机构院内信息化发展，基层医疗机构信息系统采用全省使用一套，云端部署模式，县级以上医疗机构基本上建设完成HIS、LIS等院内管理信息系统。

从甘肃省整体信息化建设来看，甘肃省更加注重医疗信息化横向发展，以满足某一机构内部业务需要，但随着整个医疗信息化发展进程，以横向覆盖区域内各项医疗卫生业务，纵向实现国家、省、市、县、乡五级业务协同及数据资源共享，已成为构建区域医疗智慧化必然发展路径，因此，以人口健康信息平台作为推动甘肃省资源"横向共享、纵向联动"重要抓手，快速推进甘肃省智慧医疗、数字医疗创新发展。

## （一）北京做法

北京市建立各级、各类医疗卫生机构互联互通的卫生信息网络。所有社区卫生服务中心（站）、农村卫生室实现网络接入，逐步推进市、区（县）、基层等各级、各类医疗卫生机构的网络互联互通。

建设卫生信息化标准规范体系。包括居民健康档案和电子病历相关标准和规范、健康档案基本数据集、门诊症状诊断编码标准、药品编码、临床术语标准、医疗机构网站建设标准和规范及医院系统与公共卫生信息系统数据交换标准等。

构建市区（县）两级卫生信息平台。在市卫生健康局和区（县）卫生健康局构建互联互通的市区（县）两级卫生信息平台，并能与国家卫生信息平台互联互通。市、区（县）两级卫生信息平台包括四方面功能：以电子病历为核心的区域医疗协同共享平台，为医疗服务协同提供支持；以健康档案为核心的健康管理平台，为居民全面动态连续服务提供支持；以卫生管理为核心的卫生数据管理平台，为政府决策和政策制定提供数据支撑和科学依据；以面向公众服务为目的的综合卫生信息服务平台，为信息公开、切实保障人民群众知情权和监督权提供途径。

## （二）上海做法

上海"健康信息网"工程于 2011 年初启动，通过建立市区两级平台及其应用系统，实现全市所有公立医疗卫生机构的互联互通，实现各业务信息系统在平台上的数据整合，动态形成个人健康档案，实现健康档案的共享，进一步拓展基于健康档案的各类业务综合应用，支撑医改以及卫生健康事业发展。

目前，上海市在全国率先实现市区两级公立医疗卫生机构互联互通和数据共享。市级卫生数据中心已经成为了卫生"大数据"中心，汇聚 3000 多万份动态更新的居民电子健康档案，并实现健康档案的"两个任何"，即任何一个市内联网医疗机构就诊过的患者的电子健康档案可以被任何一家联网医院的医务人员在业务范围制约下通过医生工作站进行调阅。在"就医方式"的转变上，上海市已经做到居民在家中寻医问药、预约挂号、健康档案查询、检验检查报告检索、进行医护满意度评估等一系列功能。

## （三）安徽做法

目前，安徽省已经实现了全省新农合管理"横向到边、纵向到底"的广覆盖，全省 100% 的市、县、乡和 80% 的村通过网络系统联成一体，实现了省级层面的管理、核算、报销、预警、统计分析一体化，70% 的出院病人可享受省内异地即时结报。建立了省级突发公共卫生事件应急指挥平台和传染病疫情直报系统、计划免疫管理信息系统，完成了省、市、县三级预防保健资源、健康与疾病、妇幼保健数据库建设。建立了全省社区卫生信息系统，开发了以居民健康档案管理为主线、集九项基本公共卫生服务为一体的应用软件。

## （四）云南做法

目前，云南省先后组织实施了基本药物招标采购、药品电子监管、居民电子健康档案、远程医疗等人口健康信息化建设项目；以居民电子健康档案和省州（市）两级数据中心为基础的"基本公共卫生服务与绩效考评信息系统"已完成部署。截至 2018 年末，云南省以区域为重点完成全员人口信息、电子健康档案和电子病历数据库建设，三级信息平台基本覆盖 70% 的州（市）以及 50% 的县（市、区）

人口健康服务机构,基本实现六大业务应用互联互通,在试点地区普及应用居民健康卡。到2020年,实现全员人口信息、电子健康档案和电子病历数据库基本覆盖全省人口并整合共享;全面建成互联互通的三级信息平台,向上联通国家平台,实现六大业务应用系统互联互通、业务协同和信息共享。

 ## 二、解决的主要问题

甘肃省卫生健康信息化水平相较中东部发达地区存在一定差距。甘肃省信息化基础薄弱,全民健康信息平台起步较晚,主要表现在缺乏顶层设计和统一部署;缺乏统一的数据标准,未实现互联互通和业务协同;缺乏医疗卫生服务创建及融合能力;针对百姓看病就医的服务能力不足四个方面,具体如下:

### (一)缺乏顶层设计和统一部署

多年来,甘肃省医疗卫生行业信息化均为IT驱动,而非业务驱动,各卫生信息化建设各自为政,缺乏顶层设计,未能从全局考虑做好智慧整体规划和科学管理。全省信息化建设主要对医疗卫生领域下的每一个细分领域进行统筹规划,缺乏整体的顶层规划设计;没有设置对顶层规划设计要求落实情况考核;各级医疗卫生专业机构在建设业务系统时,主要以满足本机构业务发展的需要,缺乏统一部署,造成区域医疗信息化重复建设,且未考虑与其他业务系统整合协同,造成各信息系统之间孤岛现象。

### (二)缺乏统一的数据标准,未实现互联互通和业务协同

信息标准不统一。甘肃省信息标准研究起步较晚。卫生信息系统的发展速度远快于标准的建立,且各业务系统建设渠道繁多,涉及领域广泛,省内各地的医疗卫生信息化建设不统一,"各自为政"现象普遍,使得各机构系统之间难以互联互通、数据难以共享,业务缺乏有效协同。

业务流程不统一、不规范。很多业务工作没有按照国家统一的规范和要求,各机构根据自身需要,自行制定工作规范和标准,导致信息不能交换和共享。由于业务流程不规范,很多机构的信息化就是现有管理模式的计算机化,所以不能充分发挥信息系统应有的优势。

卫生信息化建设发展不平衡。信息化建设过程重硬件设施、轻软件应用,重条件投入、轻人才培养,重建设实施、轻运维管理。甘肃省卫生信息化建设滞后于广大群众医疗卫生服务的需求,以及医疗卫生机构内部管理、卫生行政部分综合管理的需要。

### (三)缺乏医疗卫生服务创建及融合能力

随着医疗卫生高速的发展步伐,基于现有基础医疗卫生资源,创建新型惠政、惠医、惠民应用,是衡量智慧医疗发展成果的最好验证,但目前甘肃省医疗资源过于分散,无法将已产生数据统一汇聚,挖掘数据价值。且随着社会发展,跨领域交互越来越多,领域间数据共用,构建融合化服务概率也不

断提升，这将成为甘肃省信息化发展重点发展方向。

### （四）针对百姓看病就医的服务能力不足

由于甘肃省医疗卫生资源分配不均匀，优质资源大多数集中在二级以上医院，居民在看病选择时优先选择二级以上医院，导致二级以上医院人满为患，基层医疗机构则无人问津，无形中增加了患者就诊的费用，加深居民看病难、看病贵的压力，且患者在就诊过程中"三长一短"问题依旧存在，挂号难、取药时间长等加剧了患者就诊看病的难度，且居民缺乏自动获取公共卫生服务及健康自我管理方式。

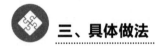

## 三、具体做法

甘肃省全民健康信息平台依托甘肃省卫生信息专网，汇聚整合医疗卫生六大领域卫生服务数据，以区域医疗卫生数据共享协同为核心，构建区域健康医疗大数据中心，达到卫生行政管理部门精准决策，医疗卫生服务机构提供健康互联、共享、协作的业务协同及公众获得方便、快捷的医疗卫生惠民目的。甘肃省全民健康信息平台业务架构如图2-6-1所示。

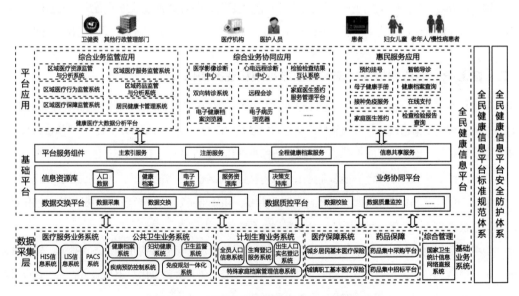

图 2-6-1　甘肃省全民健康信息平台业务架构图

甘肃省全民健康信息平台主要包括如下内容：

1. 信息标准规范体系：建立全省业务功能规范、数据采集标准及数据交换等数据标准，实现与相关业务领域信息标准协同及数据共享。

2. 安全防护体系：遵从国家相关安全保障规定的基础上，从物理安全、应用系统安全、网络安全、数据安全、隐私保护安全、安全管理等层面建立信息安全防护策略，确保信息系统安全稳定运行和业务数据安全。

3. 数据交换与共享系统：以大数据技术架构建设，实现区域范围医疗信息的采集、校验、分析、分发、存储等，为平台数据的交互和利用奠定基础。

4. 数据质量控制系统：实现对数据采集、传输、存储等全过程进行监控和数据质量控制，提升数据的使用价值。

5. 业务协同系统：提供机构之间、业务系统之间的信息协同与共享服务。

6. 信息资源数据中心：实现对区域数据进行存储，包括全员人口信息数据库、电子健康档案数据库、电子病历数据库、服务资源数据库和决策支持数据库为核心的五大信息资源数据中心。

7. 综合监管系统：以平台采集数据为基础，通过大数据分析实现医疗服务、公共卫生、医疗保障、计划生育、药品管理等方面的监管和决策支持。

8. 惠民服务系统：以平台采集数据为基础，为区域居民提供方便快捷服务，涉及预约挂号、检查检验报告查询、诊间缴费、生育登记、接种预约、接种记录查询、健康档案查询等服务内容。

9. 医疗健康大数据系统：全面采集医疗卫生机构、医疗监管部门数据，汇集社保、民政、公安等相关政府部门数据，对海量数据进行清洗、比对、建模、挖掘，从中发现各项数据间相关规律与趋势，实现"惠政、惠医、惠民"三个维度的场景应用，不断深化各类健康医疗大数据应用。

## （一）数据汇聚整合机制服务

经过多年的软件开发积累，甘肃省全民健康信息平台现已具备数据汇集能力，具体包括八项：实现公共卫生应用系统数据采集；实现医疗服务应用系统数据采集；实现医疗保障应用系统数据采集；实现药品管理应用系统数据采集；实现计划生育应用系统数据采集；实现综合管理应用系统数据采集；实现批量采集、实时采集、交互式采集等数据采集；实现完整的日志功能，提供日志查询功能。

数据采集通过实时接口的方式获取平台或机构的数据，在获取业务数据之后调用校验功能，根据交换标准对获取的数据进行校验。调用数据评价接口完成对数据的评价，评价通过的数据直接通过上载模块接口将数据上传至区域信息平台然后存入正确库，评价不通过的数据则直接存入错误库中。在数据上传过程中，通过数据采集标准中控制字段业务编号和数据上传标识，综合判断数据是否重复上传。对判断为重复的数据将校验不通过，存入错误库。

在数据采集过程中所有数据上传、校验、评价的结果信息，可以登录到数据采集共享协调系统管理界面直接查看，具体流程如图 2-6-2 所示。

甘肃省全民健康信息平台采集的信息资源主要包括公共服务信息、诊疗业务信息、公共卫生业务信息、计生业务信息、其他卫生健康信息；涉及的机构单位包括各级医疗卫生管理机构（卫健局、卫健委）、医疗卫生服务机构[医院、社区卫生服务中心、社区卫生服务站、乡（镇）卫生院、村卫生站疗养院、体检中心等]、公共卫生服务机构（疾控中心、妇幼保健、急救中心、血站、卫生监督所）等。

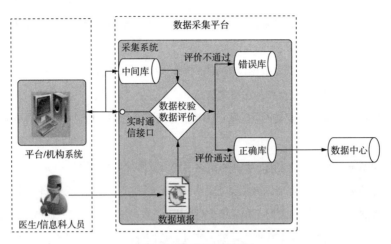

图 2-6-2　数据采集流程

## （二）创新数据质量管理体系

建设一套完备的数据质量评价控制系统，以客观的评价标准体系，从不同的维度对甘肃省全民健康信息平台的数据进行质量评估，并以综合得分的形式从整体上对各机构的医疗数据进行评分，主要实现以下目标：

1. 建立贯穿卫生数据采集上报各环节的数据质量保证机制，完善区域卫生平台的数据质量，为分析应用结果提供数据质量保障。

2. 提供各医院机构数据质量评价体系，快速、直观地反应数据质量的优劣，帮助平台进行数据质量提升。

3. 逐步丰富存在数据质量问题的知识库，提供数据质量提升手段，实现数据质量改进的长效机制。具体流程如图 2-6-3 所示。

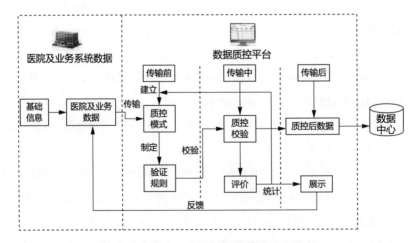

图 2-6-3　数据质控流程

4.数据质控功能包括评分总览、问题回溯、配置管理、交换报告、三径合一。

（1）评分总览：评分总览是数据质量控制系统的重要组成部分，从数据的完整性、准确性、一致性、规范性四个维度对数据质量进行评估。

（2）问题回溯：当校验出数据的问题后，需要对其分类，将错误信息反馈给各医疗机构，各医疗机构要修改数据中的错误，然后重新提交进行二次采集校验，这个过程可能要反复多次。

（3）配置管理：配置管理主要是对权重规则做统一管理，方便数据评分。

（4）交换报告：交换报告主要是对各节点数据进行监管，查看数据量是否丢失。

（5）三径合一：主要是以业务系统、区域信息平台、综合管理平台的基础指标三个口径是否一致为起点，进行回溯跟踪错误，并且提供错误数据的快速上传机制，对数据从业务系统—前置库—交换库—存储库—主题库指标汇总—主题库指标展示进行全流程跟踪，以保证数据的准确性和一致性。

## （三）构建医疗卫生"总核心"——区域健康医疗大数据中心

构建"标准统一、互联互通、协同共享、服务应用""高可靠、高可用、高性能、高安全性"的集中管理的集约化数据库平台，作为甘肃省全民健康信息平台各项应用数据基础。

区域健康医疗大数据中心是平台提供全程健康档案服务、数据交换共享服务、其他平台应用服务以及平台本身运行的基础，其总体框架如图2-6-4所示。

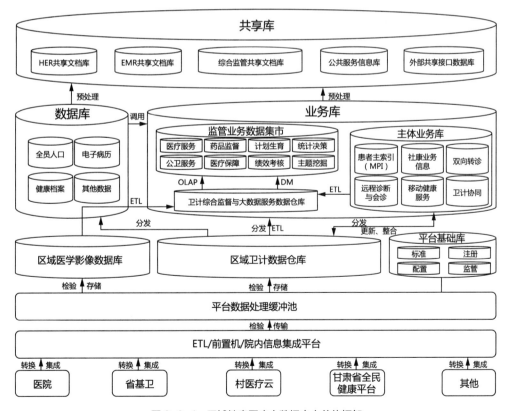

图2-6-4　区域健康医疗大数据中心总体框架

1. 全员人口数据库是全民健康信息平台基础核心库。全员人口数据库建设应本着以人为主、信息完整、协同共享、服务应用、信息安全的要求。

2. 电子病历数据库是居民在医疗机构历次就诊过程中产生和被记录的完整、详细的临床信息资源。医院内授权用户可对其进行访问。电子病历是现代医疗机构开展高效、优质的临床诊疗、科研以及医疗管理工作所必需的重要临床信息资源，与电子健康档案联系密切，互相补充，是电子健康档案的主要信息来源和重要组成部分。

3. 健康档案数据库是居民健康管理（疾病防治、健康保护、健康促进等）过程的规范、科学记录。是以居民健康为核心，贯穿整个生命过程，涵盖各种健康相关因素，实现多渠道信息动态收集，满足居民自我保健和健康管理、健康决策需要的信息资源。各级授权用户在遵循相关隐私保护法律法规的情况下均可访问。健康档案的系统架构是以人的健康为中心，以生命阶段、健康和疾病问题、卫生服务活动（或干预措施）作为三个纬度构建的一个逻辑架构，用于全面、有效、多视角地描述健康档案的组成结构以及复杂信息间的内在联系。

## （四）推出"一站式"健康惠民服务

"一站式"健康惠民服务通过互联网及移动互联网等多终端的方式为居民提供便捷的健康管理服务，为居民提供主动的、人性化的全程健康档案服务，并通过健康教育等功能加强居民的健康保健意识，进行自我医疗管理，提高居民的健康水平与生活质量。

"一站式"健康惠民服务面向居民，形成集挂号、缴费、诊疗、处方、购药、结算全诊疗业务流程的互联网诊疗服务能力，减少就诊和排队时间，改善患者就医体验。以居民个人健康档案为核心，完善家医签约、健康宣教、健康咨询、健康评估、健康预警、健康档案查询、健康指导等服务内容，为公众提供覆盖全生命周期的，从宣教、预防到治疗、康复的一体化健康管理服务。以电子健康卡为着力点，以惠及居民健康为出发点，面向省内公众用户，建设以个人健康档案为中心的全生命周期健康医疗服务，基于电子病历和健康档案大数据，结合用户行为大数据，分析用户健康状态，使用户得到更科学、更有前瞻性的健康指导、疾病预防、治疗和照护。

从 2016 年底到现在，"一站式"健康惠民服务已经完成全省 127 家医疗机构接入工作。截至 2019 年 11 月，实际注册用户突破 160 万人，近 30 日总活跃用户数 19 万人，活跃用户（7 日平均）数突破 1 万人。医疗服务使用 369 万人次、健康服务使用 49 万人次、便民服务使用 23 万人次，通过"一站式"健康惠民服务应用诊间支付医疗挂号费用累计金额为 396 万元。相关数据见表 2-6-1。

表 2-6-1　相关业务服务数据一览表

| 服务名称 | 使用次数 | 服务名称 | 使用次数 |
|---|---|---|---|
| 预约挂号 | 3,962,026 | 电子健康卡 | 262,173 |
| 报告查询 | 223,532 | 育儿知识 | 42,315 |
| 诊间支付 | 11,856 | 附近药店 | 17,526 |

表 2-6-1（续）

| 服务名称 | 使用次数 | 服务名称 | 使用次数 |
|---|---|---|---|
| 健康档案 | 105,642 | 常用电话 | 80,745 |
| 院内专家 | 52,368 | 出生证明查询 | 7,435 |
| 疫苗接种 | 23,299 | 医师资格查询 | 5,361 |
| 生育登记 | 67,489 | 城乡医保 | 4,362 |
| 孕期产检 | 12,380 | 慢性病管理 | 128 |
| BMI 计算 | 43,210 | 家庭医生 | 21,343 |

### （五）健康扶贫特色应用

甘肃省是扶贫重点省份。以工作需求为导向，立足健康扶贫工作的实际应用，甘肃省全民健康信息平台建立了健康扶贫数据库。通过严格的数据清洗流程，挖掘数据应用中的问题，达到补全数据、剔除重复数据、校验数据、从非结构化文本中提取关键数据、数据标准化和格式统一等目的，最大限度利用医疗机构、医保机构已有数据，为健康扶贫提供坚实的基础。最大限度补全缺失数据，对缺失数据进行科学分类，完善每一个贫困户的基础信息。实现对因病致贫、因病返贫群众的快速、精准定位，方便决策部门按国家要求执行"大病集中救治一批、慢病签约服务管理一批、重病兜底一批"的关怀行动。

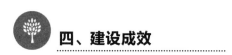

## 四、建设成效

甘肃省全民健康信息平台立足省情和行业实际，统筹规划，协调推动，各项业务工作顺利开展，取得了积极进展和良好成效，具体如下：

### （一）完成全省统筹规划和顶层设计

以甘肃省全民健康信息平台为核心，甘肃省完成了全民健康信息化的统筹规划与顶层设计——1+N+1 模式，即建设 1 个省级全民健康信息平台、N[0 ≤ N ≤ 14（甘肃省共 14 个市州）] 个实体市级平台和 1 个省统筹市级全民健康信息平台（包含县级虚拟平台）。采用统一的标准和业务技术规范，加强顶层设计和规范指引；采用数据统一采集、标准统一使用、接口统一制定、应用统一规划、门户统一集成、资源统一管理的建设策略；采用"云计算"模式，按照扁平化、高效率、易用性、可及性原则，实现省市两级平台信息共享交换与业务协同服务。

## （二）全面实现各类信息系统互联互通

实现了省、市、县三级全民健康信息的互联互通。按照省统筹规划 1+N+1 模式，甘肃省已完成 1 个省级平台、12 个市级平台（包含 72 个县级虚拟平台）、1 个省统筹市级虚拟平台 [ 覆盖 2 个市级及下辖的 14 个县（区）] 的建设，已全面建成覆盖省、市、县、乡、村五级医疗机构、互联互通的省、市、县三级全民健康信息平台，并于 2018 年 1 月完成与国家平台的对接。

实现了各级医疗机构信息系统的互联互通。截至 2019 年，甘肃省多家公立医院、乡镇卫生院、社区卫生服务机构、村卫生室接入省、市、县各级全民健康信息平台，接入率高达 90% 以上。

实现了与公共卫生信息系统的互联互通。甘肃省全民健康信息平台已完成与全员人口系统、健康档案系统、预约挂号系统、妇幼保健系统、药品招标系统、免疫规划系统、城乡居民医保、基层卫生系统、乡村一体化平台、慢性病管理系统等 10 个省级公卫系统的对接，实时交换和业务协同调用累计 2000 多万次，实现跨机构、跨平台的数据共享。

实现了与省政府政务信息系统的互联互通。甘肃省全民健康信息平台为省政务信息系统共享全省出生医学证明、死亡医学证明和全员人口数据信息，同时与公安人口信息平台、远程医学信息中心等外部平台也实现了互联互通与数据共享。

实现了与扶贫和医保信息系统的互联互通。甘肃省全民健康信息平台与省扶贫开发办公室、省人力资源和社会保障厅实现了扶贫系统、全省城乡居民医保信息系统的对接，为全省开展健康扶贫调查和制定"一人一策"方案等工作提供了有力支持。

## （三）统一信息化标准规范

遵循国家全民健康信息平台统一的业务功能规范、数据采集标准及数据交换等数据标准，实现与相关业务领域信息标准协同。信息化标准规范设计实现内容包括数据类标准规范、技术类标准规范、业务类规范、管理类规范。

1. 数据类标准规范设计：主要包括数据元标准、公共代码标准、数据集标准、分类与代码标准、共享电子文档规范、数据字典等标准的制定。

2. 技术类标准规范设计：主要包括数据交换技术标准与接口规范、业务系统功能规范、软件开发与编码规范、平台接入规范等标准的制定。

3. 业务类规范设计：业务类规范由业务部门制定，它是信息部门或开发商进行业务功能设计的依据。在平台建设期间根据业务开展情况制定相应规范。

4. 管理类规范设计：主要包括标准管理、安全管理、数据管理、项目管理、运维管理等规范的制定。

## （四）优化区域医疗资源配置，降低居民就医费用

通过建设双向转诊、检查检验互认、远程医疗等应用，推动医疗资源和人力资源双下沉，实现医

疗资源优化配置，减少重复投入造成的浪费。通过甘肃省全民健康信息平台，打造 15 分钟就医生态圈，让居民在家门口就可看病就医，降低居民看病过程产生的费用，并通过甘肃省全民健康信息平台构建分级诊疗体系，让居民在家门口就可享受到二、三级医生的医疗服务，提升居民就医满意度。

## （五）运用基于大数据架构的平台服务体系

甘肃省全民健康信息平台使用了 Hadoop、HDFS、MapReduce 等大数据技术，实现了对居民电子健康档案、电子病历、全员人口数据库以及医疗卫生机构运行中产生的大量诊疗数据进行挖掘和分布式处理，实现临床诊疗决策分析、疾病预防控制、突发公共事件预警等领域决策预警、患者来源大数据、监管决策大数据等分析。

甘肃省全民健康信息平台汇聚、整合医疗卫生领域的多类业务系统数据，打造区域数据交换与共享一体化平台，构建区域数据共享、协同交换体系，实现基于平台的惠民、惠政、惠医三大核心应用。

## （六）健康医疗大数据中心初具规模

截至 2019 年，甘肃省全民健康信息平台数据采集电子病历、健康档案、全员人口共计 1.2 亿份，采集数据增量达 7 亿条 / 月，累计业务数据量达 200 亿条。完成了全员人口、健康档案、电子病历、健康扶贫、卫生资源五大信息资源库的数据汇聚（见表 2-6-2），省级健康医疗大数据中心已初具规模。

表 2-6-2　信息资源库应用成效一览表

| 应用分类 | 应用名称 | 上线日期 | 应用效果 |
|---|---|---|---|
| 信息资源库 | 全员人口数据库 | 2016 年 10 月 | ★★★★☆ |
| | 健康档案数据库 | 2017 年 8 月 | ★★★★☆ |
| | 电子病历数据库 | 2017 年 12 月 | ★★★★★ |
| | 健康扶贫数据库 | 2018 年 4 月 | ★★★★★ |
| | 卫生资源数据库 | 2018 年 5 月 | ★★★☆☆ |

1. 全员人口数据库。截至 2019 年，全员人口数据库已汇聚人口基本信息中已婚育龄妇女信息、出生人口实名信息、人口死亡信息、特殊家庭档案信息、生育登记信息等数据超过 3 亿条。数据向公安、政务、扶贫办、审计署等部门共享开放，提供各类辅助查询 1000 多万次。

2. 健康档案数据库。截至 2019 年，健康档案数据库累计汇聚 100 多个数据集的超过 4000 亿条数据，沉淀公共卫生服务相关数据大约 300GB。自健康档案数据库建设以来，已在公共卫生业务协同和医疗服务协同场景提供多达上百万次的查询调阅，助推全省公共卫生服务工作取得新突破。

3. 电子病历数据库。截至 2019 年，电子病历数据库汇集全省医院、乡镇卫生院和社区卫生服务中心的 60 亿余条就诊记录数据，包含了电子病历基本数据集和电子病历共享文档的 60 多个数据集，累计沉淀核心医疗数据超过 40TB，其中，门急诊病历记录 8000 多万份，病案首页 1000 多万份。为公共卫生服务、专业职称报名、跨机构调阅等业务活动提供就诊信息、电子病历查询，累计超过30万余次。

4.健康扶贫数据库。截至2019年，健康扶贫数据库已汇聚贫困人口基本信息、残疾人口信息、因病致贫调查、一人一策等扶贫相关数据2000万条。健康扶贫数据库自建设以来，将全省几十万贫困人口与脱贫不脱政策人群、兜底保障户籍残疾人群作为工作对象，服务于近10余万名健康专干在筛查"因病致贫""因病返贫"、"一人一策"计划、扶贫检测、"冲刺清零"行动等工作中提供信息化支持，助推健康扶贫攻坚战取得良好的效果。

5.卫生资源数据库。截至2019年，卫生资源数据库汇聚医疗卫生机构、卫生技术人员、医疗设施、医疗设备、药品目录、疾病目录等基础信息数据超过两亿条。

# 五、提升思考

甘肃省医疗卫生信息化的建设，虽然通过甘肃省全民健康信息平台实现了国家、省、市、县四级平台的互联互通，建立了五大信息资源库，统一了数据标准，完善了"惠民、惠政、惠医"相关服务，但是与中东部发达地区仍存在一定差距。如何提升医疗信息化建设和区域卫生智能化水平，依托全民健康信息化为基层减负，以全民健康信息平台为载体为基层赋能，成为下阶段工作的主要方向。

## （一）全民健康信息化为基层减负

近年来，甘肃省医疗卫生信息化建设加大投入力度，为满足业务管理工作需要，建立了免疫规划、妇幼保健、慢性病管理、重精管理、老年健康管理、全员人口、双向转诊等一系列应用系统，各个管理及应用条线都建立了信息化应用系统。信息化应用系统的使用，对于基层医疗卫生服务的规范和管理提供了便利，但也使基层医务人员的工作量显著增加，目前，甘肃省基层医疗机构使用的各类医疗卫生应用系统有35个，多个系统之间存在数据重复登记情况，"系统报表繁""多头重复报""数据共享难"等问题越发突出。

2019年8月28日，国家卫生健康委员会印发《全民健康信息化为基层减负工作措施》，强调解决基层反映突出问题，推进全民健康信息化为基层减负工作。如何通过全民健康信息平台来实现全省统一的基层医疗卫生基础信息标准规范体系，实现全省范围内医疗基础信息（行政区划、机构、部门、人员、参数字典）的统一管理和使用，为基层信息化应用的互联互通奠定基础，建立基层医疗卫生数据中心，逐步引导、规范信息化应用的建设和互联互通，促进基层应用数据共享，有以下举措：

### 1.建立基层信息化顶层规划设计，规范应用系统的建设

成立以甘肃省卫生健康委员会为牵头单位，信息化建设厂商参与的基层医疗卫生信息化顶层规划组织，统筹规划制定基层医疗机构信息化建设顶层架构，进一步规范和引导信息化应用的建设工作。

### 2.建立全省统一基础信息标准，助力应用系统互联互通

依托甘肃省全民健康信息平台，建立全省统一的基层医疗卫生基础信息标准规范体系，实现全省范围内医疗基础信息（行政区划、机构、部门、人员、参数字典）的统一管理和使用。为基层信息化应用的互联互通奠定基础，逐步引导、规范信息化应用的建设和互联互通。

### 3.建立基层医疗卫生数据中心，促进基层应用数据共享

依托甘肃省全民健康信息平台五大信息资源库，构建服务于基层医疗卫生服务的"基层卫生 ODS 库"，整合基本医疗服务和基本公共卫生服务业务数据，促进基层应用数据的共享，着力解决"系统报表繁""多头重复报""数据共享难"等问题。

### 4.建设基层卫生一体化平台，实现基层应用系统整合

规划建设面向基层医疗机构的"基层卫生服务一体化平台"，集成目前在用的基层医疗卫生信息系统，逐步实现基层医疗信息系统的一站式登录和业务协同。平台以《全国基层医疗卫生机构信息化建设标准与规范（试行）》为要求，不断扩展完善平台应用功能，全面满足基层医疗卫生服务工作需要。

## （二）夯实健康医疗大数据应用基础，探索健康医疗大数据应用落地

为进一步提升医疗健康信息化和区域医疗智能化水平，加强健康医疗大数据应用体系建设，探索基于全民健康信息平台的医疗健康大数据开放共享、深度挖掘和广泛应用。实现公共卫生、计划生育、医疗服务、医疗保障、药品供应、综合管理等应用信息系统数据采集、集成共享和业务协同，并结合国务院办公厅发布的《关于促进"互联网＋医疗健康"发展的意见》，全面探索健康医疗大数据在行业治理、临床和科研、公共卫生、教育培训等领域的应用，培育健康医疗大数据应用新业态。未来将依托甘肃省全民健康信息平台，启动健康医疗大数据应用建设，服务于行政管理、临床决策、便民惠民等应用方向。具体如下：

1.传染病监测预警分析：通过对人群传染病的发生、流行及影响因素进行有计划的、系统的长期观察，基于大数据研究传染病监测数据的统计分析，并构建传染病知识库，设计自动预警模型，逐步形成以大数据为支撑的传染病监测预警体系，达到控制传染源，切断传播途径，保护易感人群的目的。

2.医疗费用大数据分析：利用大数据对各医疗机构患者医疗费用进行分析，挖掘不同费用类别占比情况，及时有效监测公立医院药品费用实际情况，预测费用增长趋势，便于医疗机构及时调整费用结构，明确各机构功能定位。

3.患者来源大数据分析：分析患者来源，调整资源配置。根据患者的就医记录大数据，分析出患者就诊时段，相应的该时段就诊患者的诊断、年龄层、性别、同药理药品使用量、复诊次数、复诊周期等来确定相对患者属性，并针对这些属性，按正态分布进行医疗资源合理优化配置，按诊断配置医生，按用药做好药品准备，按年龄层、性别调整服务细节，按复诊人群自动分配诊间等，从而达到相应服务资源在各个层面的投放。

4.临床决策支持大数据分析：基于大数据建设临床决策支持系统，分析医生输入的诊断、医嘱、处方等，将其与临床知识库相比较，从多个属性上比较其差异，从而提醒医生防止潜在的错误，如用药辅助支持系统。通过部署这些系统，医院可以降低医疗事故率和差错。

5.影像大数据分析：大数据分析可以使用图像分析和识别技术，识别医疗影像（X光、CT、MRI）数据，将相近或相识的图像进行对比，并将其他的医疗影像诊断展示出来，从而给医生提出诊断建议。

6.监管决策大数据分析：充分利用甘肃省全民健康信息平台采集的大量医疗和卫生数据，采用先进的BI信息分析、挖掘、视图展示等技术，进行数据多维分析和挖掘，趋势、预测分析和规划，为各级政府部门的科学决策提供及时、准确、全面的信息支撑，同时，提高对深化医疗卫生体制改革中各项任务实施情况的动态监测和宏观的调控能力。

7.医改监测大数据分析：深化医药卫生体制改革，就要解决深层次的、制约医药卫生事业科学发展的体制、机制和结构性问题。大数据为医改提供了方法论，大数据的记录、分析和重组揭示了事物之间的关联和真相。解决这些问题的方法、路径深深埋藏在分散于各个地区、部门繁纷复杂的大数据之中，通过大数据分析能为政府决策、政策的制定、完善提供科学依据。健康医疗大数据还将有助于健全公共卫生、医疗、药品、耗材等构成及变化趋势的检测机制，促进医疗、医保、医药联动，增强全面深化医改的系统性、整体性和联动性。

## （三）依托平台提升基层医疗卫生服务能力

甘肃省级全民健康信息平台和部分市级平台正在有序推进建设当中，初步实现了国家、省、市、县四级平台互联互通、各级医疗机构信息系统互联、各类卫生健康信息的协同共享，在行政决策、业务监管、便民服务等方面逐步发挥应有作用。但基层医疗卫生服务仍然是医疗信息化建设的薄弱环节，也是分级诊疗推进的关键支撑保障，基于平台的各方面服务可以有效提升基层医疗卫生服务能力，在未来应重点做好以下两方面的内容：

一是以基层云HIS系统实现省内乡、村两级全覆盖为契机，以省、市两级全民健康信息平台为载体，以电子健康档案管理为主线，整合基本医疗和公共卫生业务资源，构建基层内外监管、横向业务协同、纵向数据互联的基层一体化服务平台，助推建立优质高效的基层医疗卫生服务新体系。以省、市两级全民健康信息平台建设为基础，纵向实现省、市、县、乡、村五级医疗卫生机构之间的互联互通，横向以人为核心，打通云HIS、妇幼、免疫、疾病预防等业务之间的信息壁垒，实现业务系统之间及与全民健康信息平台的数据共享与业务协同，为基层医疗机构工作人员提供更优质、更全面的服务，为群众提供更好的就医服务体验。以全民健康信息平台和基层内部业务系统的上下贯通为纽带，对医疗服务、医疗行为、公共卫生服务、医疗保障、卫生资源等各类信息进行挖掘分析，集成以预算管理、绩效管理、人事管理、财务管理、资产管理、行政办公、部门科室、档案管理、党群组织等的社区综合管理平台，进而为管理部门制定政策、优化流程提供支撑，最终建立优质高效的监管服务新体系。

二是聚焦县域医共体，打造基于云HIS的医共体协同平台。按照国家远程医疗推广和区域医疗服务中心建设的要求，持续完善以远程会诊和远程诊断为核心的分级诊疗体系。依据国家卫生健康委员会发布的《关于印发健康扶贫三年攻坚行动实施方案的通知》，聚焦县域医共体，打造基于云 HIS 的医共体协同平台，构建以县级医院为龙头、乡镇卫生院为枢纽、村卫生室为基础、三级联动的县域分级诊疗服务体系，实现医疗资源上下贯通、信息互通共享、业务高效协同，便捷开展预约诊疗、双向转诊、远程医疗等服务。按照《远程医疗服务管理规范（试行）》和《"十三五"国家医学中心及国家区域医疗中心设置规划》要求，持续完善以远程会诊和远程诊断为核心的分级诊疗体系，实现远程会诊、远程影像中心、远程心电诊断中心、远程检验中心、远程病理诊断中心、远程培训、远程手术示教等应用，促进优质医疗资源下沉；逐步探索线上医疗中心服务，整合优势医院和专家资源，实现互联网化运营。借助人工智能等技术手段，提高基层医疗卫生机构基本医疗服务能力。以影像人工智能为起点，面向基层提供影像辅助诊断、心电辅助诊断、病理辅助诊断等服务，提高医生诊断效率，降低误诊和漏诊率，提升医疗服务质量。

## 致谢

甘肃省卫生健康委员会

甘肃省卫生健康统计信息中心

中电万维信息技术有限责任公司

---

## ● 点评专家：路　杰

甘肃省卫生健康统计信息中心副主任

"十二五"期间，国家卫生健康委员会（原国家卫生和计划生育委员会）提出顶层设计规划"4631-2 工程"后，国内迅速得到积极的响应，掀起了全民健康信息平台建设的浪潮。全民健康信息平台是"健康中国 2030"战略的重要组成部分，是深化医药卫生体制改革的重要抓手，是体现国民生活质量和国家综合实力的标志之一。

甘肃地处祖国西北，地域辽阔，是"一带一路"战略规划中的重要节点，拥有少数民族多、贫困人口多的特点，健康扶贫攻坚任务艰巨。随着多项医疗卫生信息化政策的出台以及医改的不断深入，加之互联网、物联网、云计算、大数据、人工智能等新技术的日渐成熟，在为全民健康信息化建设注入新鲜血液的同时，也提出了更高的要求。

甘肃省全民健康信息平台的建设理念和模式正是基于上述背景，在国内率先采用大数据架构进行平台建设，建立统一的数据标准，打造便民惠民的健康服务门户，协同共享的业务应用系统，科学有效的监督管理系统，实现"惠民、惠医、惠政"核心服务。主要表现在以下七个方面：一是采用大数据架构，实现降本增效，针对医疗数据"海量递增"和"长期保存"两大特点，以及计算、存储、运维的压力，未雨绸缪，构建以大数据架构为核心的平台，在未来拓展、扩容的同时也可降低维护成本。二是统一数据标准，实现互联互通。面对众多的医疗信息系统，盲目进行数据汇聚达不到应用的要求，因此，甘肃省全民健康信息平台建设的第一要务是统一区域内所有的数据标准，通过采集、清洗、分发等一整套闭环流程保障数据的有效性和可用性。三是面向居民，提供便捷就医服务。可实现区域内不同医疗之间检查检验结果互认共享，避免重复检查治疗，从而有效缓解"看病贵"的问题。居民可通过互联网实现预约诊疗、远程会诊、双向转诊、家庭医生等服务，从而缓解"看病难"的问题。四是面向医疗机构，实现业务协同。可实现区域内医疗机构之间信息资源共享，便于医生调阅患者健康档案、电子病历、检查检验等基础信息，极大地减少临床诊疗工作量，实现医院之间、科室之间的业务协同。五是面向公共卫生机构，实现动态监控。妇幼、疾控、卫监等专业公共卫生机构可全面、方便、直接地掌握人群的健康信息，动态监控疾病发生、发展趋势，为提前开展预防提供可行的干预措施，有力提升公共卫生应急处置能力和全程管理能力。六是面向管理部门，实现辅助决策。可为卫健主管部门提供自动化、动态化的日常监控报表，为科学决策提供数据支撑，有效提高了政府应对突发公共卫生事件的反应速度和处置能力，减少了重复投资和建设成本。七是面向贫困人口，实现健康扶贫。依托甘肃省全民健康信息平台大数据能力，先后实现了建档立卡贫困户"一站式结报"功能，并融合健康便民应用实现了建档立卡贫困人口摸底调查、一人一策、健康专干功能，多措并举，保障健康扶贫工作落到实处。

"没有全民健康，就没有全民小康。"甘肃省全民健康信息平台运用了大数据、云计算的建设思路，提出了"惠民、惠医、惠政"核心服务理念，现已实现国家、省、市、县四级平台的互联互通，信息数据库以每年数十亿的增量飞速发展，相信在大数据时代，平台通过不断探索与实践，日益完善，成为引领中国特色智慧医疗和医疗健康大数据平台建设的标杆。

# 武汉开发区智慧医疗驱动全民健康服务能力提升

武汉经济技术开发区（汉南区）通过系统规划实现顶层设计和制度创新，在深化医药卫生体制改革的探索过程中，以信息化为支撑提升全民健康服务能力，围绕标准、规范做好互联互通和医疗健康业务协同，借助新型技术落实服务细节，利用平台支撑打通资源共享限制，多方联合共建区域健康信息化生态体系。

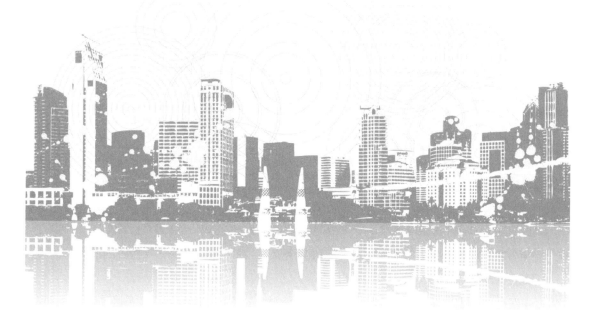

# 一、项目背景

武汉经济技术开发区（汉南区）（以下简称武汉开发区）位于武汉西南，为承载中法合资神龙项目于 1991 年 5 月动工兴建；1993 年 4 月，武汉经济技术开发区经国务院批准为国家级经济技术开发区；2000 年 4 月，经国务院批准在武汉经济技术开发区设立湖北武汉出口加工区；2014 年 12 月，武汉市委、市政府决定将武汉经济技术开发区整体托管汉南区，实施一体化发展。武汉开发区规划控制面积 202.7 平方千米扩大为 489.7 平方千米，下辖 7 个街道，2018 年末全区常住人口 43.08 万人。

武汉开发区在地理位置、经济发展方面具有一定优势，但就医疗卫生状况而言，区域内存在"人口分布不均匀、经济发展欠平衡、技术水平差距大、医疗资源难协调"等普遍性困难。区委、区政府高度重视卫生健康工作，将医疗健康信息化工作列为主要民生工程之一，确立以"国家医疗健康信息互联互通标准化成熟度测评"为抓手的全区域信息化建设目标，将全民健康信息化建设纳入智慧城市建设范畴，规划宏观蓝图、细化阶段目标、落实具体措施、严格考核落实。历经一年时间，武汉开发区健康服务能力得到实质性提升。

# 二、解决的主要问题

武汉开发区全民健康信息化存在以下问题：

1. 武汉经济技术开发区和汉南区两区合并，不少卫生健康机构的重构和融合还未完成，主要反映在公共卫生机构，如疾病控制、卫生和计划生育监督、妇幼保健等，影响到信息整合和信息化工作的开展。

2. 原武汉经济技术开发区和汉南区内医疗资源匮乏，医疗服务体系不健全、结构不合理，缺乏区辖建设优良的二、三级龙头医院，缺乏区辖医疗联合体或医疗集团，直接影响到远程医疗和区域医疗协作，以及区域检验、影像、心电等中心的规划和建设。

3. 武汉开发区全民健康信息平台尚只完成基础平台建设，平台应用系统建设极其匮乏，如居民个人健康档案查询、卫生人员绩效考核、卫生健康服务监管、药物使用监管等，平台的标准符合性和互联互通性也尚待测评。

4. 医疗、公共卫生、计生、医保、医药信息缺乏融合，直接影响信息联动与业务协同。

5. 电子健康档案等基础性医疗健康信息是开展卫生健康工作的基础，其准确性和完整性尚有待大幅提高。

6. 卫生信息专网建设尚未完成，接入带宽和电路数量不足，可能导致业务中断。

7. 区卫生健康局办公自动化系统（含移动办公系统）缺乏，影响卫生健康行政管理效率和机构间信息沟通与交流。区卫生健康局门户网站和服务热线缺乏，影响卫生健康工作的对外宣传、展示和公众互动。

8. "云物移大智"等现代信息技术尚缺乏有效应用，居民健康卡、远程医疗、"互联网＋医疗健康"等信息惠民工程力度亟待增强。

9. 卫生健康机构信息化建设经费投入不足，严重影响信息化建设和信息安全。

10. 卫生健康机构信息化专业人才数量严重不足，质量也有待提高。

分析其原因：一是由于武汉开发区和的卫生健康机构整合仍在进行中，卫生健康信息化建设还缺乏统筹规划和顶层设计，存在应用缺位和低水平建设现象；二是信息标准和相关管理规范缺乏，以及各业务部门之间的壁垒和协调性差，致使各信息系统之间信息难以共享，普遍存在"信息孤岛"现象；三是卫生健康信息化专业人才缺乏，目前，全区卫生健康信息化专职人员数量仅有 9 人，难以支撑全区人口健康信息化工作的有效开展；四是卫生健康业务人员缺乏信息化建设的主体意识，信息化建设热情不高、驱动力不足。

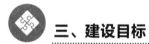

## 三、建设目标

武汉开发区以"智慧医疗，健康经开"项目建设引导城区卫生健康信息化健康稳步发展，为贯彻落实国家"健康中国"发展战略和武汉开发区建设国内一流智慧城市（含智慧医疗）样板的总体要求与目标，全面提高城区人口健康信息资源的开发与利用水平，使卫生健康信息化工作成为创新医疗健康服务模式、改进医疗健康服务手段、提高居民健康水平和生活质量有效技术支撑。"十三五"期间，武汉开发区卫生健康信息化在发展模式上要实现五个转变：

1. 在信息化建设目标上，由面向管理转变为公众服务。在继续完善信息基础设施建设的同时，充分利用云计算、物联网、移动互联网、大数据等现代信息技术，开展互联网＋医疗健康的"便民、利民、惠民"相关系统建设。建设重点由管理和决策支持服务转变为居民就医和健康管理服务。

2. 在信息化建设体系上，由单向封闭转变为融合共享。现有医疗、公共卫生、计生等信息系统均依据自身的应用需求独立设计与开发，仅在卫生健康部门间就存在大量需要相互交换的信息（如慢性病管理信息等），无法及时获取，而与其他相关部门（如民政、公安、人社等）的信息共享则更加困难。"十三五"期间，武汉开发区将依托全民健康信息平台，遵循统一标准和规范，打破壁垒，实现卫生健康部门内部、卫生健康部门与其他相关部门间的互联互通和信息共享。

3. 在信息化工作重点上，由重建设转变为建用并重。鉴于目前城区卫生健康信息化建设还比较薄弱，"十三五"期间，武汉开发区仍将采用建用并重的原则，并着力改变"有路无车、有车无货、有货无用"的应用状况。信息化只有应用才能真正体现价值，武汉开发区卫生健康信息化建设要从实际需求出发，从应用设计开始，围绕提高工作效率和质量、为公众服务的发展理念，做到以应用为导向、以需求促发展，实现信息化在卫生健康实际业务工作中有效应用的目的。

4. 在信息化工作动力上，由技术驱动转变为业务需求驱动。由 IT 技术人员主导规划与设计的卫生健康信息系统往往与实际业务需求不相符，实用性不强。卫生健康信息系统规划和设计要以卫生健康业务人员为主体，突出问题导向和需求导向，根据业务需求优化处理流程，提出应用系统建设思路。卫生健康业务人员要转变"要我信息化"为"我要信息化"的意识，成为信息化建设和应用的主导者和生力军。

5. 在信息化建设评价上，由内部评价转变为公众评价。以往评价卫生健康信息化项目，大多是内部评价或专家评价，这种评估方式局限在技术先进性和配置合理性上，对信息化项目的实用性、适用性和可操作性方面评估较少。"十三五"期间，武汉开发区要转变信息化项目的评价方法，更多地评价信息系统的实用价值和应用效率，由卫生健康业务人员来评价信息化项目对提高卫生健康工作水平和质量的价值，由公众来评价信息化项目带来的便利性和满意度。

 **四、主要做法**

武汉开发区全民健康信息化建设必须解放思想、提高认识、抓住机遇，按照国家"四个全面"的整体战略布局，以创新、协调、绿色、开放、共享发展理念为指导，依据国家卫生健康委员会、湖北省、武汉市全民健康信息化发展战略和武汉开发区智慧城市建设总体部署，遵循"统筹设计、互联共享、协同创新、信息惠民"的基本思路，紧紧围绕深化医药卫生体制改革，以居民健康为中心，医疗健康业务为主线，构建智慧医疗健康服务体系。

## （一）规划先行，政府重视

为顺应互联网＋智慧医疗的发展趋势，建立面向未来的卫生健康信息系统，经区原卫生和计划生育局党委研究决定，聘请同济医学院医药卫生管理学院专家团队为城区量身定制"十三五"信息化规划。经过现场调研访谈、收集调查表、区级研讨会、专家论证会，于 2016 年 5 月完成《武汉经济技术开发区（汉南区）人口健康信息化"十三五"规划（2016—2020）》编制，《规划》阐明未来五年区域信息化建设的重点——五大体系建设、九项重点工程，如图 2-7-1 所示。《规划》本着切实可行、适度超前的设计理念提出了阶段性的目标和任务，为卫生健康信息化工作的稳步发展指明了方向。《规划》出台后经区委、区政府同意，在"十三五"阶段安排总体投资 6000 万元，按照"统一标准、统筹建设、条块分明、分步实施、保障安全、尊重隐私"的原则，分四期打造区域健康信息化标杆工程。

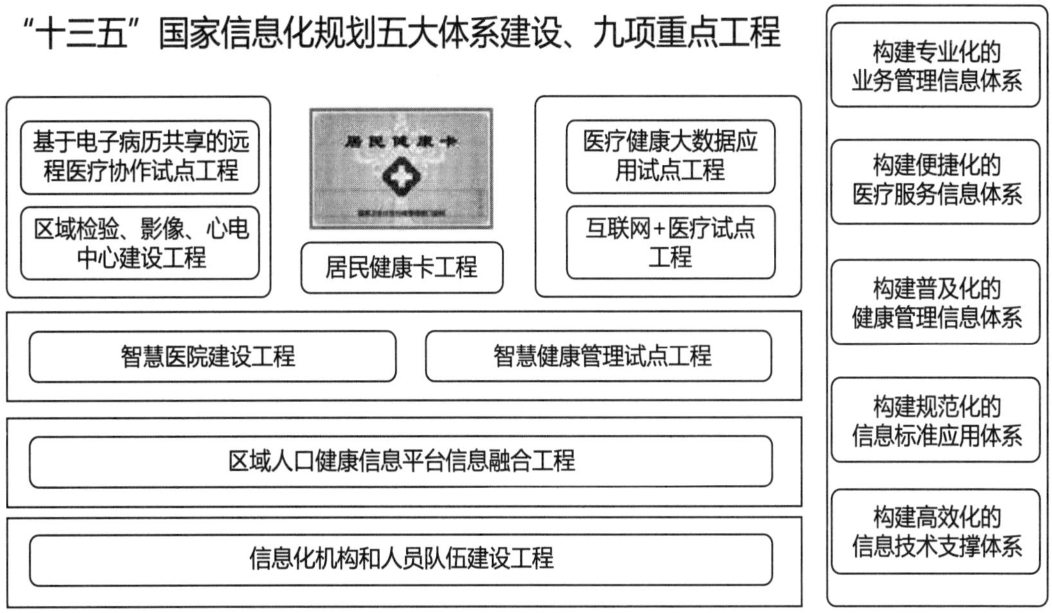

## "十三五" 国家信息化规划五大体系建设、九项重点工程

基于电子病历共享的远程医疗协作试点工程

区域检验、影像、心电中心建设工程

居民健康卡工程

医疗健康大数据应用试点工程

互联网＋医疗试点工程

智慧医院建设工程

智慧健康管理试点工程

区域人口健康信息平台信息融合工程

信息化机构和人员队伍建设工程

构建专业化的业务管理信息体系

构建便捷化的医疗服务信息体系

构建普及化的健康管理信息体系

构建规范化的信息标准应用体系

构建高效化的信息技术支撑体系

图 2-7-1　"十三五" 国家信息化规划建设内容

### （二）全区统筹，有力推进

2016 年 11 月，在建设筹备阶段区委、区政府提出：将全民健康信息化建设纳入智慧城市建设范畴，全区所有的信息化项目建设模式为由区网信办统一审批、统一建设、统一运维。本项目由区专业的代建公司——武汉智慧生态科技投资有限公司负责对项目全过程进行管理。武汉智慧生态科技投资有限公司成立于 2013 年，注册资金 1.7 亿元人民币，是武汉开发区管委会直属国企——武汉智慧生态建设投资有限公司的全资子公司。公司除负责武汉开发区智慧生态城区域内信息化建设及城市运营的工作外，2015 年 7 月经开发区统筹，公司正式全面负责全区各委办局的信息化项目的代建工作。截至 2019 年 9 月，该公司为全区信息化完成 28 个项目代建工作，为信息化项目建设的顺利进行以及高质量的交付起到了关键作用，全区信息化项目后期实施统一的规范化运维管理。

### （三）体系建设，标准统一

信息化 "十三五" 规划中明确提出了五大体系建设：构建专业化的业务管理信息体系、构建便捷化的医疗服务信息体系、构建普及化的健康管理信息体系、构建规范化的信息标准应用体系、构建高效化的信息技术支撑体系。2018 年，"十三五" 一期信息化项目进行了区域卫生健康标准规范体系建设，武汉开发区参考国家、湖北省、武汉市已发行的相关标准，结合区域实际，对基础类、数据类、技术类、管理类标准进行整理，总结形成了武汉开发区全民健康信息标准规范，为相关卫生健康的信息系统建设、集成、管理提供依据，如图 2-7-2 所示。

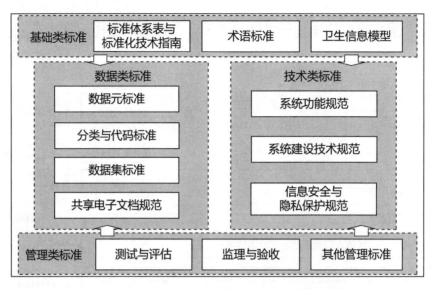

图 2-7-2　武汉开发区全民健康信息标准规范建设框架

## （四）武汉开发区全民健康信息化应用建设

### 1.“十三五”一期项目建设

武汉开发区以电子健康档案、电子病历、全员人口、卫生资源四大数据库为基础，以居民健康卡为纽带，完善武汉开发区全民健康信息平台建设（如图2-7-3所示），实现医疗、公共卫生、计生等信息的高度融合，推进适应医改要求的公共卫生、医疗服务、医疗保障、药品管理、计划生育、综合管理六大应用系统建设和云计算、大数据、物联网、移动互联网及智能新技术应用。通过保基本、强基层、建机制，形成城区卫生健康信息化建设特色，严格按照国家和省级的顶层设计，完成城区"十三五"卫生健康信息化建设任务，实现"智慧医疗，健康经开"的发展目标，使城区人口健康信息化建设达到国内先进、省内领先水平。主要的解决途径包括七方面：一是按照国家医疗健康信息互联互通标准化成熟度等级测试四级甲等标准进行武汉开发区全民健康信息平台升级改造建设；二是建立和完善武汉开发区全民健康信息标准应用体系；三是进行13家医疗机构医疗业务信息化建设（包括升级 HIS 系统、建设云 LIS、云 PACS、体检系统）；四是建设基于武汉开发区全民健康信息平台的综合管理系统；五是建设基于武汉开发区全民健康信息平台的区域医疗卫生和公共卫生绩效考核管理系统；六是建设智慧健康管理平台，包括政府门户网站的公众健康模块、微信健康公众号、健康小屋、掌上医疗计生版等；七是按统一要求接入并使用全市分级诊疗、远程诊疗、家庭医生签约、健康武汉 App 等信息系统。

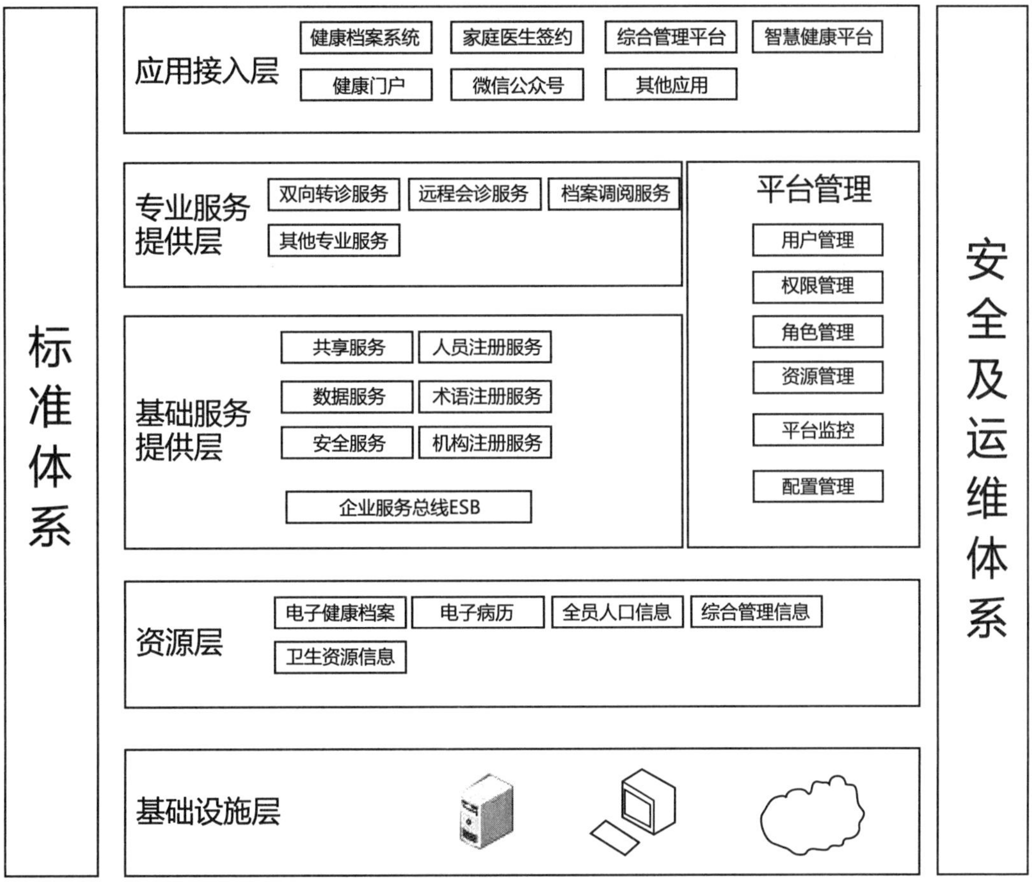

图 2-7-3　武汉开发区全民健康信息平台总体架构图

### 2. 武汉开发区全民健康信息化项目持续性介绍

武汉开发区全民健康信息化建设项目总体投资规模为 6000 万元，该项目围绕武汉开发区卫生健康事业改革与发展的工作要求构建智慧医疗健康服务体系，拟分四期进行武汉开发区全民健康信息化项目建设工作，助力卫生健康事业高质量发展。

目前已经完成"一期"项目工程建设，实际投入 1316.69 万元。

2020 年启动"二期"建设，工程建设投资规模为 2000 万元，建设内容包括卫计系统安全体系建设、区域平台"二期"建设、智慧健康管理"二期"建设、基层医疗机构智慧健康应用试点建设、健康信息化评价标准与规范、区内二级医院信息化建设等六个方面。2019 年，汉南区已申报国家医疗健康信息互联互通标准化成熟度四级甲等测评。

2021 年启动"三期"建设，工程建设投资规模为 1500 万元，计划建设内容包括区域平台"三期"建设；试点进行大数据和人工智能分析和应用平台建设，通过大数据精准地协助管理者进行分析决策；通过更加丰富的数据，实现人工智能辅助诊断；接入并使用武汉市中医云、药事云、医养护一体化平台等应用；完成与武汉市市区一体化平台的数据对接。

2022 年进行"四期"建设，工程建设投资规模为 1000 万元，主要是查漏补缺，加大全面推进力度，对前期建设进行评估后的拓展推广，接入并使用武汉市公卫云，与武汉市市区一体化平台进一步做数据对接与业务协同。

# 五、主要成效

2019 年 6 月，武汉开发区全民健康信息平台通过 2018 年国家医疗健康信息互联互通标准化成熟度四级乙等测评，是湖北省各区（县）级中首批通过四级乙等的区（县）级平台。2019 年 8 月，武汉开发区申报了国家医疗健康信息互联互通标准化成熟度四级甲等测评，目前已启动"十三五"人口健康信息化二期信息化项目建设，通过持续投入、有序建设、不断整改，逐步建成比较完善的卫生健康信息服务体系。

## （一）基本情况

### 1. 基层医疗卫生服务信息化成效显著

全区 6 个社区卫生服务中心、4 个乡镇卫生院已全部建立基层医疗卫生信息系统，其功能涵盖基本医疗服务、基本公共卫生服务、健康档案管理、健康信息服务、运营管理、远程医疗、监管接口等，可基本满足基层医疗卫生服务机构业务和管理需求。全区现有常住人口 44.1 万人，已建立规范化个人电子健康档案 33.4 万份，电子健康档案建档率达 81.3%。

### 2. 医院信息化建设迈上新台阶

全区现有各类型医疗卫生机构 198 家，其中，医院 12 家（公立 5 家，民营 7 家），包括三级医院 2 家（公立 1 家，民营 1 家）、二级医院 3 家（公立 1 家，民营 2 家）、一级医院 7 家（公立 3 家，民营 4 家）。公立医院 HIS 系统、护士工作站、住院医生工作站、门诊医生工作站应用率均达 100%，电子病历系统覆盖率达 100%，远程医疗覆盖率达 80% 以上。全区医院信息化建设已从临床信息系统阶段迈向区域医疗健康协同服务阶段。

### 3. 医联（共）体信息化建设全面展开

全区以"共享、共赢、共同发展"为核心理念进行医联（共）体建设。建立武汉市五医院直管新民社区卫生服务中心"1+1"紧密型医联体；协和医院西院与沌阳社区卫生服务中心、沌口社区卫生服务中心、军山街卫生院"1+N"紧密型医联体；汉南区人民医院与湘口街卫生院、东荆街卫生院"1+N"医共体；武汉市中医院与汉南区纱帽街卫生院（原汉南区中医院）医共体；协和医院西院和汉南区人民医院与辖区内五家基层医疗卫生机构（薛峰、军分、纱帽、邓南、红十字会）建立对口技术帮扶型医联体。民营医疗机构中，武汉市普仁医院与东苑中西医结合医院、亚心总医院与安康医院，以及武汉市精神卫生中心与武汉济安医院均建立了医联体，实现了全区医联（共）体建设全覆盖。

医联（共）体远程医疗协作平台建设逐步开展，全区一级及以上医疗机构远程医疗覆盖率达 80%。协和医院西院、汉南区人民医院、纱帽街卫生院等 16 家医疗机构已接通远程会诊和远程教育，可通过协和医院西院接入省远程医疗平台。以协和医院西院牵头成立的远程影像诊断中心和远程心电诊断中心，已联通沌口社区卫生服务中心、沌阳社区卫生服务中心、薛峰社区卫生服务中心、军山街卫生院和军山分院五家基层医疗卫生机构。截至 2019 年 5 月，全区医联（共）体单位共完成远程放射诊断 15236 例，远程心电诊断 513 例。军山街卫生院开展远程会诊试点，会诊病人 38 例。军山 2 例心梗患者、薛峰 1 例心动过速患者都成功得到及时救治。

### 4. 公共卫生信息化稳步提升

全区现有各类型公共卫生机构 4 家，分别为疾病预防控制中心 1 家、卫生健康执法大队 1 家、妇幼保健计划生育服务中心（人口健康服务中心）1 家、血吸虫预防控制所 1 家。在卫生应急方面，已接入湖北省、武汉市疾控视频会议系统，初步建成卫生应急指挥信息系统。在疾病预防控制方面，辖区内公立医疗机构、社区卫生服务中心、乡镇卫生院 100% 实行传染病、突发公共卫生事件、死因等网络直报，传染病及时报告率达 98% 以上，及时审核率达 100%。儿童计免系统连通全区 17 家免疫接种门诊和区疾控中心，实现免疫信息实时采集与网络直报。预防接种门诊（除江大外）均安装远程温度监控设备，可通过远程温度监控 App 实现远程实时监控。在卫生健康监督方面，已使用国家卫生监督信息报告系统、卫生行政许可审批系统、卫生监督检查和行政处罚系统、移动执法终端系统，业务数据均按照《卫生计生监督调查制度》要求的法定报告卡格式，通过省平台自动上传至国家卫生监督信息平台。在医疗救治方面，目前，急救车配置车内摄像头、通话手柄、GPS 导航设备、体征监测接口、车载平板电脑等车载通信设备，可实现医院急救中心终端和救护车车载终端与武汉市 120 急救调度指挥中心系统的对接和联动。在妇幼保健方面，妇幼保健信息系统已覆盖全区 100% 社区卫生服务中心和乡镇卫生院，实现了新生儿出生信息的实时登记、孕产妇系统管理、儿童系统管理、农村妇女"两癌"检查等信息化管理。在健康管理方面，引入互联网＋医疗健康创新慢性病管理手段。辖区新民社区卫生服务中心将互联网技术与现代医学相结合，通过家庭医生包终端设备实行远程健康监测，可动态 24 小时监测个人的心电、呼吸、血压、脉搏等参数。住院患者可通过院内 WiFi 传输数据，院外居民则可通过家庭医生包内置的移动 4G SIM 卡存储数据，并借助互联网上传至社区或医院相关信息管理平台，以便疾病的早期发现和及时干预。此外，在血吸虫预防控制方面，采用寄生虫防治信息管理系统、全国血吸虫病监测系统和 GPS 定位系统进行血吸虫预防控制和信息管理工作。

### 5. 健康管理信息化稳步推进

居民可通过已建成的 15 个健康小屋自动生成个性化健康评估报告和建议，各项体检指标可自动存入区域信息平台居民健康档案。

使用"健康武汉"App可完成居民家庭医生签约服务。2018年9月，全市率先实现基层医疗卫生系统与签约系统对接，实现签约居民基层医疗卫生服务自动识别和检验检查费用的直接减免。

全区共组建"全专结合"家庭医生团队96个。截至2019年7月，通过家庭医生签约App签约人数30850人，签约服务减免医疗费用48653人次。

### 6. 人口计生信息化稳步发展

全区现有2个区级计划生育技术服务站、7个街道计划生育技术服务站、143位村居计划生育管理员。在人口和计生信息化管理方面使用的信息系统包括：（1）使用全省统一的湖北省人口计生服务管理系统村居在线服务平台，及时采集、变更和录入村居专干入户核查的育龄妇女的婚姻、怀孕、生育、节育措施和流动人口等信息；（2）使用湖北省人口计生服务管理信息系统对全员人口信息进行收集、处理、存储、查询、分析，反馈和发布全员人口个案信息及相关人口计生工作信息；（3）采用湖北省人口计生基础信息共享平台整合人口计生、卫生、公安、民政、市场监管、劳动保障等多部门人口基础信息，如医疗卫生机构的住院分娩、出生医学证明、儿童计划免疫、B超孕检及实施终止妊娠等人口和计生信息；（4）使用湖北省人口计生PADIS系统与全国流动人口信息交换平台的对接，实现开发区流动人口管理；（5）使用湖北省人口计生便民办证系统，实现全区人口计生行政审批和登记工作的在线办证；（6）使用湖北省人口计生人事管理系统对乡、村两级人口和计划生育系统工作人员信息进行采集和维护工作，并根据机构和人员登记信息，生成《人事信息统计年度报表》，掌握全区人口计生系统队伍建设和人才发展状况；（7）使用湖北省人口计生信息化岗位练兵在线考试系统，强化人口计生信息化人才培养和信息化知识普及。开发区全员人口个案信息覆盖率达100%、准确率达99%。

### 7. 综合管理信息化逐步展开

在药品和医用耗材管理方面，采用武汉市基本药物网上采购系统、武汉市医用耗材集中采购网进行药品和医用耗材的采购和配送管理。基本药物网上采购率100%，配送率达到90%以上。区属二级医疗机构药品网上采购率100%，配送率和入库率达到90%，使用销售基本药物的比例达到40%以上。

在卫生资源管理方面，使用湖北省卫生健康综合统计信息系统进行卫生机构、卫生人员、卫生设施、卫生经费、医疗服务、基层医疗卫生服务、急救和卫监等业务和管理信息的采集、汇总、统计及网上直报。

在财务管理方面，使用财务管理系统进行凭证、账簿、报表等管理。

在办公自动化方面，采用武汉市政府电子政务系统进行办公事务处理，主要包括公文传阅、发文办文、发布通知公告、内部沟通交流等。

### 8. 武汉开发区全民健康信息平台建设成果丰硕

武汉开发区全民健康信息平台经过升级改造，功能和性能得到较大改善，平台数据标准化和网络安全等显著提升，如图2-7-4、图2-7-5所示。目前，武汉开发区全民健康信息平台已建成个人健康管理及咨询服务系统、公众卫生投诉与服务监督系统、社区医疗公众服务系统、预约诊疗平台、卫生急救管理系统、远程医疗服务系统、健康档案管理系统、全员人口信息管理系统等 30 个系统。截至 2018 年 12 月，全区 15 家医疗卫生机构已全部接入全民健康信息平台。目前，全区 15 家医疗卫生机构上传市平台数据质量综合得分均为优秀。2019 年 5 月，武汉开发区全民健康信息平台通过国家医疗健康信息互联互通标准化成熟度四级乙等测评，建设成效显著。

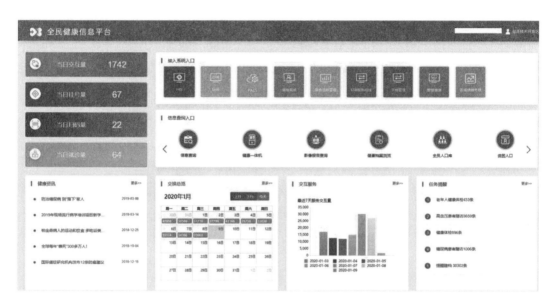

图 2-7-4　武汉开发区全民健康信息平台首页

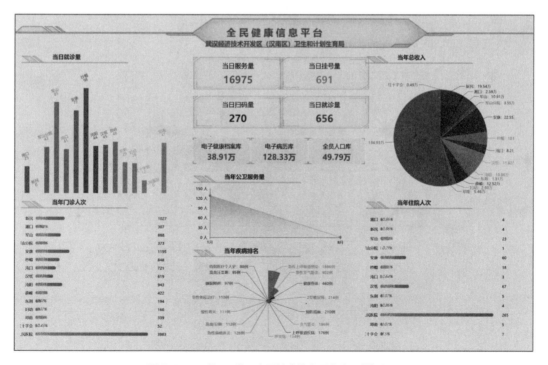

图 2-7-5　武汉开发区全民健康信息平台大屏数据展示

### 9. 卫生信息专网建设取得长足进步

公立医院卫生专网覆盖率 100%，武汉市汉纸医院、武汉市安康医院、亚总医院、东苑中西医结合医院等四家民营医疗机构接入专网，民营医院专网覆盖率 57.14%。区卫生健康局网络接入带宽 50M，疾病控制中心接入宽带 20M，卫生健康监督所接入宽带 10M，协和医院西院接入宽带 100M，汉南区人民医院接入宽带 50M，东苑中西医结合医院接入宽带 10M，社区卫生服务中心 / 乡镇卫生院接入宽带 20M，社区卫生服务站 / 村卫生室接入宽带 8M，7 个街道、160 个计生村居点位全部使用无线 4G 专网，均满足专网接入要求。二级以上医疗机构公共区域免费 WiFi 覆盖率 100%。2019 年底，全区 15 家医疗机构完成 4G 专网备用链路建设。卫生专网主备链路拓扑如图 2-7-6 所示。

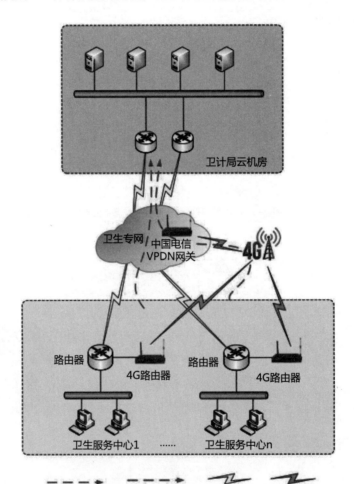

图 2-7-6　卫生专网主备链路拓扑

### 10. 电子健康卡建设进展迅速

围绕健康武汉 App，建设开展电子健康卡发放工作，居民凭借电子健康卡或电子健康码可实现市属、区属医疗机构畅通就诊，完成"就诊—交费—检验—取药"全流程操作。截至 2019 年 8 月，全区电子健康卡发放 139563 张，发放率 32.40%，用卡 260526 人次。全区 15 家医疗卫生机构均完成电子健康卡接口改造，实现"互联网＋电子健康卡"便民惠民服务。

# 六、特色亮点

## （一）升级平台，进行互联互通测评

2018 年，根据武汉开发区整体部署，全民健康信息平台迁移至区政务云数据中心，该数据中心依托武汉超算中心基础环境建立，达到 T3+A 级标准，安全评级达到三级，同年 12 月，武汉开发区全民健康信息平台也通过信息系统安全等级保护三级测评。

武汉开发区通过开展国家医疗健康信息互联互通标准化成熟度四级乙等测评工作，以测促建、以测促用、以测促改，平台在保证互联互通标准化建设的同时，实现区域范围内公共卫生、医疗服务、医疗保障等多个业务应用的数据接入，完成了家庭医生签约服务、双向转诊服务等多个系统之间的业务协同，为区域远程医疗、远程教育、智慧计生、移动支付、移动随访、健康监测一体机等提供了基础保障，如图 2-7-7 所示。

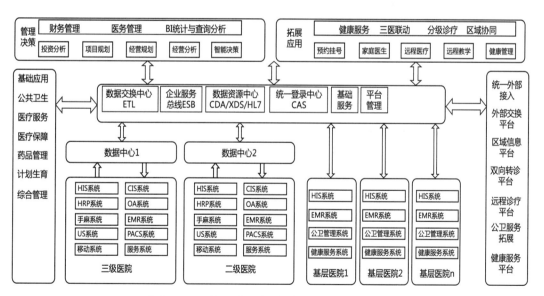

图 2-7-7　武汉开发区全民健康信息平台总体架构图

## （二）强化应用，不断提升数据质量

通过新民社区卫生服务中心、沌口社区卫生服务中心的信息化试点，强应用、推示范、打造亮点。

全区各基层医疗机构借力信息化，纵向做好基层医疗机构与上级医院的互联互通，横向做好医疗服务与公共卫生服务的业务协同，全面提升公共卫生、基本医疗服务效能。目前，已实现医生工作站的HIS系统、居民健康档案系统、家庭医生签约系统、双向转诊系统的医疗公卫业务协同；实时调阅全程居民健康档案，健康监测一体机数据、出诊包数据。全区15家医疗机构数据每日通过区平台采集，上传到武汉市平台，全区医疗机构数据质量综合得分在武汉市14个区中排名第一。武汉开发区全民健康信息平台数据采集监控如图2-7-8所示。

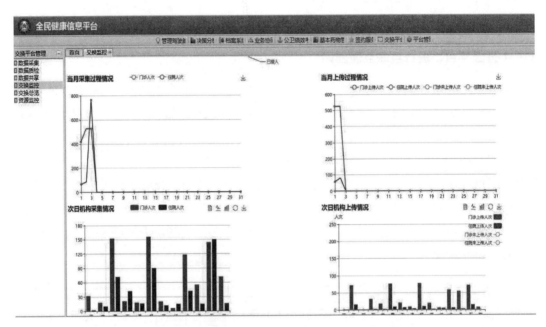

图2-7-8  武汉开发区全民健康信息平台数据采集监控

## （三）提升能力，增强居民就医获得感

以"互联网＋医疗健康"思维，不断完善服务流程，创新服务模式，实现"让数据多跑路，让百姓少跑路"，在改善居民就医体验方面取得了良好成效。居民通过健康武汉App申领电子健康卡，或在就诊医疗机构自助机上领取纸质健康二维码，凭电子健康卡或二维码可在市属、区属医疗机构畅通就诊，完成"就诊—交费—检验—取药"就医全流程；电子病历对接健康武汉App，医生不但可以调阅本院电子就诊记录，同时可以调阅外院就诊记录及居民健康档案信息，如图2-7-9所示；居民不必往返各个科室，在手机端即可完成缴费、检查检验报告查询，健康信息惠民工程让居民就医更方便，就医体验更舒适。

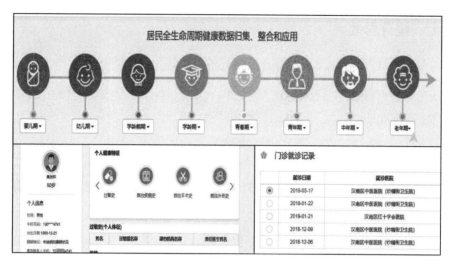

图 2-7-9　全程健康档案调阅

## （四）做实履约，助力家庭医生签约服务

区政府按照国家、省、市对签约服务的新要求，于 2018 年 7 月出台了《2018 年武汉开发区（汉南区）家庭医生签约服务工作实施方案》，之后正式接入并使用健康武汉家庭医生签约 App（如图 2-7-10 所示），实现数字化定位签约，保证 100% 信息真实有效。2018 年 9 月底，武汉开发区在武汉市率先将基层医院医疗系统与签约系统进行对接，实现已签约居民自动识别和检验检查费用直接减免，减少收费人员的工作量的同时，方便签约居民就诊支付，受到就诊居民的广泛好评。

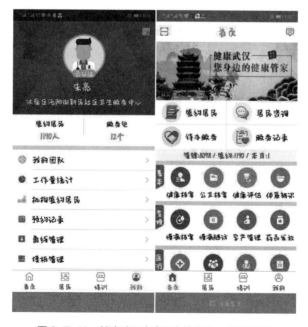

图 2-7-10　健康武汉家庭医生签约 App 界面截图

**七、提升思考**

武汉开发区全民健康信息平台建设属于区（县）级平台，存在信息化基础建设差、专业技术人员短缺、基层医疗机构人员不足及公卫服务内容广泛、涉及面广等特点，深化基层医疗卫生机构综合改革是全民健康信息化建设的良好机遇，也是现实挑战。

## （一）重视顶层设计规划，进行中期评估，以科学严谨的态度推进全民健康信息化建设

武汉经济技术开发区和汉南区两区合并后，一边是以经济建设为主的新城区，一边是以农村形态为主的汉南区，两区融合不少卫生健康机构的重构和融合还未完成，结合"十三五"卫生健康事业发展规划和医疗机构设置规划，做好信息化建设的充分调研和顶层设计。建立规划中期评估制度，在一期项目完成后进行规划中期评估，组织专家及相关部门对规划实施和完成情况进行客观分析与科学评价，对规划实施中出现的问题提出整改意见和相应的对策措施。中期评估后形成《武汉经济技术开发区（汉南区）全民健康信息化建设三年行动计划（2019—2012）》方案，指导全区全民健康信息化建设健康、持续、稳定发展。

## （二）标准筑基，信息共享

武汉开发区全民健康信息平台建设初期，通过率先试点武汉市"三通"（电子健康卡一卡通、就诊信息一本通、检验检查报告一单通）受理环境改造、试点上线家庭医生签约 App 的过程中，发现确实有些实际应用接口如果不进行规范，会影响数据共享，业务协同体系难以顺畅运转。开发区严格依照国家卫生健康委员会，湖北省、武汉市人口健康信息化的相关标准和规范，统一全区人口健康数据标准及各类编码体系，对上级没有的接口和代码标准，按照制定标准的格式，进行收集和整理；建立了全民健康信息标准化工作指南、信息化建设工作管理规范、数据交换管理规范、数据资源使用规范、信息运维管理规范等 12 项管理标准和制度，为促进全区人口健康信息资源的高效共享提供了依据。

## （三）以点带面，有序推进

武汉开发区全民健康信息化建设中特别是基层医疗卫生机构底子薄、地域广、差距大，所开展的基本公共卫生服务工作内容广泛、涉及面广，存在一个个信息的"烟囱"和"孤岛"，现有信息系统之间、各领域之间的信息无法交换和共享。在信息化建设过程中选择重点建设领域开展信息化应用项目的试点和示范工作，并加强试点项目的全程管理，探索总结经验后以点带面进行推进。但是现阶段也确实存在应用两极分化，存在试点单位应用得非常好，个别单位几乎不用的情况。下一步，需加强与业务部门的联动，加强培训指导，并落实绩效目标考核，将实际应用纳入考核体系，日常和定期督导也结合平台系统的数据，全面提升信息化应用能力。

## （四）协同创新，信息惠民

目前，各职能部门的管理系统建设普遍薄弱，如医政、应急办、基妇、卫生监督、科教、疾病控制和医学会的医疗事故鉴定等部门，它们无法及时获取下级或相关机构的业务动态数据，公共卫生领域应用面窄，系统功能和性能欠缺，业务支撑系统还是局限于专业条线，未能扩充到面，这些问题限制管理水平的提升。希望通过后续信息化项目建设，充分利用各种先进信息技术，整合协同创新资源，提高协同工作能力。探索协同创新机制和模式，创新医疗健康服务模式，改进医疗健康服务手段，提高开发区医疗健康服务水平。

**致谢**

甘肃省卫生健康委员会

甘肃省卫生健康统计信息中心

中电万维信息技术有限责任公司

---

## ● 点评专家：陈　敏

中国卫生信息与健康医疗大数据学会理事

武汉开发区作为湖北省和武汉市重要的制造业基地，开发区集聚了汽车及零部件、家电等行业顶尖的工业设计、研发制造、咨询服务资源，拥有较为完善的产业生态链，各项主要经济指标居全市第一。武汉开发区卫生健康信息化建设遵循"统筹设计、互联共享、协同创新、信息惠民"的基本思路，紧紧围绕深化医药卫生体制改革，以居民健康为中心、医疗健康业务为主线，构建智慧医疗健康服务体系，推动了全区卫生健康信息化的健康稳步发展。2019年6月，平台通过国家医疗健康信息互联互通标准化成熟度四级乙等测评，是湖北省各区（县）级中首个通过四级乙等的区（县）级平台。2019年8月已申报国家医疗健康信息互联互通标准化成熟度四级甲等测评，目前已启动"十三五"人口健康信息化二期信息化项目建设。

武汉开发区卫生健康信息化的显著的特点为重规划、重标准、重应用：

1. 重规划：重视顶层设计规划，并进行规划中期评估，以科学严谨的态度推进全区卫生健康信息化建设。为顺应云计算、医疗物联网、健康医疗大数据、医疗人工智能等新兴信息技术的发展趋势，建立面向未来的卫生健康信息系统，区原卫生计生局聘请知名高校专家团队，于2016年5月完成《武汉经济技术开发区（汉南区）人口健康信息化"十三五"规划（2016—2020）》编制工作。《规划》阐明了未来五年武汉开发区卫生健康信息化建设的重点，即五大体系建设，九项重点工程。《规划》本着切实可行、适度超前的设计理念，提出了阶段性的目标和任务，为卫生健康信息化稳步发展指明了清晰的方向。建立了规划中期评估制度，在一期项目完成后进行了规划中期评估，组织专家及相关部门对规划实施和完成情况进行客观分析与科学评价，对规划实施中出现的问题提出整改意见和相应的对策措施。中期评估后调整规划形成《武汉经济技术开发区（汉南区）全民健康信息化建设三年行动计划（2019—2021）》方案，进一步指导全区卫生健康信息化健康、持续、稳定发展。

2. 重标准：信息化的标准化、规范化是信息互联共享的重要基础工程。2018 年，武汉开发区一期信息化项目进行了全区卫生健康标准规范体系建设工作，在参照国家、湖北省、武汉市相关标准基础上，结合区域信息化工作实际，对基础类、数据类、技术类、安全和隐私保护类、管理类标准进行整理和完善，统一全区卫生健康数据标准及各类编码体系，对上级没有的接口和代码标准，按照制定标准的格式进行规范化收集和整理，并建立了武汉开发区全民健康信息标准化工作指南、信息化建设工作管理规范、数据交换管理规范、数据资源使用规范、信息运维管理规范等 12 项管理标准，形成了完善的武汉开发区全民健康信息标准体系。

3. 重应用：强化应用，增强居民获得感。通过新民、沌口等社区卫生服务中心信息化试点，强应用、推示范、打造亮点。全区各基层医疗机构借力信息化，纵向实现基层医疗机构与上级医院的互联互通，横向实现医疗服务与公共卫生服务的业务协同，如医生工作站 HIS 系统、居民健康档案系统、家庭医生签约系统、双向转诊系统的医疗公卫业务协同，可实时调阅全程居民健康档案，健康监测一体机数据、出诊包数据等，全面提升公共卫生、基本医疗卫生服务效能。同时，以互联网＋思维不断完善服务流程，创新服务模式，实现"让数据多跑路，让百姓少跑路"。居民通过健康武汉 App 可申领电子健康卡，凭电子健康卡可在市属、区属医疗机构畅通就诊，完成"就诊—交费—检验—取药"就医全流程。电子病历对接健康武汉 App，医生不但可以调阅本院电子就诊记录，同时可以调阅外院就诊记录及居民健康档案信息。居民不必往返各个科室，在手机端即可完成缴费、检验检查报告查询，健康信息惠民工程让居民就医更方便，就医体验更舒适。

# 大连金普新区城乡一体化"智慧医疗和数字卫生"

　　大连金普新区区域卫生信息化建设以业务和管理需求为导向，经过五年的建设，大连金普新区已实现以全民健康档案为中心的区域卫生信息化和以电子病历为中心的医院数字化建设工作；建立了包括区域公共卫生、基本医疗、医疗保险、基本药物制度、综合管理等主要业务的统一高效、资源整合、互联互通、信息共享、透明公开、使用快捷、实时监管的区域卫生信息化平台；形成了电子健康档案与电子病历中心数据库，在全区实现了城乡一体化的"智慧医疗和数字卫生"。

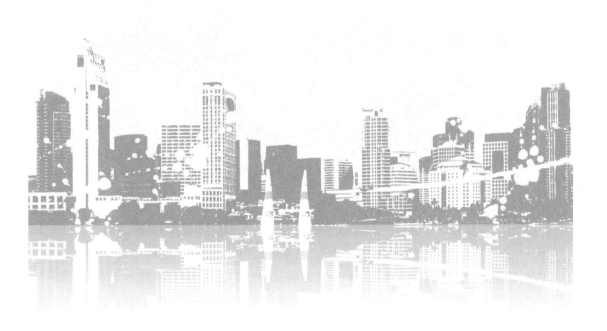

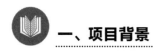

# 一、项目背景

　　金普新区是全国第 10 个、东北地区第一个国家级新区，也是目前为止全国 19 个国家级新区中陆域面积最大的新区，总面积 2299 平方千米，常住人口 161 万人。这里相继诞生了"神州第一开发区"——大连经济技术开发区、高新技术产业园区、保税区、金石滩 5A 级旅游度假区、出口加工区、保税物流园区、保税港区；金普新区成为全国拥有国家级功能区数量最多、功能最全、优势最明显、最具发展活力的区域之一，成为大连乃至辽宁、东北对外开放的制高点和发源地。现有企业近 6 万家，其中，外资企业 5000 多家，引进了英特尔、辉瑞制药、大众变速器等近 70 个国家和地区的世界500 强企业投资建设的近 100 个项目，培育了石油化工、电子信息、装备制造、汽车整车及零部件、生物医药、港航物流等产业集群，形成了以工业为主导的现代产业体系。金普新区地处东北亚地理中心位置，建有 10 万吨级集装箱、30 万吨级原油和矿石、大型粮食和汽车滚装等现代化专业泊位，与160 多个国家和地区的 300 多个港口有贸易往来。对内是东北地区海陆联运中心，对外是东北亚国际航线的要冲，是东北地区走向世界的海空门户，也是与东北亚国家经贸往来和开放合作的重要枢纽。

　　2018 年，全区实现地区生产总值 2437.9 亿元，财政总收入 358 亿元，一般公共预算地方级收入162.1 亿元，固定资产投资 535.9 亿元，实际利用外资 22.2 亿美元，进出口总额 3335.5 亿元，规模以上工业增加值增长 17.7%，社会消费品零售总额 743.9 亿元，城镇居民人均可支配收入 45540 元。卫生信息化建设是深化卫生改革、促进卫生健康事业发展的重要支撑，是加快政府职能转变，增强公共服务能力的有效手段。2013 年，管委会提出了全面推进医疗卫生信息化建设工作的要求，进一步加快医疗卫生信息化建设步伐，促进区域医疗卫生信息资源共享，提升医疗卫生信息化水平，满足区内人民群众日益增长的医疗卫生服务需求。2014 年，在管委会的高度重视和全力推动下，以区域卫生信息平台为核心，以公立医院信息化建设为重点，以加强基层医疗卫生机构和公共卫生机构的信息化协同建设发展为目标，启动了"大连金普新区医疗卫生信息化建设项目"。按照管委会工作要求，相关部门紧紧围绕"政府强化责任、机构优化服务、百姓得到实惠"的工作思路，经过五年的努力，金普新区医疗卫生信息化建设项目全部完成，卫生信息化总体框架显现。

　　运用"互联网＋医疗"技术可推动医疗卫生服务的根本性变革，实现多方共赢：对于卫生行政部门来讲，可更好地推动医疗卫生资源的优化和整合，促进医疗服务模式改革，提高医疗资源配置效率，支持基层医疗机构发展，扩大基本卫生健康服务惠及面；对于医疗行业来讲，可更加便捷地推动网络医院的发展，优化医疗服务流程，提高医院的运营管理绩效；对于医护人员来讲，通过发展和完善预约诊疗、智能提醒、业务协同、双向转诊系统，方便诊疗活动，拉近与患者的距离，提高医护人员之间的在线协作效率；对于患者来讲，更方便地获得医疗健康服务、简化就医流程、减少等候时间、改善看病就医体验、推动个体化医疗健康服务，更好地实现自我健康管理。

　　金普新区医疗卫生信息化建设项目的实施，全面提升和完善了金普新区卫生信息化整体水平，实现了医疗卫生资源的互联互通和患者就诊信息的区域共享，为辖区居民建立了统一的、可管理的终身电子健康档案，实现了"居民健康档案跟人走"的目标，对有效落实医改措施，提高医疗卫生服务质量和效率，降低医药费用，促进人人享有基本医疗卫生服务目标的实现具有重要的战略意义。金普新区卫生信息化建设永无止境，实施区域卫生信息化建设，平台、应用与链路的建设是手段，实现行业数据采集、共享和复用，为行业决策和卫计业务提供助力，为百姓看病就医提供便利才是根本目的。今后，金普新区将紧密结合智慧城市建设发展规划和战略部署，根据百姓健康服务需求，以惠民、便民为抓手，进一步提高认识，增强责任感和使命感，加快推进金普新区卫生信息化建设，逐步实现健康服务均等化，提高金普新区居民的健康水平。

 **二、解决的主要问题**

### （一）医疗卫生基础设施条件得到改善

　　加快卫生信息化硬件建设、专网建设，加强信息安全，建立基于区域卫生平台实现相连相通的医疗协同，实现医疗资源共享共赢、提升质量、造福百姓。

### （二）区属数字化医院建设水平得到提升

　　金普新区4家区级医院和19家街道社区卫生服务中心统一部署医院管理系统（HIS）、实验室信息系统（LIS）及电子病历系统，提高医院管理服务水平。

### （三）摆脱信息孤岛旧状，实现区域卫生信息互联互通

　　根据金普新区区域卫生信息平台总体规划，金普新区积极部署，实现全区一张信息专网，即卫生信息政务专网，覆盖区、街道（乡）；建立区级卫生信息平台，完成公立医疗体系中的卫生信息平台的搭建。目前，已实现区属二级医院和三级医院、社区医疗机构和公共卫生机构之间的信息互通与共享。

### （四）基于卫生信息平台，实现区域医疗业务协同

　　加强公共卫生、医疗服务、医疗保障、药品管理和综合管理等业务应用系统，建设居民电子健康档案、电子病历、全员人口信息等三个基础数据库，将卫生信息平台作为枢纽，整合业务功能和应用，通过互联互通，实现资源共享，进一步实现临床辅助诊疗、居民健康档案共享调阅、医疗与公共卫生协同应用。

#### （五）为卫生业务监管和领导决策提供数据基础

医疗效率、医疗质量、医疗费用、卫生服务等的自动分析、监控、统计和展示，为强化医疗监管提供有力支撑，管理人员通过平台监管医疗行为和卫生服务，及时发现问题，及时应对。对于卫生行政部门来讲，可更好地推动医疗卫生资源的优化和整合，促进医疗服务模式改革，提高医疗资源配置效率，支持基层医疗机构发展，扩大基本卫生健康服务惠及面，区域信息化建设实现了区域医疗卫生信息大融合，成为决策者的得力助手。

 **三、具体做法**

全民健康信息化建设以"金普新区卫生数据中心"的建设为核心，以建立健全金普新区各级卫生机构信息化系统为抓手，通过标准规范（数据规范、业务整合规范、应用规范、管理规范、安全规范、技术规范等）的建立和实施，消除卫生领域信息化建设中存在的"信息孤岛"现象，医疗机构是人口健康信息平台的网底，是平台的主要数据来源和业务执行机构。

为保证平台的建设思路能够得到有效的贯彻，需要结合平台要求建立区域的相关数据与功能标准，指导各级医疗机构完成标准化信息通信接口改造。在这个过程中，医院对标准的执行力度将会对平台目标的实现造成影响，由此，需要加强医院领导对平台的认知，由医院与市卫生局共同协调相关厂商完成接口改造。

集中整合辖区范围内各医疗机构和卫生职能部门的数据信息资源，并在此基础上，统一构建面向全区公立医疗机构的数据采集、共享、分析平台，面向卫生资源的管理及相关决策平台，面向业务人员的服务辅助平台，面向全区居民的健康档案系统，以及医疗诊治和社区卫生服务过程中多层次、全方位的卫生信息服务体系，全面提升金普新区卫生信息化管理服务水平。

#### （一）建设原则

##### 1. 整体规划，分步实施

按照金普新区医疗卫生信息化建设的总体部署和要求，结合实际情况，进行详细调研分析，在充分利用旧有资源的基础上避免重复建设、资源浪费，从整体上规划安排，分步骤、分阶段稳步实施。

##### 2. 适用性，先进性

金普新区医疗卫生信息系统要适应医疗卫生（计生）机构现实业务需要，同时采用国内先进系统架构理念和技术，为今后发展及系统升级留有空间。

### 3.安全性，可靠性

金普新区医疗卫生信息系统必须保证业务处理系统的安全性，数据信息资料的完整性、可靠性。

### 4.扩展性，兼容性

充分考虑金普新区医疗卫生机构现有信息系统的使用情况，兼顾与社保等其他系统，以及与市卫生信息系统实现双向交互，满足扩容和集成需求。

## （二）建设范围

### 1.搭建卫生信息化基础环境

在金普新区信息中心部署了综合应用服务器、公卫服务器、核心数据库服务器、数据交换服务器、Web 应用服务器、数据中心交换机、核心交换机、中心控制管理与防病毒服务器、防火墙、数据库审计系统等硬件设备，开通覆盖了全区医疗机构的政务网访问范围，实现了区域卫生信息共享和交换平台及社区公共卫生服务管理系统的集中部署与访问，如图 2-8-1 所示。

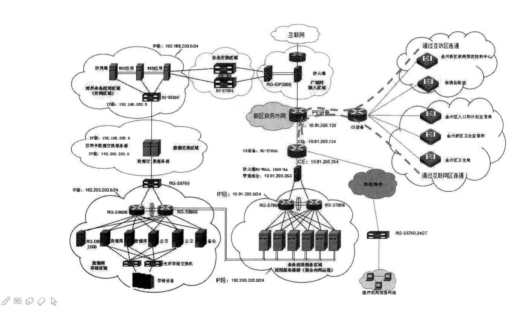

图 2-8-1　网络拓扑图

### 2.数字化医院、数字化社区卫生服务中心（乡镇卫生院）建设

2015 年至今，金普新区 19 家社区卫生服务中心及乡镇卫生院医院管理系统（HIS）、实验室信息系统（LIS）均正式运行使用，功能日渐完善；大连金州新区第二人民医院、大连金州新区第四人民医院、大连金州新区中医医院、大连金普新区妇幼保健医的医院管理系统（HIS）、实验室信息系统（LIS）、物资管理系统全面运行使用，电子病历系统部分部署并运行。

本期项目，拟建设卫生专网、卫生数据中心、区域卫生平台，并建设卫生监督所、疾病预防控制中心、区妇幼保健院、二级医院、社区卫生服务中心等医疗机构信息系统，并接入到平台，实现区域内医疗信息数据交换和共享。

### 3. 搭建区域卫生信息平台

#### （1）标准本地化

人口健康信息平台是一个复杂的工程，其包括基础的平台建设以及基于平台的应用建设。数据是所有应用的基础，平台建设优先考虑"互联互通、数据共享"，先将与业务关联度不是很紧密的基础工作做好，实现对全区所有公立医疗机构的数据采集与整合，建立居民健康档案。为保证数据质量，金普新区建立了一套完整的数据质量管理机制，以量化的形式对各机构的数据质量进行客观评价，并对其中存在的问题进行精确定位，提示对接入医疗机构进行纠正，同时将数据质量纳入年度考核，使之成为各机构的日常工作。

①系统总体构架：采用基于多层构架的 B/S 和 C/S 相结合的方式，应用平台符合开放性、流行的网络技术和标准，构造完整的多层架构应用体系，平台应用均采用 B/S 模式，基层医疗单位基础信息系统可采用 C/S 架构，但必须能将信息数据准确、及时上传至数据平台。

平台采用基于 J2EE 的多层体系架构，采用基于 SOA 的 ESB 框架，综合运用数据交换、XML、Web Service 和虚拟化等技术。

②标准化组件：遵循国家标准规范，由基本数据集标准、数据代码规范标准、数据传输规范标准、数据交换接口标准组成。基本数据集标准用来规范业务逻辑模型，从逻辑层面规范业务数据的存储规则；数据代码规范标准用来规范外围通用指标的逻辑模型，从逻辑层面规范代码数据的存储规则；数据传输规范标准用来规范数据传输的技术规范，从技术上实现系统之间卫生数据的交换方法。

③业务系统组件：应用系统组件化设计使组件之间逻辑隔离，采用标准的接口系统有机地整合在一起，这样有利于升级扩展。增加一个子系统时，已有系统无需中断，可以联机实施，如果要升级或替换一个子系统，其他相关系统不会受到影响。

④系统安全组件：必须保证数据信息的安全性和保密性。保证系统在运营过程中管理的各种资料的信息安全，保证系统与其他相关系统信息交换过程的安全，保证系统业务管理体系的安全。

⑤数据交换组件：将现有的分布、异构的多个业务应用系统，通过先进的中间件技术进行集成，建立整合数据平台。在整合的数据中心的基础上，对信息资源进行综合利用，提供完整、统一的数据展现。能够支持对整合后的原始数据进行多维分析、深度挖掘，加强信息的分析和监控能力。

技术体系要求：要求采用基于 J2EE 的多层体系架构，采用基于 SOA 的 ESB 框架，松耦合的设计分析方法，综合运用数据交换、XML、Web Service 和虚拟化等技术，实现平台的服务组件化、系统模块化，保障系统的扩展性，以适应医疗卫生业务的需求变化，保证系统可持续运行。要求全面遵循国家电子健康档案、电子病历等技术标准和规范；全面支持业内各类成熟的、普遍接受的技术标准，如 XML 标准、HL7、CDA R2、IHE XDS、WEB Service，以及软件工程等相关标准。

　　遵照《健康档案基础架构与数据标准（试行）》《电子病历基本架构与数据标准（试行）》《基于健康档案的区域卫生信息平台建设指南（试行）》及《基于健康档案的区域卫生信息平台建设技术解决方案（试行）》，参考 IHE、HL7 等国际标准，建立适合金普新区实际情况的本地化标准，指导各级医院信息系统的改造和接口的开发，便于不同机构、不同系统间信息的互联互通。

　　（2）信息共享个性化

　　金普新区在全民健康信息平台上搭建应用 App、移动医疗及人工智能等新技术，汇聚来自各方的信息源，能够让大众自发形成有效的数据开发应用机制，让人们都有机会在平台上贡献数据，也能利用和使用数据，在隐私保护和信息安全允可的范围内，构建各种各样的健康应用服务，为大众的健康长寿提供多样化、多层次的健康服务。

　　金普新区区域卫生信息平台可采集金普新区社区和医院的数据，可通过数据交换共享平台与市级卫生信息共享平台形成数据的联通数据传输方式（如图 2-8-2 所示），通过前置机数据采集、备份、抽取至中心端数据库，并清理重复数据、无效数据，通过中心存储库，把数据抽取至各系统库中。金普新区区级数据中心与市级卫生数据中心之间接口建立在大连市统一的数据标准之上，实现定时向大连市数据中心传输医疗卫生相关业务数据。

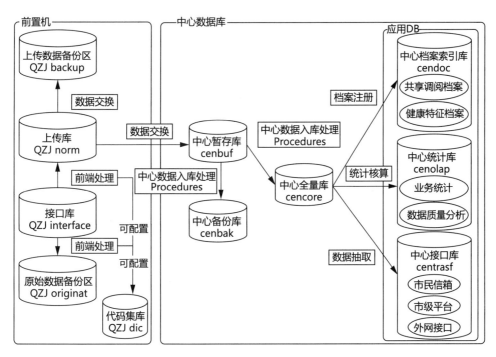

图 2-8-2　数据抽取存储图

　　人口健康信息平台是面向居民的、为业务管理提供服务支撑的平台，主要体现在两个层面：一是业务管理的需要，二是居民本身的需求，只有找到业务管理与居民意愿之间的平衡点才利于平台后期的推广应用。通常情况下，业务上有明确要求、需要对患者进行严格管理的，需要遵照业务要求管理；业务上要求不是很明确的则充分考虑患者自身意愿，充分体现"知情同意"原则。鉴于平台所涉及的信息均为患者本身的隐私信息，平台的建设需要严格控制信息共享、使用的权限，防止信息的过度应用对患者造成不良影响。

（3）业务协同化

金普新区全民健康信息化项目的目标是实现跨条线的业务协同。在既有健康管理的格局下，原有的条线管理模式在给基层工作人员带来了大量重复工作的同时，造成健康管理效率的低下，服务质量难以提升。

①POS 系统：POS 系统业务库中数据，通过平台接入端数据采集接口提交到平台，其中健康档案文档数据以 XML 文档形式提交到健康档案文档库中，其他数据（如注册信息、条线数据）提交存储到业务数据库中，如图 2-8-3 所示。

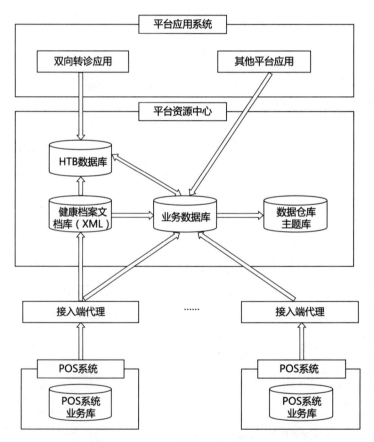

图 2-8-3　POS 系统接入平台数据应用图

②健康档案文档库：健康档案文档库是 XML DB 格式。目前所有健康档案文档都采用 XML 格式，其中，部分模型成熟的文档会采用标准的 HL7 CDA 格式，随着项目建设的深入，所有健康档案文档都会采用标准的 HL7 CDA 格式。对于已采用 HL7 CDA 格式的文档，在保存到健康档案文档库的同时，会通过 HL7 消息的格式，同步写入 HTB 数据库中。同时，健康档案文档数据也会根据数据分类动态拆分提取到业务数据库不同的数据表中，以便支持数据更深层次的利用。

③业务数据库：业务数据库采用传统的关系数据库形式。存储的内容包括注册信息、各个条线数据、平台应用数据、平台系统数据及从健康档案文档库中提取后的数据。业务数据库也作为数据仓库主题库的来源。

④数据仓库：数据仓库从业务数据库中根据不同主题抽取数据形成主题库。

⑤ HTB 数据库：目前，HTB 数据库只存储双向转诊应用的数据和已经采用 HL7 CDA 格式的健康档案文档的数据。由于采用 HL7 标准在业务和技术上存在难点，所以本期建设中，更多把采用 HL7 标准作为一个科研性质的尝试，待成熟后，再在平台其他部分进行推广使用。

⑥平台应用：平台应用除了双向转诊采用 HL7 标准基于 HTB 进行开发外，本期建设中其他应用均采用传统的普通关系数据库形式。

业务协同化对应不同条线间的工作并进行优化，明确不同条线人员的职责，并通过信息化的方式实现对整个过程的流转与监控，促进条线业务的交流，优化资源配置，提高工作质量。

（4）服务互动化

金普新区全民健康信息化建立了"金普新区卫生数据中心"，对原本分散的医疗卫生服务信息进行集中存储与整合，在对身份进行识别的前提下实现以"居民"为核心的统一健康档案的构建。信息共享是"金普新区卫生数据中心"的基本功能，为满足不同业务条线、不同临床科室对信息的不同需求，也为凸现信息平台价值，金普新区全民健康信息化项目在统一健康档案的基础上面向不同用户提供不同角度的信息，协助用户快速获取患者的相关疾病或健康状况的关键信息，便于展开治疗或进行有针对性的卫生服务。

大连市金普新区基于健康档案的区域卫生信息平台项目数据仓库建设技术框架如图 2-8-4 所示，采取"业务数据镜像库、数据仓库、展示平台"三级架构。

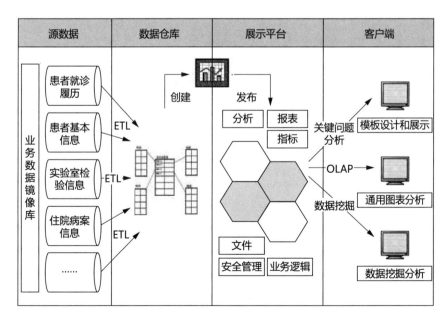

图 2-8-4　系统框架图

①业务数据镜像库是区域卫生信息平台中心业务数据库的镜像库，定时与区域卫生业务数据库进行同步，为后面的数据转换、数据仓库建立提供稳定、可靠的数据源。镜像库的设置，主要是为了缓解 ETL 过程中频繁访问生产数据服务器产生的大批量数据交换对金普新区区域共享平台及网络造成的压力，并最大限度降低数据仓库对原有业务系统的影响。

②数据仓库是数据整合汇总中心，以业务需求为基础创建镜像库数据的抽取整理规范及流程，抽象出满足业务分析主题的度量和维度，区分事实表与维度表，按照"星形模型""雪花模型"的方式建立事实表与维度表之间的关联关系，将原有的二维数据表转换成以分析主题为中心的多维表。数据仓库的建立，可以有效地管理业务数据，为数据展示、挖掘利用奠定基础。

③展示平台即为利用商务智能相关产品构建统一的报表分析平台，为所有业务报表分析的访问需求提供统一服务入口，为最终用户提供数据访问方式，用户可以通过 Web 页面、Office 软件、E-mail等方式访问报表平台中的报表、查询、OLAP 分析和仪表盘。

金普新区全民健康信息平台在具体运作过程中面向不同的用户提供不同的服务，平台通过对用户当前状态和工作任务的综合判断，给用户提供最合适的服务及相关的业务支撑，形成人机之间的良好互动，协助用户完成具体的任务。

**（5）服务互动安全保障**

系统应用级安全包括统一身份认证、统一权限管理等，而贯穿整个体系的是安全管理制度和安全标准，以实现非法用户进不来、无权用户看不到、重要内容改不了、数据操作赖不掉。

系统应提供基于"病人同意原则"的访问控制。

系统软件和应用软件都应具有访问控制功能，包括用户登录访问控制、角色权限控制、目录级安全控制、文件属性安全控制等。

系统软件（包括操作系统、数据库等）和应用软件等应定期进行完全备份，系统软件配置修改和应用软件的修改应及时备份，并做好相应的记录文档工作。

及时了解系统软件和应用软件厂家公布的软件漏洞并进行更新修正。

应用软件的开发应有完整的技术文档。

支持多种认证（数据库认证、LDAP 认证、第三方认证）。

电子病历/健康档案数据存储安全支持"杜绝超级用户"即应能防止数据库管理员（DBA）对敏感数据的非授权访问和修改，并提供对数据库管理员（DBA）操作的审计手段。

对数据库安全性，支持 NCSC（美国国家计算机安全中心）的 C2 级安全标准和 NCSC 的 B1 级安全级标准，并通过相关的测试；支持数据库存储加密、数据传输通道加密。

透明数据加密使用工业标准加密算法，内置管理方式对敏感应用数据提供透明加密。加密过程不需要数据库触发器、视图或者应用。透明数据加密在数据写入磁盘之前，自动加密并且在数据从应用中读出之前自动解密。加密和解密的过程对于应用和用户来说，完全是透明的。

需要严格控制对数据的访问。不同的人员能访问指定范围的数据，系统管理员只能进行数据库的日常管理工作，不能查看、修改数据。为了实现数据库中数据的更高的安全防范，从根本上防范由于系统管理员的过高权限导致的数据风险，需要通过域的方式对敏感数据进行划分，对系统管理员的权限进行分离，防止拥有很高权限的用户访问数据库中超越其授权职责范围的敏感应用程序和数据。

集中的数据库审计平台，能将多台源数据库上的审计数据安全地收集和保护，并分析生成所需遵循安全规则的审计报告。

 **四、建设成效**

### （一）建设区域卫生信息化标准体系

结合金普新区医疗卫生信息化总体框架，确定标准规范和建设内容的逻辑关系。在此基础上，根据国家卫生信息标准体系基本框架，确定本区域卫生信息标准规范体系，编制了金普新区卫生信息标准，包括《医院接入区级平台建设指南及评测标准》《基于电子病历的医院信息平台系统功能规范》《基于区级平台的应用功能规范》《数据交换技术方案》《电子病历信息交换接口标准》《基于健康档案的区域卫生信息平台数据交换标准》等，指导全区卫生信息化建设，使各医疗机构信息化系统建设有章可循，实用共享。

### （二）搭建卫生信息化基础环境

金普新区二级医院、乡镇卫生院、社区卫生服务中心完成卫生信息专网建设，实现了与金普新区信息中心的网络直连，通过服务器、存储设备、网络、前置数据交换、防火墙等硬件设备部署，实现了覆盖全区医疗机构政务网访问的数据互联互通。

### （三）建设区域卫生信息平台

金普新区区域卫生信息平台是实现区内各医疗机构（医疗卫生机构、行政业务管理部门及各相关卫生单位）基本信息系统数据交换和共享的区域卫生信息平台，是区内各医疗业务系统间信息融合的基础和载体，是多元化子系统整合的综合业务平台。贯彻卫生信息化顶层设计理念，建立区域卫生信息标准、统一的数据交换平台、数据质量管理平台、数据共享协调平台，实现了区域内跨机构间的数据汇聚整合和业务协同。建立数据质控管理、居民健康卡和健康档案信息调阅、网上预约挂号、双向转诊等应用，实现了区域医疗服务质量监管和公共卫生监管，为居民全程健康管理与服务奠定基础。具体业务功能如图 2-8-5 所示。

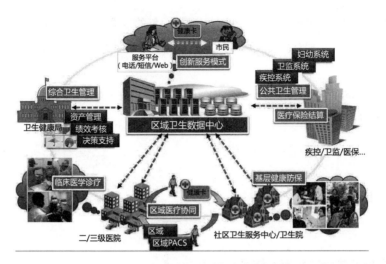

图 2-8-5　区域卫生数据中心结构

### 1. 区域卫生信息共享和交换平台

覆盖全区二、三级医院、乡镇卫生院、社区卫生服务中心的前置数据交换计算机与网络设备部署完成，各医疗机构通过卫生专网接入区域卫生信息平台，保障卫生信息高效、快捷和安全的传输，实现诊疗数据和检查检验数据的采集与共享，为区域业务协同提供数据基础。

### 2. 业务协同平台

为公众提供网上预约服务，为患者提供双向转诊服务，辅助医护人员进行居民健康档案信息调阅、诊疗、用药、检查检验信息查询及重复用药提醒等协同医疗服务。实现了医院、社区、疾控、监督等业务在区域内联动及健康档案互联互通，信息共享。业务协同平台工作流程如图 2-8-6 所示。

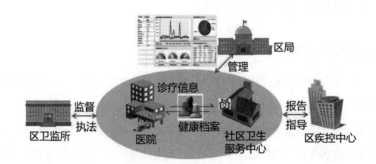

图 2-8-6　业务协同平台工作流程图

### 3. 健康档案浏览

个人电子健康记录（Electronic Healthcare Records，EHR）是以个人健康、保健、治疗为中心的数字记录，是以人为本的数字化健康档案。记录了个人从出生至死亡整个生命历程中的健康、保健、医疗信息，主要提供的功能包括个人信息、档案信息、医疗服务、慢病专项、体检专项、妇幼保健等，如图 2-8-7 所示。

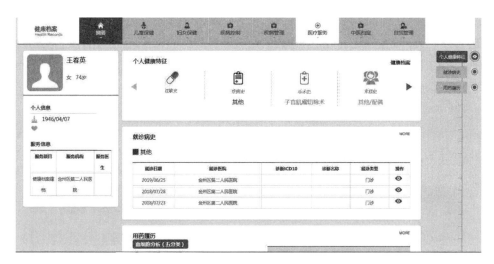

图 2-8-7 健康档案页面图

### 4. 双向转诊管理

通过对信息数据共享、反复利用，为患者提供资料传送、双向转诊等服务。当急诊患者需立即前往上级医院就诊时，社区可通过系统直接将患者的病史档案以及相关诊断实现转接。待就诊结束后，该档案可转回社区卫生院，以助于社区及时掌握患者健康状况，进行下一步诊断。患者转诊不再需要携带病历，仅提供自己的姓名或其他转诊信息，医生即可通过系统获知该患者所有信息，以助于下一步治疗。该系统将有效提高医院及社区转诊工作的效率和质量，减轻各类事务性工作的劳动强度。双向转诊流程如图 2-8-8 所示。

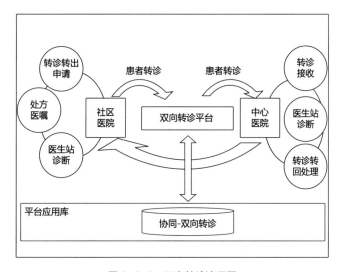

图 2-8-8 双向转诊流程图

### 5. 综合监管与决策平台

对公共卫生各业务开展情况和医疗服务监管的同时进行业务数据统计分析辅助决策。其中，公共卫生服务过程监管包括基层社区卫生服务机构开展的公共卫生服务业务监管、健康干预跟踪服务的各项服务监管，同时，涵盖各级公共卫生机构公共卫生业务联动、疾病预防与控制管理、突发公共卫生事件处理及卫生监督管理等。医疗服务包括医疗机构对患者进行检查、诊断、康复护理等方面的服务，以及与之相关联的其他服务。医疗服务监管是对上述医疗服务活动进行监督和管理，其目标是改进医疗服务绩效，保障医疗服务的质量、安全和效果，以助于医疗机构及从业人员对患者和公众负责。利用"决策支持平台"对获得的数据进行分析，可统计各医疗机构业务的日报、月报、季报、年报信息，如图 2-8-9 所示。

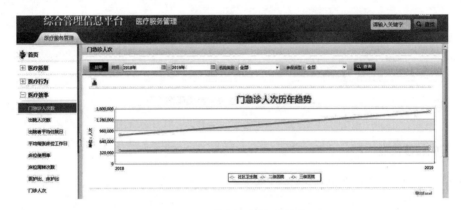

**图 2-8-9　综合管理数据统计图**

### 6. 数据质量监管

数据是各平台应用的基础，中心数据库数据质量的好坏直接影响具体应用的使用效果，数据质量控制是保证数据有效应用的关键。数据质量监管是对数据质量控制中异常数据的人为干预管理，例如，居民身份唯一性识别中重叠身份专项管理、各联网机构上传数据质量评估等。数据质量监管信息如图 2-8-10 所示。

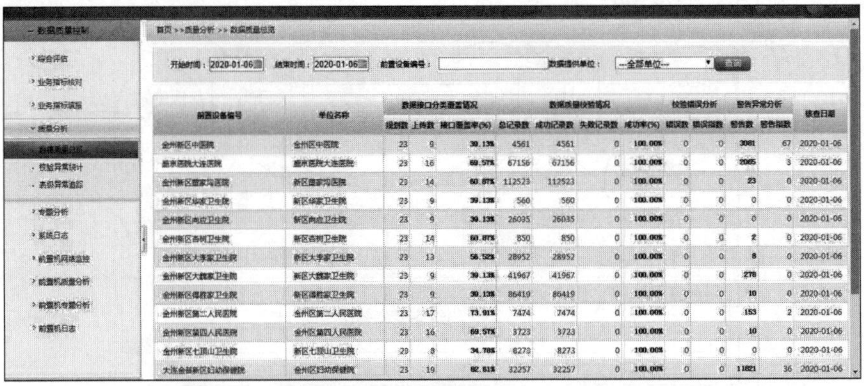

**图 2-8-10　数据质量监管图**

### 7. 预约挂号平台

居民利用预约挂号平台可进行预约人员注册管理及对不同医疗机构、科室医生挂号、预约，如图 2-8-11 所示。医疗机构管理市民发出的预约申请，通过短信平台推送预约信息，实现分时段诊疗服务。

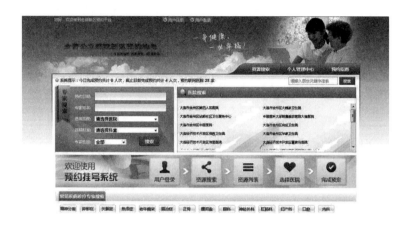

图 2-8-11　预约挂号首页图

## （四）数字化医院建设

2015 年至今，金普新区四家综合医院全面运行使用医院管理系统（HIS）、实验室信息系统（LIS）、电子病历系统、物资管理系统，具体功能如下：

### 1. 挂号与预约系统

该系统采用"以患者为中心"管理模式，以挂号、就诊、缴费、取药等就诊环节为轴线，主要提供患者基本信息登记、修改、维护及挂号、退号等功能，支持预约、限量、不限量、分时挂号。系统同时采集各医疗部门（科室）所属医生的详细工作量，使科室核算有准确的统计数据，为医院管理层提供决策支持。挂号与预约系统如图 2-8-12 所示。

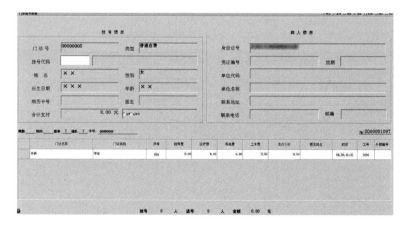

图 2-8-12　挂号与预约系统

## 2. 门诊收费系统

该系统实现患者费用缴退及门诊至药房间处方信息传送。系统可自动接收医生站医生录入的处方（支持多处方），为操作员提供收费发票完善跟踪管理，支持发票重打印、退票等操作，可进行缴费处理和缴费日报表打印。该系统主要为门急诊病人服务，可减少患者排队等待时间，提高划价、收费工作的效率和服务质量，减轻医务人员工作强度，优化执行财务监督管理流程。门诊收费系统如图 2-8-13 所示。

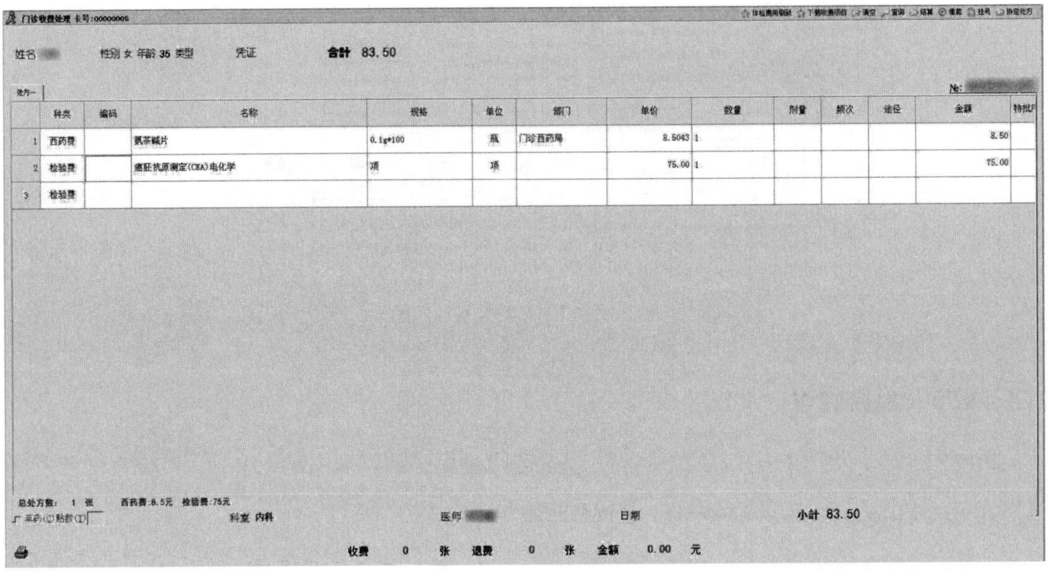

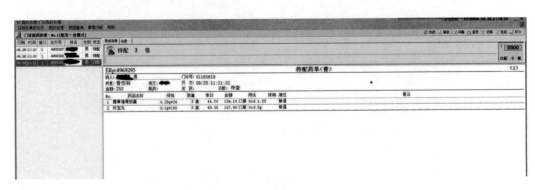

图 2-8-13　门诊收费系统

## 3. 门诊药房管理系统

该系统与门诊收费系统关联，可直接获取划价处方的药品列表。采用先配后取的发药模式，极大缩短了患者取药时间。同时，系统支持患者处方查询、任意时间段发药量查询及午间时间段发药患者查询等。门诊药房管理系统如图 2-8-14 所示。

图 2-8-14　门诊药房管理系统

### 4. 门诊医生工作站系统

该系统是医生为患者提供电子化医疗服务的辅助工具，其主要功能包括电子病历书写、处方在线录入、检查检验申请单自动生成、病人历次治疗信息查询、合理用药咨询、医保用药监控、门办综合管理等。系统采用下拉式汉化菜单，界面友好、功能完善、实用性强。与 LIS、PACS、PASS 等系统对接，为医保处方监控、医务临床分析提供必要的数据基础。门诊医生工作站系统如图 2-8-15 所示。

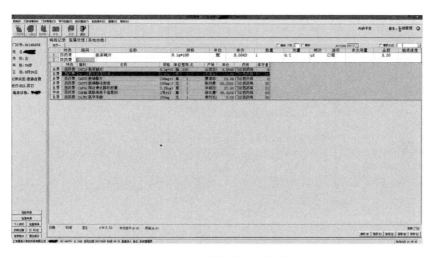

图 2-8-15　门诊医生工作站系统

### 5. 住院管理系统

该系统是医院的窗口系统，主要提供患者入院、出院、费用结算以及相关收入统计分析等服务。基于住院患者费用实时发生，系统可实现在院患者按人／日核算，及时发现欠费病人，使医院不再为病人拒交、漏记、误报，甚至"不辞而别"烦恼，彻底解决欠费、漏费问题。住院管理系统如图 2-8-16 所示。

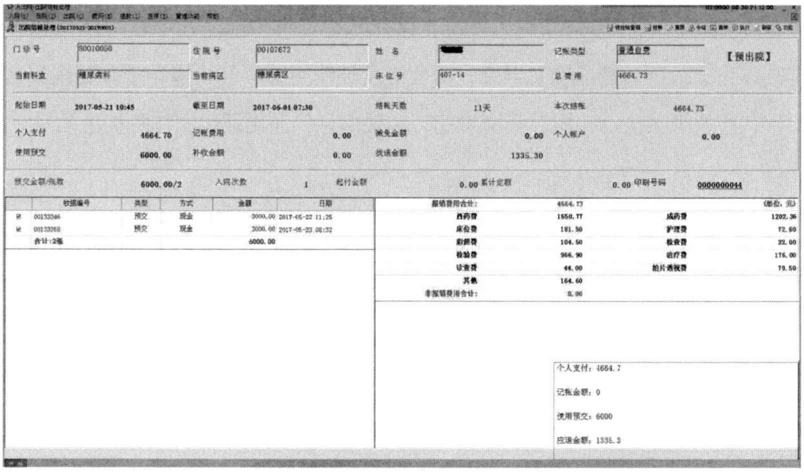

图 2-8-16　住院管理系统

### 6. 住院医生站系统

该系统是集住院病历书写、浏览、打印、医嘱管理、个人质控、查询统计于一体的综合型住院医生站系统。依托有效电子医嘱共享特质，优化临床操作流程，提升医生医嘱的安全性和规范性，减轻医护工作繁重性，改善医疗成本效益，带动移动医疗发展。住院医生站系统如图 2-8-17 所示。

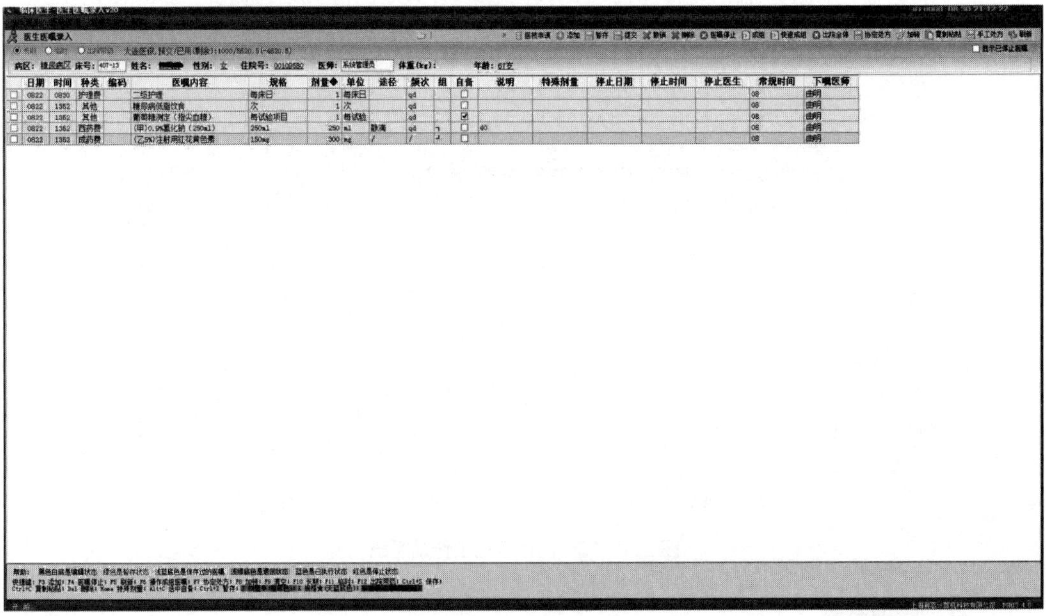

图 2-8-17　住院医生站系统

### 7. 住院护士站系统

该系统是住院病患的日常管理系统，主要包括病房床位分级管理、医嘱校对、医嘱执行，患者住院信息管理、病房分类管理、病房和患者信息、患者费用相关信息查询等。病区护士可通过直观的图形界面了解本病区的病床信息和病人状况，保障其在日常护理工作中及时获得患者的第一手资料。护士站与临床信息、药房药品信息共享，可实时反馈医生开具的检查申请，将医嘱信息分流到药房和各医技科室，监控医嘱执行，核对药房发药，实现信息传递无纸化。住院护士站系统如图 2-8-18 所示。

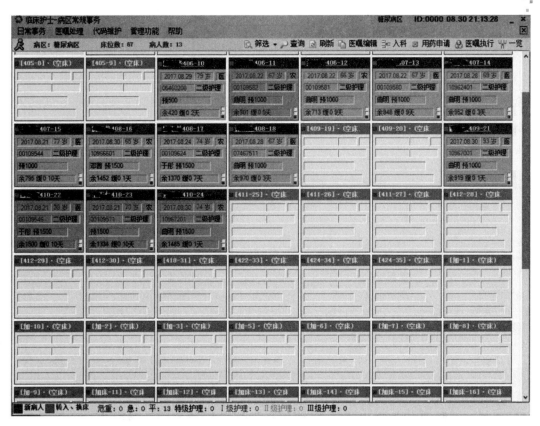

图 2-8-18　住院护士站系统

## 8. 住院药房系统

该系统是为病区服务的系统，主要包括日常发药、退药，处方用药清单、报表，以及人员工作量统计，药房、药库药品库存信息查询，药库新增药品提示等功能。系统可提高摆药、发药工作的效率和服务质量，降低药品损耗，减少医疗事故的发生。住院药房系统如图 2-8-19 所示。

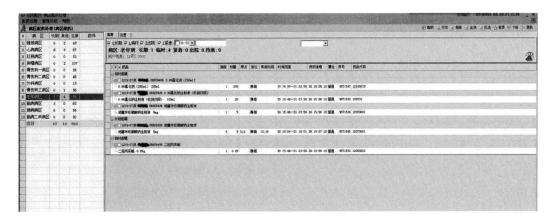

图 2-8-19　住院药房系统

### 9. 药库管理系统

该系统以合理、全面、准确的药品编码体系为基础，对药品数量、金额进行全面管理，包括建立药品库房入出库账目，制定合理库存水平，按批次和有效期进行药品分类管理和出库安排，毒麻、贵重药品特别控制等。药品从入库到出库至各药房、科室全流程均具有完善的审核功能，可实时提供药库库存、药品流向和消耗信息，还可根据现有库存、药品有效期以及往年同期的药品消耗情况，提供采购计划或应暂停采购药品清单，以提高资金利用率，避免不必要的损失。药库管理系统如图 2-8-20 所示。

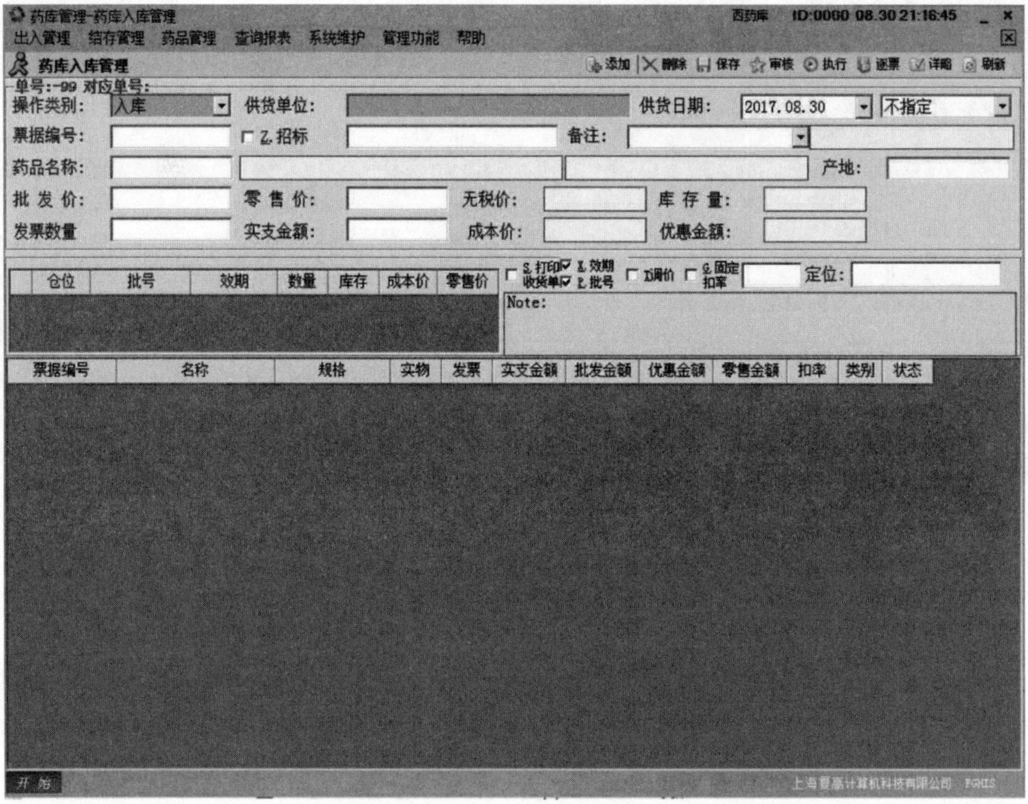

图 2-8-20　药库管理系统

### 10. 手术麻醉管理系统

该系统是住院患者手术与麻醉申请、审批、人员调配以及术后有关信息的记录和跟踪等服务的系统。系统自动接收住院医生或病区护士的手术申请，进行手术日程预约登记，手术医师、手术助手、麻醉医师、手术时间、手术间等排班信息安排，手术排班表和手术通知单打印。系统应用实现了费用核算、手术管理、麻醉管理、划价一体化；自定义手术套餐、手术模板，使手术信息、手术医嘱录入方便快捷；按医疗规范录入手术信息，为病案实时查询和统计分析提供详细数据基础。手术、麻醉是复杂的过程，合理、有效、安全的手术、麻醉管理将有效保证医院手术的正常进行。手术麻醉管理系统如图 2-8-21 所示。

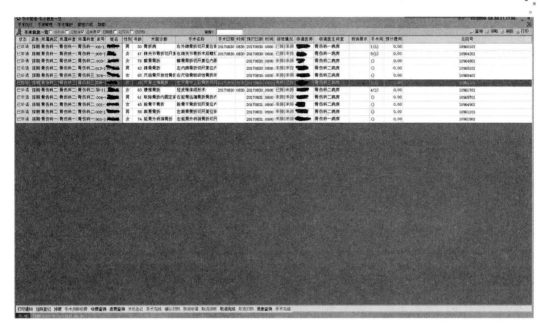

图 2-8-21　手术麻醉管理系统

## 11.实验室信息系统（LIS）

该系统为检验室开展检验工作提供有效的系统支持，实现信息电子化转移，减少在接收检验项目、报告结果和保存记录等工作中可能出现的人为误差，为检验结果查询提供更有效的方法，节省管理信息所需的索引时间和精力。实验室信息系统如图 2-8-22、图 2-8-23 所示。

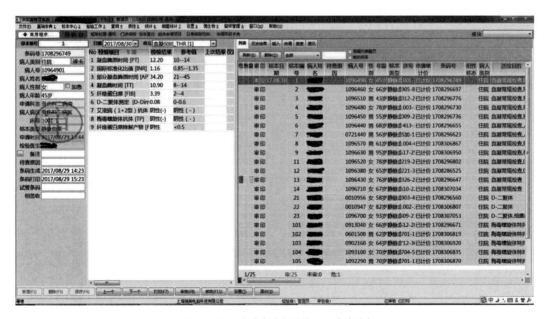

图 2-8-22　实验室信息系统——检验科室

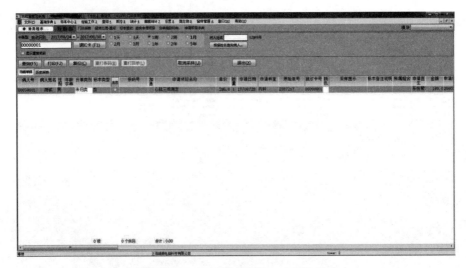

图 2-8-23　实验室信息系统——医生工作站

## 12. 电子病历系统

该系统是以患者为中心，面向医生、护士及相应管理者，涉及临床医疗、护理、管理等业务的临床信息系统。以电子信息技术为手段，实时采集整个医疗护理过程中产生的各类信息，传送至相关管理部门进行实时或不定时监管，提供集成化、系统化、信息一体化的解决方案。涵盖文字、数字、图像、医学影像等多种存储模式，包括病案首页、门诊病历、住院病历、病程记录、出院记录、手术记录等全部病历文书和各类医嘱、检查、检验结果，如图 2-8-24 所示。电子病历系统作为一个符合临床诊疗工作流程、支持医生开展医疗业务的临床信息系统平台，还含有医疗行为实时预警的质量控制系统，采用行为监控引擎为医院提供可设置的智能化、实时的、全过程的医疗质量控制。

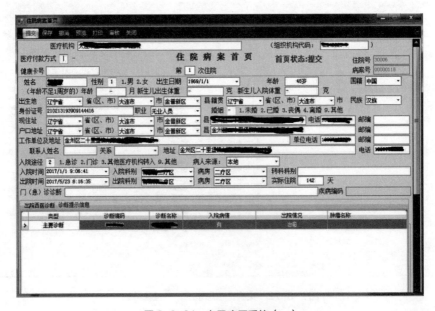

图 2-8-24　电子病历系统（一）

在提高医疗质量、保障医疗安全、维护电子病史合法性、保护患者隐私的前提下，电子病历系统稳妥发展，盘活存量，最大限度地保护医院原有信息系统资源。遵循统一标准，规范功能和模块接口，实现系统间互连互通、信息共享，增进临床工作效率，提高医疗质量，支持病历远程访问，有助于临床决策，控制、减少医疗成本。医护人员共享病历信息，减少医疗错误（提高病人安全性），提高临床文档质量，如图 2-8-25 所示。

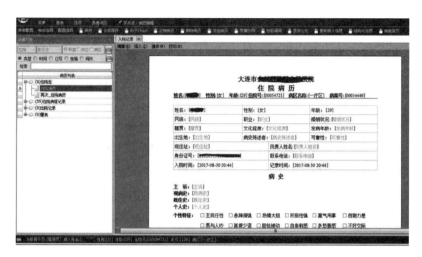

图 2-8-25　电子病历系统（二）

### 13. 护理管理系统

与传统纸质护理病历相比，护理管理系统明显提高了病历信息使用的实时性。护理电子病历是护理人员对患者病情观察和护理措施的原始记录，是医院质量管理的重要内容。包括人员档案管理、护理文书管理、病区管理、照护计划、体温单、质控管理、不良事件上报等。电子病历具有书写快捷、格式规范、记录清晰、时效性强、可在线保存、随时查阅等优点，在临床护理工作中充分体现了其先进性，有效提高了护理病历书写质量，减轻了文本抄写工作量。护理管理系统如图 2-8-26 所示。

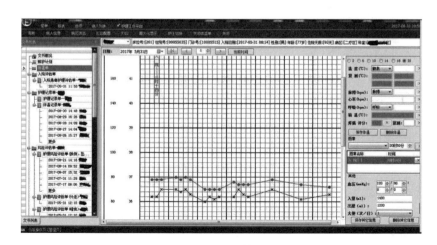

图 2-8-26　护理管理系统

## （五）社区数字化建设

2015 年至今，新区 19 家社区卫生服务中心及乡镇卫生院已正式运行使用医院管理系统（HIS）、实验室信息系统（LIS），功能如下：

### 1. 临床诊疗

以患者为核心的整个诊疗活动及临床信息整理、汇总、统计、分析均由与诊疗有关的系统工作站完成，包括全科医生工作站、住院护士工作站、门诊补液管理、LIS 检验系统等。

全科医生工作站记录门诊就诊患者主诉、现病史、诊断记录、检查项目及检查结果、处方用药等信息。以临床医疗服务为中心，实现医疗文件和流程的电子化，提供门诊基本信息管理、电子处方、处方管理（含基本费用控制）、检查检验报告调阅、公共卫生服务、预约挂号、病历监管、报表统计等应用，如图 2-8-27 所示。

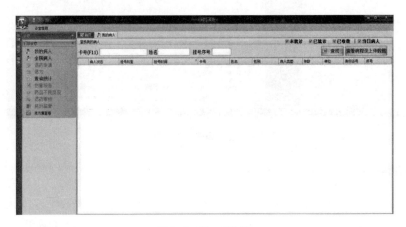

图 2-8-27　医生站

住院护士工作站负责协助病房护士完成对住院患者的日常护理工作。主要协助护士核对并处理医生下达的长期和临时医嘱，管理医嘱执行情况；协助护士完成护理、病区床位管理及基本费用管理等日常工作，如图 2-8-28 所示。

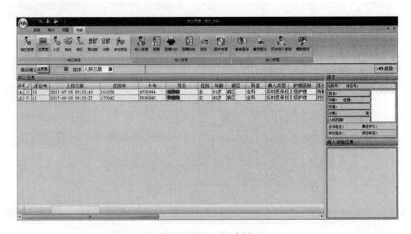

图 2-8-28　护士站

### 2. 药品管理

在社区卫生院，药品从入库到出库直至患者的临床使用，贯穿整个诊疗过程，其管理主要分为三方面，一是药品字典，包括新增药品、药品信息修改、药品启停用、药品调价信息维护等，如图 2-8-29 所示；二是药品库存管理，包括库存盘点、库存查询、报损报溢、报损报溢查询、药品养护、有效期报警、进销存统计、库存结转等；三是门急诊、住院发药，包括排药、发药、退药及统计等如图 2-8-30 所示。

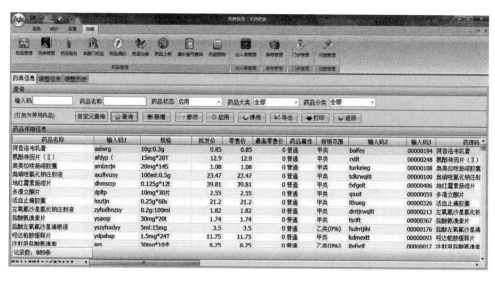

图 2-8-29　药典信息

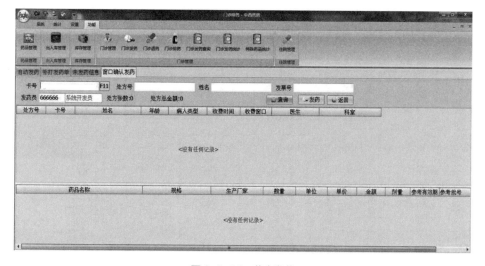

图 2-8-30　药房发药

### 3. 经济管理

将诊疗过程中各环节产生的费用数据整理、汇总、传输到各级相关部门，以供分析、决策，实现社区卫生院的财务与经济收支统一管理是医院信息系统的核心。具体包括门急诊挂（退）号，门急诊收（退）费，患者入、出、转院收费，卫材，财务与经济核算等。

门急诊挂（退）号管理实现根据号种计算挂号费用的功能，其既支持初诊患者信息实时录入，又支持复诊患者持身份证、医保卡、病历号获取各类病人信息。同时，支持退号、发票重打操作和挂号类别、票据、账户维护、数据统计查询等。主要包括挂号管理、数据维护、数据查询等，如图2-8-31、图2-8-32所示。

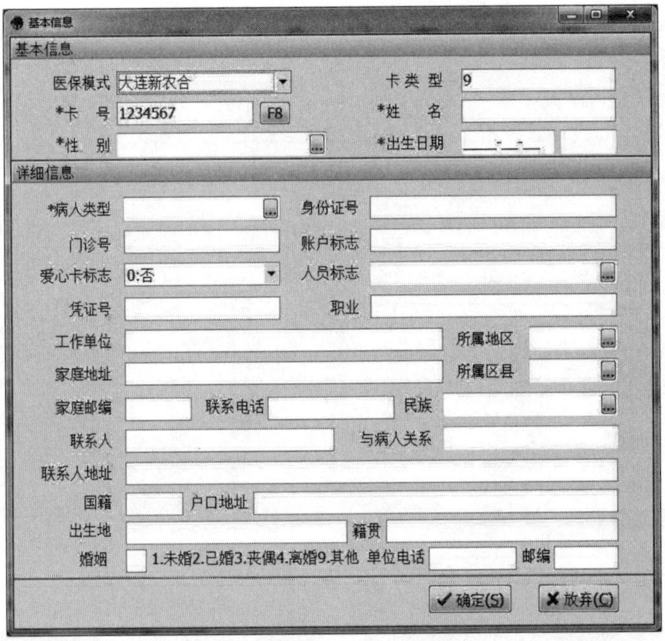

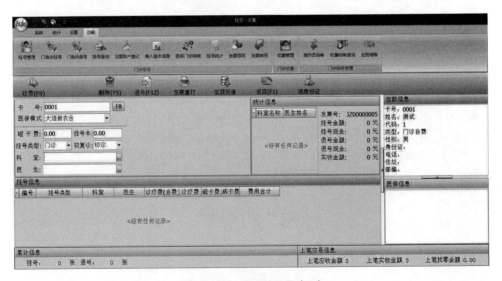

图 2-8-31　门急诊挂号（一）

图 2-8-32　门急诊挂号（二）

门急诊收费系统实现根据患者收费标识和是否初诊自动计算出费用明细，打印病历和处方头，支持退费。主要包括门急诊收（退）费、收费查询、家庭病床管理、操作员结账、操作员结账查询、发票领用，如图2-8-33所示。

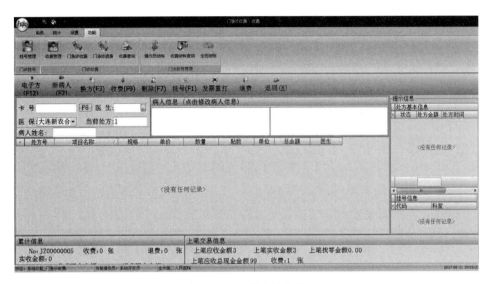

图2-8-33 门急诊收费

通过出入院管理系统提供的患者基本信息管理、入院管理、预交金管理、费用查询、补记账、出院管理、操作员结账等功能，实现住院患者基本信息登记及在院费用结算如图2-8-34、图2-8-35、图2-8-36所示。

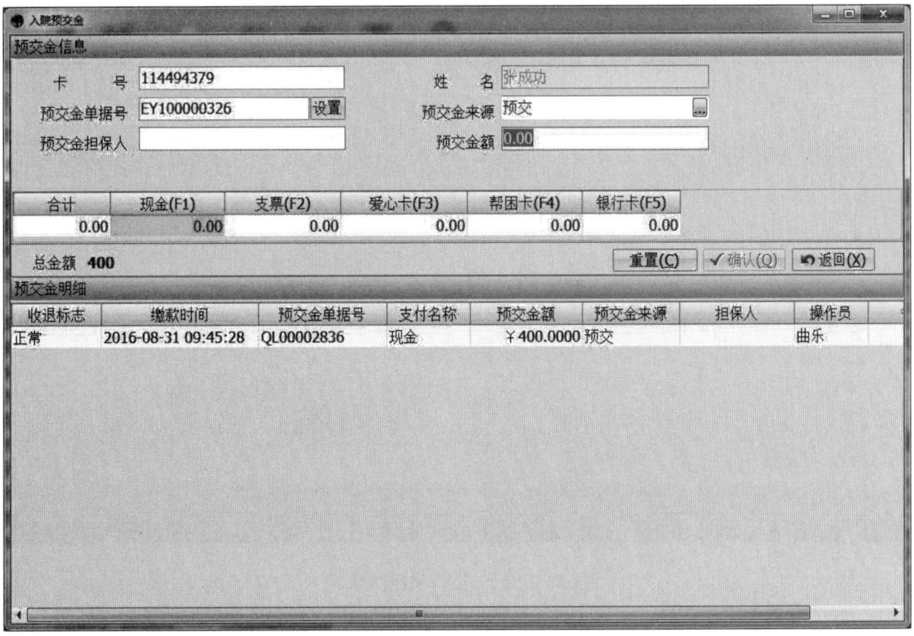

图2-8-34 预交金管理

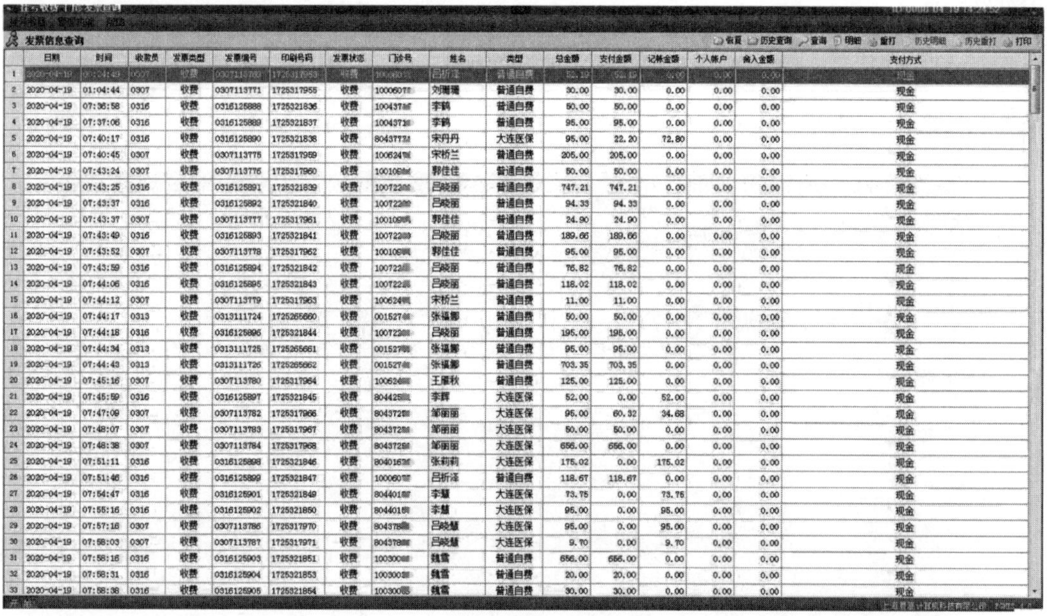

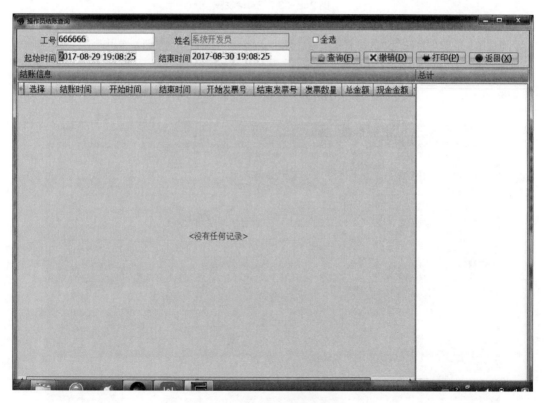

图 2-8-35 费用查询

图 2-8-36 操作员结算查询

### 4. 综合管理与统计分析

基于对患者诊疗记录的跟踪统计，实现社区卫生院对医疗数据的整合与管理，为领导决策提供数据基础。具体包括门诊量统计、门诊挂号统计、门诊科室费用统计、门诊医生工作量统计、病人费用统计、院长综合查询与分析等如图 2-8-37、图 2-8-38、图 2-8-39 所示。

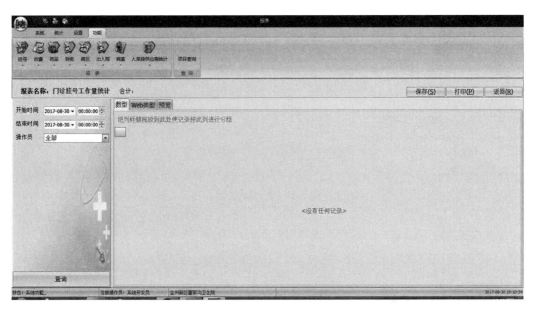

图 2-8-37　门诊挂号工作量统计

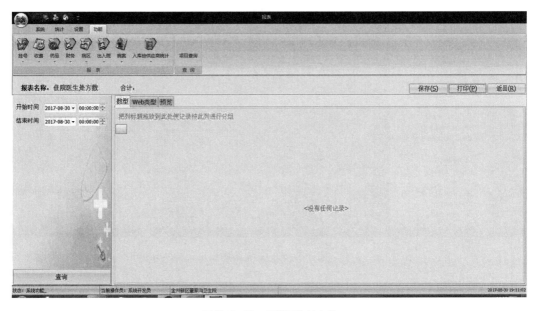

图 2-8-38　住院医生处方数

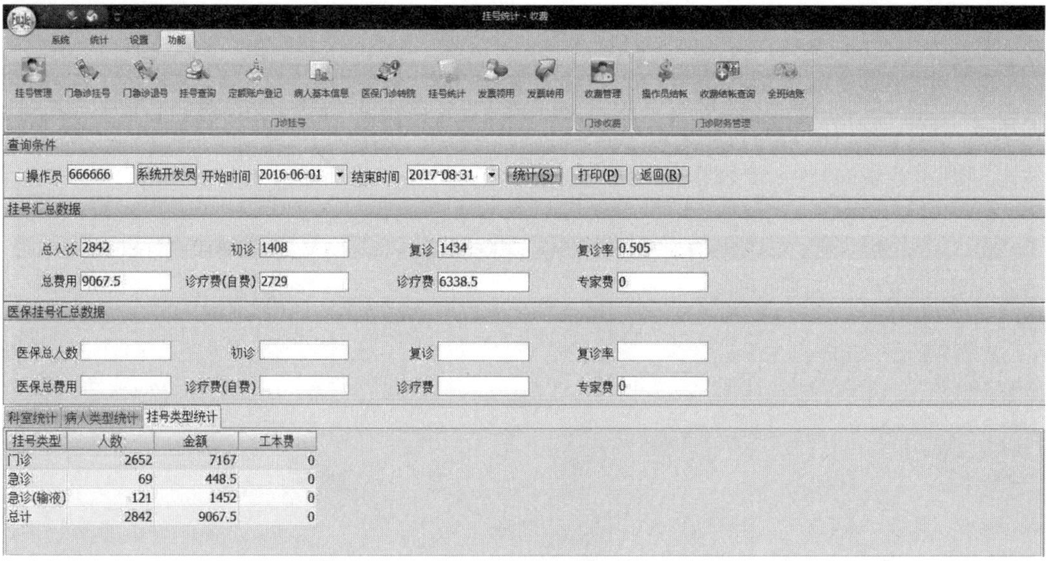

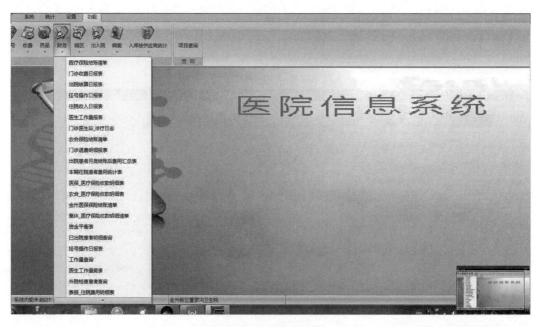

图 2-8-39    综合统计

系统根据各部门具体需求可进行相应报表自定义设计，如图 2-8-40 所示。

根据院长业务需求与格式定制个性化统计报表，例如，领导门诊量查询、每日清单、每月清单等。

图 2-8-40    自定义统计

## 5. 外部对接

为贯彻区域医疗卫生信息资源共享，提升医疗卫生信息化水平，满足社区群众日益增长的医疗卫生服务需求，社区信息系统实现了与大连市医保、新农合及金州老干部医保等接口的动态实时联接，确保各月医保核算准确无误；与区域卫生信息平台数据对接，确保业务数据、临床诊疗记录通过前置机每日定时推送到金普新区区域卫生信息平台，以供监管。

按照市卫生健康委员会统一指导要求，各社区卫生院居民健康卡用卡环境搭建完成。辖区居民可持居民健康卡在各社区卫生院就诊，届时，系统会将当次就诊记录写入居民健康卡内，如图 2-8-41 所示。全科医生接诊持卡患者时可通过居民健康卡读取患者信息，获取近来 5 次的就诊记录，如图 2-8-42 所示。药房可通过刷卡，实时读取医生开具的处方信息，完成排药、发药等工作。

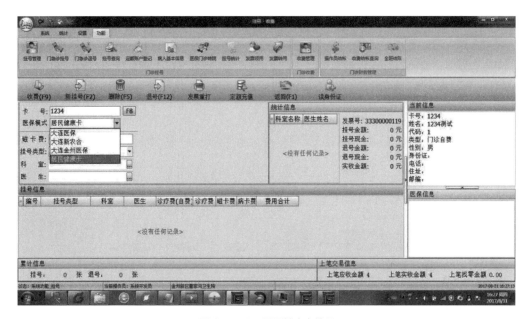

图 2-8-41　居民健康卡挂号

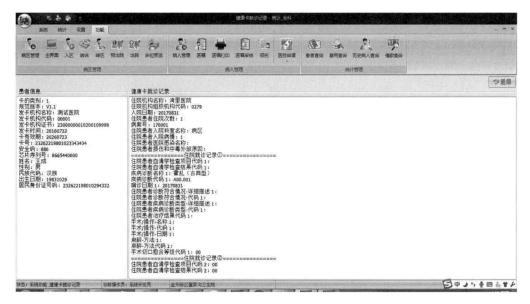

图 2-8-42　居民健康卡信息

以金普新区区域卫生信息平台为依托，社区医院系统实现了居民健康档案智能提醒、调阅功能，在全科医生工作站可实时动态了解患者在本辖区内二、三级医院、社区卫生院的就诊、用药等诊疗信息，如图 2-8-43、图 2-8-44 所示。

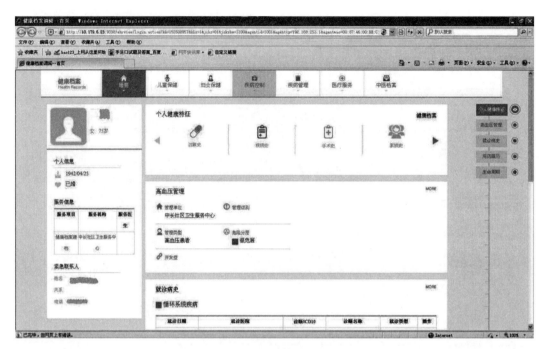

图 2-8-43　健康档案调阅——病人信息

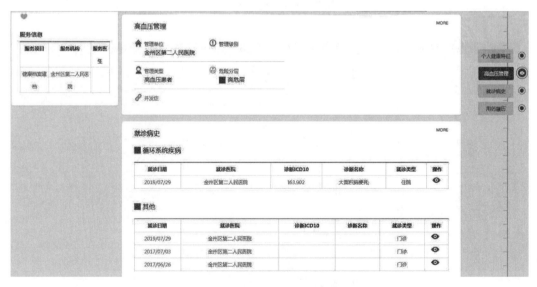

图 2-8-44　健康档案调阅——诊疗信息

### 6. 双向转诊

为配合国家医疗改革，分级诊疗模式未来在本地区的推进，社区信息系统与区域卫生信息平台协同联动，社区卫生院可结合自身治疗能力与分级诊疗病种，为患者办理相应转诊手续。接入金普新区区域平台的二、三级医院可对转入患者提供门诊或入院治疗服务。同时，社区医院也可对二、三级医院转回的患者进行后续康复治疗，如图 2-8-45、图 2-8-46 所示。

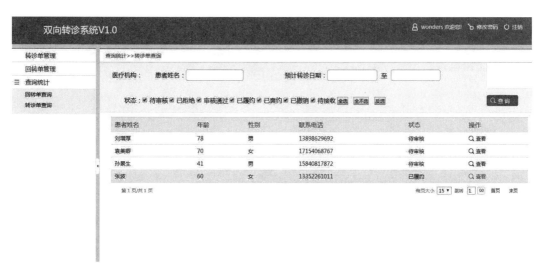

图 2-8-45　双向转诊——转出

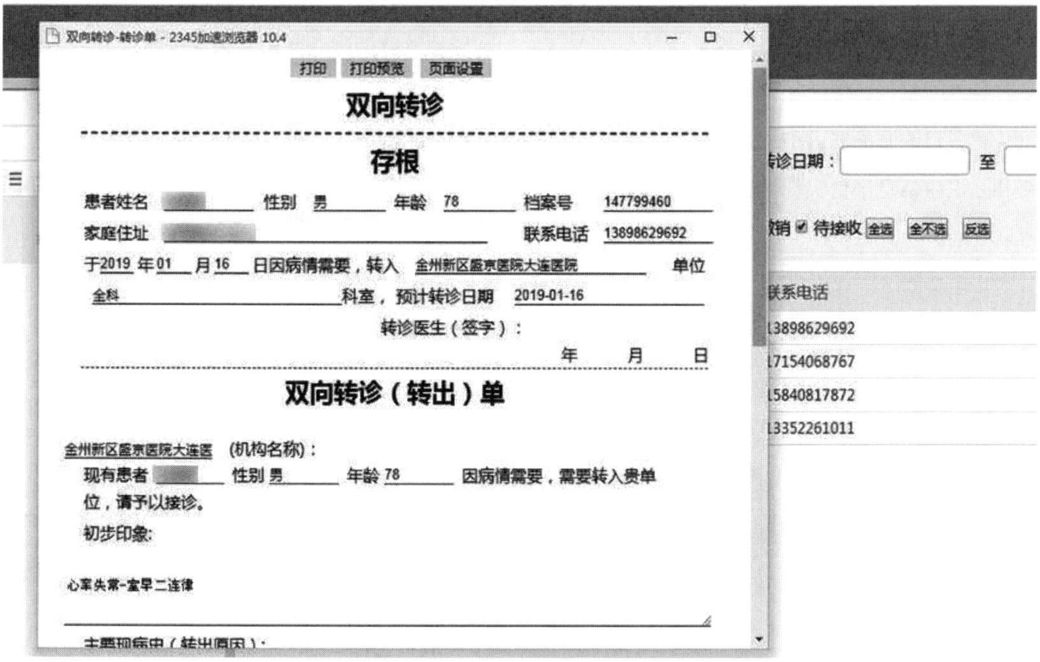

图 2-8-46　双向转诊——查询

通过金普新区卫生健康门户网站进行网上预约挂号，可减少居民在挂号窗口排队等待时间，缓解社区卫生院门急诊同一时段挂号集中就诊压力，如图 2-8-47 所示。

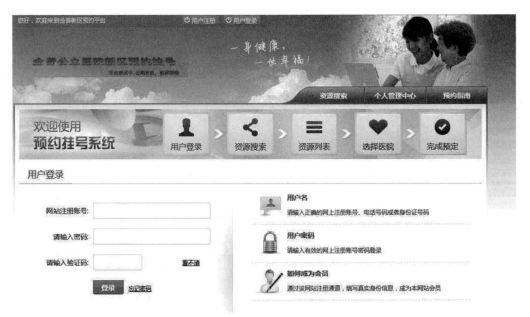

图 2-8-47　网上预约挂号

## （六）总体框架完善

本项目在区信息中心建设数据中心，部署区域卫生信息平台和核心系统，作为区域卫生信息平台数据共享和存储的中心。各入网的卫生机构通过光纤网络与区数据中心联接，实现互联互通、信息共享。各入网机构，包括区直属医院、社区卫生服务中心和乡镇卫生院可建立内部的医疗信息管理局域网，有各自的服务器，作为各医疗机构内部信息运行、管理的网络。区内各系统、各机构之间通过网络和区卫生信息平台实现信息的互联互通和业务协同。区内信息系统通过区卫生信息平台与市级平台互联互通。

1. 金普新区医疗卫生信息化项目整体框架包括信息基础设施、区级卫生信息平台、信息资源中心、应用支撑服务、基于平台的应用系统、公众健康服务门户、管理规范和信息安全等内容。

2. 采用行业内主流的技术架构，并以国家相关标准为指导，构建金普新区区域卫生信息化分层功能处理结构。通过进行关键需求分析，从而构建金普新区区域卫生信息化整体建设的系统架构，包括各子系统的交互接口设计、规范数据和服务标准。

3. 系统总体构架采用基于多层构架的 B/S 和 C/S 相结合的方式，应用平台符合开放性、流行的网络技术和标准，构造完整的多层架构应用体系，平台应用均采用 B/S 模式，基层医疗单位基础信息系统可采用 C/S 架构。

4. 平台采用基于 J2EE 的多层体系架构，采用基于 SOA 的 ESB 框架，综合运用数据交换、XML、Web Service 和虚拟化等技术。

## （七）体系建设标准化

一个信息化技术支撑体系，连接区卫生健康行政部门、医疗服务机构、公共卫生机构、计生服务机构以及健康相关部门，实现区域信息互联互通和融合共享，主要包括网络、存储和计算等基础资源的配置和部署、应用平台的建设，以及建立权责明晰、安全可控的信息安全体系。

1. 两个保障体系：全区全民健康信息化管理体系和全民健康信息化标准规范体系。既包括全民健康信息化在信息共享、互联互通、业务协同、公共服务、平台接口、安全架构、系统建设、绩效评估等相关技术标准建设，推进健康服务领域万物互联，又包括全区智慧服务体系的服务标准、业务流程、管理规范和评价制度、工作机制和保障措施，全面支撑医药卫生体制改革。

2. 两个数据中心（未来增加全员人口数据库和基础资源信息库）：以全区电子居民健康档案库和电子病历库为核心的医疗服务资源汇聚。

3. 六项业务管理：涵盖金普新区卫生健康部门有关公共卫生，计划生育、医疗服务、医疗保障、药品监督和综合管理 6 项业务应用系统，主要用于在区域卫生信息平台基础上面向计生卫生部门各业务工作协同服务和监督管理服务。

4. 十七个应用子系统：包括区卫生信息共享和交换平台、EHR 调阅平台、业务协同平台、卫生决策信息支持平台、短信服务平台、公共卫生服务过程监管系统、基本医疗服务过程监管系统、数据质量监管系统、健康浏览器调阅系统、数字化医院建设系统、社区医院信息系统、社区公共卫生服务管理系统、电子病历共享系统、双向转诊系统、居民健康卡（一卡通）系统、区域 OA 系统、健康服务门户。

通过大连金普新区卫生健康系统信息化建设及全面应用，截至 2019 年 10 月，中心端数据库总存储记录 1.1 亿条记录。其中，居民健康档案包括金普新区所辖 27 个街道数据，管理人数 86 万人，家庭档案 37 万份，老年人健康管理 16 万人，残疾人管理 8000 人，高血压管理 8.2 万人，糖尿病管理 3.3 万人，脑卒中 77 人，完成体检 77 万人，老年人（60 周岁以上）健康体检 34 万人，总记录达到 5400 万条。电子病历资源库累计存储数据达到 3900 万条记录。

 ## 五、提升思考

区域卫生信息化建设是一个技术复杂的庞大系统工程，政府与卫生健康部门要在认知层面高度契合，认识到信息化建设是新医改的重要支撑与抓手，信息化发展又是一个不断迭代的过程，需要可持续的关注与支持，卫生信息化建设永无止境。今后，我们将紧密结合金普新区智慧城市建设发展规划和战略部署，推进"互联网 + 医疗"等健康服务新业态，让区域卫生信息化建设成为支撑"人人享有基本的卫生保健服务"的重要平台，推进实施健康中国建设。

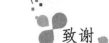

## 致谢

中国开发区协会                          大连市人民政府网站管理中心

大连金普新区管委会                      大连环宇阳光集团

万达信息股份有限公司

---

● **点评专家：耿　昭**

大连市信息惠民专家组组长、教授级高级工程师

金普新区区域卫生信息化建设以业务和管理需求为导向，实现了以全民健康档案为中心的区域卫生信息化和以电子病历为中心的医院数字化建设工作。建立了包括区域公共卫生、基本医疗、医疗保险、基本药物制度、综合管理等主要业务的区域卫生信息化平台，形成了电子健康档案与电子病历中心数据库，在全区实现了城乡一体化的"智慧医疗和数字卫生"。

金普新区医疗卫生信息化建设项目的实施全面提升和完善了金普新区卫生信息化整体水平，实现了医疗卫生资源的互联互通和患者就诊信息的区域共享，为辖区居民建立了统一的、可管理的终身电子健康档案，实现了"居民健康档案跟人走"的目标，对有效落实医改措施，提高医疗卫生服务质量和效率，降低医药费用，促进"人人享有基本医疗卫生服务"目标的实现具有重要的战略意义。

# 杭州智慧信用就医数字化工程：让百姓"最多付一次"

　　"先看病后付费"信用就医（以下简称"舒心就医"）是杭州"城市大脑"卫健系统的重要内容。"舒心就医"服务推出以来，已有2352万人次享受，就诊时间平均缩短一小时。这样的变革让医生更专心，省出的时间让医生去与患者多交流，促进了医患关系；目前，11家市属医院从开展舒心就医前的127个收费窗口，减少到目前的57个窗口，留下的窗口许多都改成老年人等特殊人群的服务专窗。

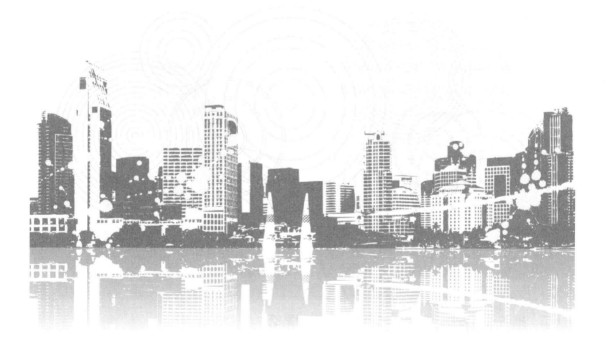

## 一、项目背景

"城市大脑"是杭州打造数字经济第一城、实现三化融合的重要成果，其中，"先看病后付费"信用就医（以下简称"舒心就医"）是"城市大脑"卫健系统的重要内容。

"舒心就医"通过与发展和改革委员会"钱江分"互通，实现"信用就医"，简化、优化看病流程，在个人信用额度内，居民从挂号开始就无需缴纳任何费用，离院时或离院48小时内在移动端一次性结算个人现金应付医疗费用。

"舒心就医"是杭州"城市大脑"数据治理的重要组成部分，也是城市信用治理的重要举措。在杭州市委、市政府的领导下，杭州市卫生健康委员会、市发展和改革委员会、市医疗保障局、市数据资源局等多部门联合，共同推进"先看病后付费"的惠民举措在全市推广。

## 二、解决的主要问题

### （一）推进"最多跑一次"改革，让"数据多跑路，群众少跑腿"

为深入贯彻落实杭州市委、市政府加快推进"最多跑一次"改革的要求，加强全市智慧电子政务建设，强化"互联网＋政务服务"技术支撑，让数据多跑路，群众少跑腿，杭州市数据资源管理局制定了《"最多跑一次"改革四大重点领域数据共享工作方案》（杭跑改〔2017〕45号），对在企业投资项目审批、商事登记、不动产登记以及公民个人办事等重点领域全面推进数据共享工作提出了要求，因此，非常有必要进一步加强全市医疗机构大数据的归集和整合工作。

目前，杭州的智慧医疗服务已极大地简化了就医流程，但患者挂号或取号前、医生开单后做检查和取药前，均要先付费（可以在医生诊间或自助机上付费），一次就诊至少要付费2~3次。有的患者当天还可能会看不同的科室或者次日还要再看的，付费的次数就更多了。杭州市卫生健康委员会围绕让"数据多跑路，患者少跑腿"，把舒心就医的切入点之一放在减少付费环节上，推出舒心就医"最多付一次"服务，把原来的医生诊间、自助机多次付费减少到一次就诊就付一次费。

### （二）推进三化融合，打造"城市大脑"卫健系统

"城市大脑"是杭州打造"数字经济第一城"，实现三化融合的重要载体。近几年，杭州市卫生健康委员会紧紧围绕市委、市政府中心工作，奋力推进"数字经济"一号工程，聚焦、聚力发展智慧医

疗，改善医疗服务，国内首创"全人群受益、全覆盖结算、全自助服务、全城通应用"的互联网＋医疗健康服务新模式，让人民群众共享了改革成果，增强广大群众健康获得感、幸福感和安全感。

按照《杭州市全面推进"三化融合"打造全国数字经济第一城行动计划（2018—2022 年）》的"聚焦'城市大脑'，打造全国数字治理方案输出地"相关要求，到 2019 年，"城市大脑"在交通治理领域应用实现主城区全覆盖；到 2020 年，城管、医疗、房管、安监、市场监管等领域系统建设全面完成并投入运行；到 2022 年，治安防控系统基本建成，城管、房管、安监、市场监管等领域应用实现全市全覆盖，亚运、旅游、环保、消防等领域系统建设全面完成并投入运行，"城市大脑"成为智能亚运的最大亮点。

因此，杭州市卫生健康委员会在前期智慧医疗基础上，在全市公立医疗机构积极推进"先看病后付费"信用就医工作，打造智慧医疗升级版，丰富"城市大脑"的应用场景。

## （三）推广信用就医，推进信用杭州

加快推动数字技术在社会民生服务领域的创新应用。深化国家信息消费示范城市、信息惠民国家试点城市和国家信用示范城市建设，打造"信用免押金之城"。支持鼓励企业和社会机构开展创新应用研究，在医疗卫生、文化教育、社会救助、信用服务、社区服务等领域组织实施一批数字化应用示范项目。

杭州"城市大脑·卫健系统"在全市医疗机构全面推广"钱江分先看病后付费"信用就医模式，实现了信用就医"最多付一次"，让人民群众看病更舒心，助力推进"信用杭州"建设。

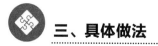

# 三、具体做法

## （一）服务开通

拥有钱江分的杭州市级医保和临安、桐庐、淳安、建德四地正常参保市民，凭社会保障卡（或电子社保卡）通过杭州健康通 App、健康杭州微信和区、县（市）互联网服务门户途径，与医院、市医疗保障局签订《"先看病后付费"信用就医服务协议书》后，通过手机短信验证完成签约。一次签约，全市医疗机构通行，有效期与医保参保待遇同步。

### 1. "舒心就医"流程

用户通过"杭州健康通"App、"健康杭州"微信公众号等移动端进入"先看病后付费"服务，查看自己的钱江分，钱江分在 550 分以上的用户可以发起签约申请，平台收到签约申请后，通过医保信息查询接口查询用户是否为杭州市级医保参保人员，确认参保信息并完成个人身份认证识别后，将签约成功信息同步给医保，并将成功提示告知用户。"舒心就医"流程如图 2-9-1 所示。

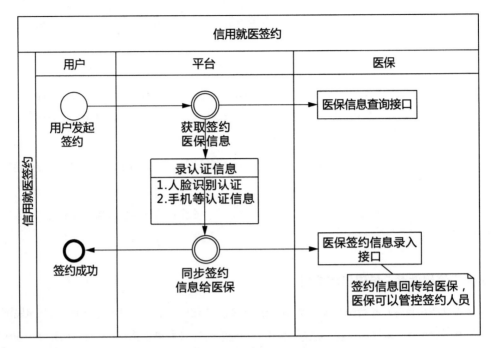

图 2-9-1 "舒心就医"流程图

### 2. 平台提供的功能

平台提供的功能包括以下方面：

（1）签约管理：通过刷脸认证，验证钱江分和医保参保情况后线上签约。

（2）失信名单：失信人员列表，新增或移出列表清单，实现动态更新。

（3）欠费管理：当就诊者个人应现金支付部分费用超信用额度时，提醒患者及时实现相关费用支付。出现费用拖欠时间超过诊后 48 小时阈值时，提供信息提醒、追缴、逾期一个月欠费失信名单等一系列保障措施。

（4）信用额度动态管理：信用额度会根据签约市民就诊个人现金应付医疗费用及履约情况实时调整。在初始授信完成后，个人信用额度会视该市民在医疗机构就医的信用履约和违约记录自动上浮或下调。信用额度随着在医疗机构就医的个人现金应付医疗费用逐笔递减，在信用额度内可以享受"先看病后付费"服务。

## （二）关联信用

"先看病后付费"门诊初始授信额度值根据个人钱江分的分值确定，门诊为 500~5000 元。钱江分大于 550 元的先看病后付费住院初始授信额度统一为 15000 元。"先看病后付费"钱江分授信额度见表 2-9-1。

表 2-9-1　"先看病后付费"钱江分授信额度表

| 钱江分 | 门诊授信额度 / 元 | 住院授信额度 / 元 |
| --- | --- | --- |
| <550 | 0 | 0 |
| 550（含）~ 600 | 500 | 15000 |
| 600（含）~ 650 | 700 | 15000 |
| 650（含）~ 700 | 1000 | 15000 |
| 700（含）~ 750 | 2000 | 15000 |
| ≥ 750 | 5000 | 15000 |

信用额度的增加标准：根据履约（就诊后及时缴费）金额分为三个等级：医疗费用 ≤ 20 上升幅度为 10 元，20~100 上升幅度为 20 元，≥ 100 上升幅度为 30 元。

信用额度的下降标准：根据违约金额（超过 48 小时的欠费）全额计算下降，信用金额均以 10 元为单位取整数计算。

## （三）联合惩戒

签约市民在享受先看病后付费服务后的 48 小时内（从就诊当日的 24 点开始），必须缴清个人现金应付医疗费用，云医健康平台在诊时、诊后进行短信付费提醒；从就诊当日的 24 点开始，48 小时内需要进行数次短信催缴。如超出 48 小时未结清个人现金应付医疗费用的，视作失信行为，医疗机构将对欠费做坏账处理，同时，云医健康平台上传失信信息至杭州市信用平台，取消其"先看病后付费"服务资格，如图 2-9-2 所示。另外，根据《杭州市人民政府关于建立完善信用联合奖惩制度加快推进社会诚信建设的实施意见》的相关规定，由市社会信用体系建设工作办公室作出联合惩戒决定，暂停在全市基本医疗保险协议机构医保实时结算服务，在 48 小时后任意时间补缴并结清个人现金应付医疗费用后，"先看病后付费"服务和医保实时结算服务将在 5 分钟内自动恢复，如图 2-9-3 所示。违约费用可通过杭州健康通 App、健康杭州微信和区、县（市）互联网服务门户进行补缴。

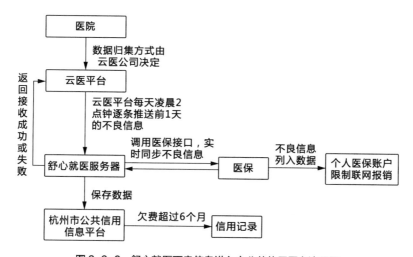

图 2-9-2　舒心就医不良信息进入市公共信用平台流程图

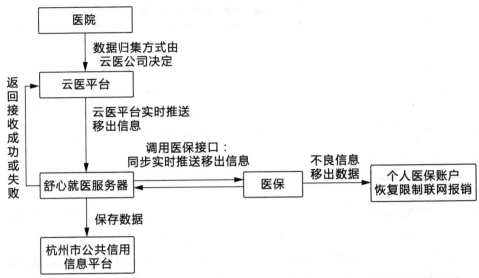

欠费超过6个月，还钱后恢复实时联网报销但是仍保留其失信记录，并将其还款情况也记入信用记录，只能通过信用修复方式，将其失信信息移出信用记录

图 2-9-3　舒心就医不良信息移除市公共信用平台流程图

## （四）"最多付一次"医保结算

"先看病后付费"签约就诊者在医生工作站插卡（刷码）完成医保费用结算，如有医保当年或历年账户，在诊间直接完成自付部分支付，个人现金应付医疗费用通过信用额度先行扣除，在就诊结束后48小时内（从就诊当日的24点开始）通过手机在线完成支付，自付部分支付完成后通知医院和医保，作为医保正式核拨医保费用相应依据。平台信用额度按个人现金应付医疗费用扣除，就诊者完成在线支付，平台自动调整患者信用额度，如图 2-9-4 所示。

要求医院在诊间完成"先看病后付费"签约患者医保部分结算时，将医保监管同步提醒到医生诊间，落实医保智能监管。就诊者签约后默认"先看病后付费"为首选结算方式，患者可以在就诊时选择其他如诊间结算、自助机结算等支付，如已选择"先看病后付费"服务进行结算，则当次结算方式不能再更改。

## （五）"最多付一次"在线支付

个人现金应付医疗费用在就诊结束后 48 小时内（从就诊当日的 24 点开始）通过手机在线完成支付。云医健康结算平台、金投健康结算平台支持通过支付宝、微信、银联、市民卡等通道直接支付到医院的支付模式，并提供医院财务科要求的对账报表。电子票据和按需自助打印在个人自费部分全部支付完成后才能提供。

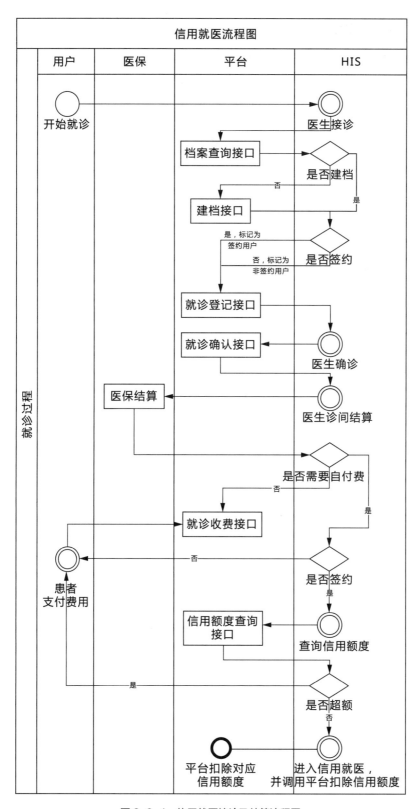

图 2-9-4　信用就医接诊及结算流程图

## （六）医院系统内部改造

本次医院内部系统改造涉及三部分：第一部分是医院系统对接云医健康平台，实现业务数据的实时上传，见表2-9-2；第二部分是医院对接云医健康结算平台，实现"先看病后付费"信用就医；第三部分是医院对接金投健康结算平台，实现"最多付一次"信用就医，见表2-9-3。

表2-9-2 对接云医健康平台的医院改造清单

| | 承建内容 | 承建方 |
|---|---|---|
| 一、相关接口 | | |
| 就医相关接口 | 个人基本信息建档 | HIS 发起方 |
| | 个人基本信息查询 | HIS 发起方 |
| | 个人基本信息修改 | HIS 发起方 |
| | 签约"钱江分先看病后付费"服务 | HIS 发起方 |
| | 查询失信名单信息 | HIS 发起方 |
| | 查询"钱江分先看病后付费"信用额度 | HIS 发起方 |
| | 就诊登记 | HIS 发起方 |
| | 修改就诊登记（住院） | HIS 发起方 |
| | 删除就诊登记 | HIS 发起方 |
| | 门诊就诊确认 | HIS 发起方 |
| | 住院就诊确认 | HIS 发起方 |
| | 检查检验报告确认 | HIS 发起方 |
| | 收费确认 | HIS 发起方 |
| | 发票作废 | HIS 发起方 |
| | 诊疗数据补传 | HIS 发起方 |
| | 过敏史上传 | HIS 发起方 |
| | 短信接口 | HIS 发起方 |
| 查询交易接口 | 门急诊处方信息的查询 | HIS 被调用方 |
| | 检查信息的查询 | HIS 被调用方 |
| | 检验信息的查询 | HIS 被调用方 |
| | 门诊发票清单查询 | HIS 被调用方 |
| | 住院发票清单查询 | HIS 被调用方 |
| | 住院费用清单查询 | HIS 被调用方 |
| 支付 | 医院费用清单推送接口 | HIS 发起方 |
| | 医院费用清单查询接口 | HIS 被调方 |
| | 医院结算接口 | HIS 被调方 |
| | 平台第三方支付取消接口 | HIS 发起方 |
| | 医院结算查询接口 | HIS 被调方 |

表 2-9-2（续）

| | 承建内容 | 承建方 |
|---|---|---|
| **二、医院端改造** | | |
| 医院平台框架搭建 | 供云医调用的服务框架搭建 | |
| | 供支付调用的服务框架搭建 | |
| HIS 端业务流程改造 | 挂号收费系统 | 先看病后付费业务改造、云医健康平台接口改造 |
| | | 收费日报中体现信用支付金额；增加线上支付对账功能；增加相关的统计报表，用来统计线上支付的金额 |
| | 门诊诊间系统 | 先看病后付费业务改造（院内流程上的整改和支付订单推送） |
| | | 云医接口对接（就医过程中要把就医的操作推送给云医健康平台） |
| | LIS 系统 | 云医接口对接（检验状态上传） |
| | PACS 系统 | 云医接口对接（检查状态上传） |

表 2-9-3 对接金投健康结算平台的"最多付一次"改造

| | |
|---|---|
| **一、舒心就医相关接口** | |
| 预付卡信息查询 | HIS 发起方 |
| 医院医信付插卡消费 | HIS 发起方 |
| 医院医信付无卡消费 | HIS 发起方 |
| 医院插卡普通消费 | HIS 发起方 |
| 医院无卡普通消费 | HIS 发起方 |
| **二、医院端改造** | |
| 门诊诊间系统 | 舒心就医业务改造(院内流程上的整改和数据业务流上的调整)结算：普通结算流程，收费确认数据推送。<br>舒心就医结算流程：医保诊间结算→费用清单推送（包括现金部分的推送）→开通信用扣款功能（病人同时扣除本次就医相应的信用额度）→本地数据保存→打印《诊间结算单》。<br>舒心就医数据落地改造（重新设计业务数据流程，完成舒心就医患者业务数据的落地，体现医生工作量，对院内业务报表统计提供支持） |
| 自助挂号系统 | 舒心就医开通人员涉及的挂号费需要优先走舒心就医扣款流程：医保诊间结算→费用清单推送（包括现金部分的推送）→开通信用扣款功能病人同时扣除本次就医相应的信用额度→本地数据保存→打印《自助结算单》 |

## （七）健康通 App 改造

### 1.“先看病后付费”签约开通

实现居民签约开通杭州市“先看病后付费”业务。业务开通过程中需向用户说明签约条件和所受的约束限制，阐明职责义务，并说明“先看病后付费”业务的覆盖机构范围。该业务已覆盖全市253 家医疗机构。由健康通 App 调用云医健康平台提供的签约接口，开通基于“钱江分”信用体系的“先看病后付费”业务。

### 2.“先看病后付费”解约

用户可自愿在健康通 App 上发起对“先看病后付费”业务的停止操作。健康通 App 可调用云医健康平台的解约接口，对用户实现取消签约操作。

### 3.“先看病后付费”额度查询

用户可在健康通 App 实时查看自己的“先看病后付费”信用支付额度，包括总额度和当前剩余额度，并能够快捷发起支付操作。

## （八）数据实时在线归集

全市公立医疗机构按“城市大脑”数据实时在线的要求，将数据归集到云医健康平台，实现全市公立医疗机构医疗服务能力的综合展示，满足卫健行政部门和全市医疗机构实时在线业务管理的需要，如图 2-9-5 所示。

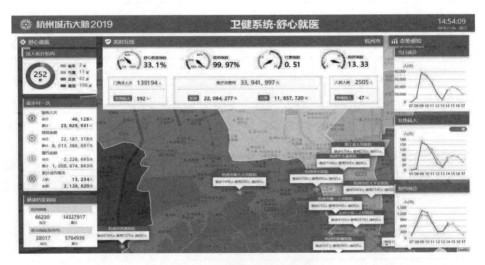

图 2-9-5　数据实时在线效果图

接入数据包括：

1. 实时就诊统计：对区域内实时医疗行为进行监控。

2. 信用额度分布：对区域内"先看病后付费"人群的信用分布进行展示。

3. 信用使用趋势："先看病后付费"使用趋势。

4. 态势感知：对区域内重点指标进行监控，包括信用指数、拥挤指数、付费指数、移动指数、预约指数等信息。

5. 区域热力图：通过地图的方式展现整个城市内医疗机构就医的热度。

6. 实时预测：对当日就诊、移动支付、预约挂号进行监控和预测。

云医健康平台开放城市大脑"最多付一次"综合展示平台的查询、统计等区、县（市）属权限。

 **四、建设成效**

"舒心就医"服务推出以来，已有 2352 万人次享受，就诊时间平均缩短一小时。这样的变革让医生更专心，省出的时间让医生去与患者多交流，促进了医患关系。目前，11 家市属医院从开展舒心就医前的 127 个收费窗口，减少到目前的 57 个窗口，留下的窗口许多都改成老年人等特殊人群的服务专窗。医院充分信任患者是实施"最多付一次"舒心就医的基础。一次就诊"只付一次费"，方便的是老百姓，改善的是医患关系。下一步将围绕"机构全覆盖、人群全服务"的目标，让更多的医院参与，让所有的病人能够享受。

 **五、提升思考**

加强宣传引导，提高服务指数。从"智慧医疗"到"舒心就医"，既是医疗服务流程的再变革，也是群众就医流程的再改变，需要引导、改变他们的就医习惯，广大医护人员是舒心就医的主力军。

开发亲情账户，方便特殊人群。考虑到老年人对于信息化产品的接受能力比较差，其对自助机、手机等使用都不太熟悉，为方便老年人使用舒心就医服务，开发了亲情账户功能，鼓励子女绑定老人的账户，绑定人在移动端（包括健康杭州微信、健康通 App、市民卡 App、办事服务 App 等）通过绑定亲属账户（被绑定人）实现代付功能。

牵头抓，总协调，完善运行机制。要持续服务惠民，需要有相配套的政策进行保障，《关于推行城市大脑"舒心就医"服务 全力打造诚信文明医疗环境的实施意见（试行）》（简称《实施意见》）经征求各有关单位意见和网上征求意见汇总后，修改完善形成了《实施意见》草案，现已进入五部门合法性审核和党委集体审议程序。

## 致谢

杭州市数据资源局　　　　　　　　杭州市发展改革委

杭州市医疗保障局　　　　　　　　杭州市金投集团

富阳区卫生健康局

---

## ● 点评专家：葛忠良

浙江省卫生信息学会会长、教授级高级工程师

　　"看病难、就医繁"已成为困扰人民群众生活的一个很普遍问题。"看病难"就是人民群众获得基本医疗服务不方便、不快捷，难以在需要的时候得到满足。"就医繁"就是在医院看病排队时间长，患者要经历排队挂号、叫号就诊、预约检查、等待检查结果、取检查报告等一系列程序，深深体会到看病就医真的很难，希望减少就诊者不必要的麻烦，带去更多便利。"最多付一次"，让百姓就医更舒心，杭州智慧信用就医数字化工程就是在杭州市委、市政府的领导下，杭州市卫生健康委员会、市发展和改革委员会、市医疗保障局等多部门联合，共同推进"先看病后付费"的惠民举措。

　　"先看病后付费"是医院推进"最多跑一次"的改革。传统的就医流程，患者要在挂号或取号前、医生开单后做检查和取药前，均要先付费，一次就诊付费至少要2~3次。有的患者当天还可能会看不同的科室或次日还要再看的，付费次数就更多了。杭州市卫生健康委员会围绕让"数据多跑路，患者少跑腿"，把舒心就医的切入点放在减少付费环节上，推出舒心就医"最多付一次"，把原来医生诊间、自助机多次付费减少到一次就诊就付一次费的服务。

　　"先看病后付费"实现"信用就医"的途径。拥有杭州市级医保的参保市民，凭社会保障卡（或电子社保卡）通过杭州健康通App、健康杭州微信和区、县（市）互联网服务门户的方法，通过手机与医院、市医疗保障局签订《"先看病后付费"信用就医服务协议》后，居民从挂号开始就无需缴纳任何费用，离院时或离院48小时内在移动端一次性结算个人现金应付医疗费用。一次签约，全市医疗机构通行，有效期与医保参保待遇同步。

　　"先看病后付费"基于杭州"城市大脑"数据实时在线的云医健康服务平台。该平台可以对杭州市区域内当日就诊、移动支付、预约挂号进行监测，对重点指标包括信用指数、拥挤指数、付费指数、移动指数、预约指数等进行监控，对区域内"先看病后付费"人群的信用分布进行展示。

　　本案例实施以来，患者一次就诊"只付一次费"，方便的是老百姓，已有2352万人次享受，就诊时间平均缩短一小时。目前，杭州市的11家市属医院从实施工程前的127个收费窗口，减少到57个窗口，留下的窗口许多都改成老年人等特殊人群的服务专窗。下一步，杭州市卫生健康委员会将围绕"医疗机构全覆盖、患者人群全服务"的目标，让更多的医院参与，让所有的病人能够享受。

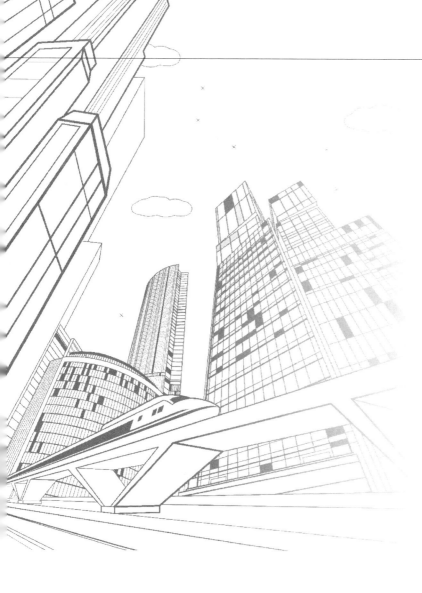

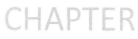

# 第三篇

## 智慧养老

# AIoT 数字化养老呼叫管理服务平台：指尖上的无围墙养老院

智慧城市，数字中国已经成为时代的最强音。目前，中国社会已进入老龄化快速发展的时代，社会养老问题日渐突出，乐聆基于物联网和互联网，运用大数据、云计算、人工智能、现代移动通信等先进科技手段，研发出具备完整的智慧养老科学管理软硬件及综合服务管理体系，以智慧物联网为手段，个人健康数据化为核心，社区康养服务共同体为基础，打造出了软硬件相结合、远程资源与地方资源相结合、线上与线下相结合的智慧社区居家养老模式，从用户的健康、安全、生活、医疗、精神等需求方面提供高效、高质量的养老服务，被誉为"没有围墙的养老院"，进入国家"三部委"首批"智慧养老的示范项目"，并以"百城千万行动计划"向全国进行推广，已成功在全国 14 个省市中建立起百余家"乐聆智慧养老服务中心"，服务 50 多万目标用户。以物联网手段在社区建设"没有围墙的养老院"，让居家养老人员得到数字化监护和优于普通养老院的社会化康养服务，是中国解决 2 亿老人中占 90% 以上的普通百姓的养老方案，也是 2020 后国家实施健康中国战略的重要基础性工程，未来更可能成为中国向世界"一带一路"输出的"中国方案"。

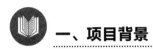

# 一、项目背景

## （一）我国人口老龄化现状

当前，老年人口迅速增多，高龄比例加大。数据显示，截至 2018 年年底，65 岁及以上老年人口超过 1.5 亿人，占总人口的 10.8%。预计到 2050 年，中国老年人口将达到 4.8 亿人，如图 3-10-1 所示，老龄化给国家政治、经济、社会带来了严重影响，我国老龄化慢病世界第一，2.3 亿老年人中有 1.65 亿人患有慢性病，超过 71%，老龄问题将为中国社会经济发展和转型带来新挑战，以预防为目标，减轻医疗负担的"数字化健康"势在必行。

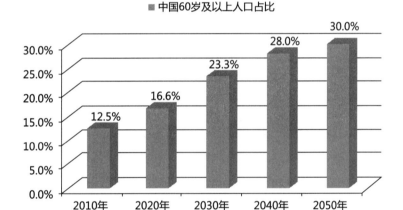

■中国60岁及以上人口占比

图 3-10-1 中国 60 岁及以上人口占比趋势图

## （二）我国养老现状

受传统养老观念的影响，中国老年人更多的是"9073"养老模式，90% 的老年人选择居家养老，而伴随着传统大家庭结构逐渐破裂，"421"型家庭结构日益普遍化，一对夫妻同时承担抚养子女和赡养 4~8 位老人的重任，而现在的年轻人在面对工作、生活、育子等多方的压力，精力受多方的拉扯，传统家庭养老功能也受到诸多因素影响，养老功能逐渐弱化。7% 选择社区养老，社区养老指老人住在家庭里继续受到家人照料的同时，由社区承担养老工作或托老服务（如送餐上门、料理家务、医疗照顾等）。而机构养老涉及了更多的部门，对社区硬件设施、医疗、人员、服务也有更多的要求，而城乡社区设施差异较大，社区养老也面临着巨大的挑战。3% 的老人选择机构养老，而机构养老服务参差不齐，费用较高，而且面临床位紧缺的问题，更多时候老人进不去机构，养老受到了很大的困难。

2005 年以来，民政部在全国范围内启动了养老服务社会化示范活动，我国部分地区立足于当地人口老龄化的发展水平和老年人社会化养老的实际需要，在居家养老中实施了财政资金购买服务和相关组织提供养老服务的政策。至此，我国依托城乡社区初步建立起居家养老服务体系。但是，居家养老服务的发展还停留在初级阶段，实际状况与国家总体改革发展的要求不相适应，与人口老龄化发展的要求不相协调，与老年人口提高生活质量的要求相去甚远。

## （三）我国养老体系内的医疗现状和方向

目前，我国大多数养老机构只提供单纯性养老服务，也就是生活照料，在医疗护理方面严重不足。有调查报告称，全国各级、各类养老机构中有医疗支持（至少应设有医务室，配备有专业医护人员）的不足17%，而据卫生数据显示，60 岁以上老人患病率是全人群的 3~5 倍，更多需要专业的医疗护理。与此同时，我国失能、半失能、残疾老人、严重疾病老人等特殊老年群体人口数量逐渐增加，单靠家庭养老远远无法满足需求，而目前医疗机构中资源比较紧张，许多老人（失智、失能和半失能、失能）在医院中只能接受基本的治疗，老人所需的医疗保健、康复治疗却无法得到满足。造成养老服务需求得不到有效满足，社会养老成本负担加重。因此，在新时代背景下创新养老模式、采取新的医疗健康服务技术手段具有紧迫性，构建智能化的新型养老模式势在必行。

数字化是养老产业的必然路径，目前，我国健康养老领域存在着规模小、管理粗放、服务混乱等问题，以云计算、大数据、移动互联网、物联网等信息技术手段建立数字化养老服务体系，实现健康养老服务资源的有效调配，显得尤为迫切。依托政府和社会养老产业机构、基地的社会网络和客户基础，整合养老服务资源，融合"乐聆数字平台"等现代信息技术，构建面向健康养老的数字化平台，有利于加快形成结构合理、门类齐全、管理规范的养老产业现代化服务体系，实现养老服务全覆盖，保障健康中国战略落地。同时，"平台＋产业＋社会化"的产业数字化模式，有利于打造健康服务新业态，激发养老产业新的经济增长点，推动大健康产业的全面繁荣。

## （四）国家推进智慧养老模式的政策

2013 年 8 月，国务院常务会议确定了深化改革加快发展养老服务业的任务措施。会议指出，到2020 年全面建成以居家为基础、社区为依托、机构为支撑的覆盖城乡的多样化养老服务体系，把服务亿万老年人的"夕阳红"事业打造成蓬勃发展的朝阳产业，使之成为调结构、惠民生、促升级的重要力量。

《国务院关于积极推进"互联网＋"行动的指导意见》（国发〔2015〕40 号）中明确提出，促进智慧健康养老产业发展。支持智能健康产品创新和应用，推广全面量化健康生活新方式。鼓励健康服务机构利用云计算、大数据等技术搭建公共信息平台，提供长期跟踪、预测预警的个性化健康管理服务。发展第三方在线健康市场调查、咨询评价、预防管理等应用服务，提升规范化和专业化运营水平。依托现有互联网资源和社会力量，以社区为基础，搭建养老信息服务网络平台，提供护理看护、健康管理、康复照料等居家养老服务。鼓励养老服务机构应用基于移动互联网的便携式体检、紧急呼叫监控等设备，提高养老服务水平。

2016 年 3 月，国家发布《"十三五"规划纲要》，其中提到健全养老服务体系。建立以居家为基础、社区为依托、机构为补充的多层次养老服务体系。统筹规划建设公益性养老服务设施，支持面向失能老年人的老年养护院、社区日间照料中心等设施建设。全面建立针对经济困难高龄、失能老年人的补贴制度。加强老龄科学研究。实施养老护理人员培训计划，加强专业化养老服务护理人员和管理人才队伍建设。推动医疗卫生和养老服务相结合。完善与老龄化相适应的福利慈善体系。推进老年宜居环境建设。全面放开养老服务市场，通过购买服务、股权合作等方式支持各类市场主体增加养老服务和产品供给。

2016 年 10 月，国家发布《"健康中国 2030"规划纲要》，其中提到"促进健康老龄化"：推进老年医疗卫生服务体系建设，推动医疗卫生服务延伸至社区、家庭。健全医疗卫生机构与养老机构合作机制，支持养老机构开展医疗服务。推进中医药与养老融合发展，推动医养结合，为老年人提供治疗期住院、康复期护理、稳定期生活照料、安宁疗护一体化的健康和养老服务，促进慢性病全程防治管理服务同居家、社区、机构养老紧密结合。同时，提到"发展健康服务新业态"：积极促进健康与养老、旅游、互联网、健身休闲、食品融合，催生健康新产业、新业态、新模式。发展基于互联网的健康服务，鼓励发展健康体检、咨询等健康服务，促进个性化健康管理服务发展，培育一批有特色的健康管理服务产业，探索推进可穿戴设备、智能健康电子产品和健康医疗移动应用服务等发展。

2016 年，《政府工作报告》中提出"开展养老服务业综合改革试点"的要求，民政部、财政部印发了《关于中央财政支持开展居家和社区养老服务改革试点工作的通知》（民函〔2016〕200 号），拟选择部分地级市（含直辖市的区）开展居家和社区养老服务改革试点，巩固居家和社区养老服务在养老服务体系中的基础地位，满足绝大多数有需求的老年人在家或社区享受养老服务的愿望。

2017 年 2 月，工业和信息化部、民政部、原国家卫生和计划生育委员会印发了《智慧健康养老产业发展行动计划（2017—2020 年）》，其中提到，智慧健康养老利用物联网、云计算、大数据、智能硬件等新一代信息技术产品，能够实现个人、家庭、社区、机构与健康养老资源的有效对接和优化配置，推动健康养老服务智慧化升级，提升健康养老服务质量效率水平。

2019 年 2 月，国家发展和改革委员会等 18 部门联合印发了《加大力度推动社会领域公共服务补短板强弱项提质量促进形成强大国内市场的行动方案》，其中提到，到 2022 年，全面建成以居家为基础、社区为依托、机构为补充、医养相结合、功能完善、规模适度、覆盖城乡的养老服务体系，社区日间照料机构覆盖率大于 90%，居家社区养老紧急救援系统普遍建立，"一刻钟"居家养老服务圈基本建成。推动民办养老机构发展，取消养老机构设立许可，支持境内外资本投资举办养老机构，落实同等优惠政策。深化非营利性养老机构登记制度改革，允许养老机构依法依规设立多个服务网点，实现规模化、连锁化、品牌化运营。鼓励民间资本对企业厂房、商业设施及其他可利用的社会资源进行整合和改造后用于养老服务。开展城企协同推进养老服务发展行动计划。

2019 年 3 月 5 日，李克强总理在《政府工作报告》中提到，要大力发展养老特别是社区养老服务业，对在社区提供日间照料、康复护理、助餐助行等服务的机构给予税费减免、资金支持、水电气热价格优惠等扶持，新建居住区应配套建设社区养老服务设施，加强农村养老服务设施建设，改革完善医养结合政策，扩大长期护理保险制度试点，让老年人拥有幸福的晚年，后来人就有可期的未来。

## （五）目前国内外智慧养老的前沿进展概况

### 1. 国家实施健康中国战略，智慧养老重点实施

（1）国家"智慧养老示范工程"不断推进，成果显著。为推进健康中国建设，提高人民健康水平，根据党的十八届五中全会战略部署，由中共中央、国务院于 2016 年 10 月 25 日印发了《"健康中国 2030"规划纲要》。自国家"三部委"2016 年联合制定《智慧健康养老产业发展行动计划（2017—2020 年）》以后，每年都召开智慧养老全国会议，公布了二批全国示范乡镇、企业和基地。2018 年，工业和信息化部、民政部、国家卫生健康委员会公布了《智慧健康养老产品及服务推广目录（2018 年版）》，将智慧养老工程不断推进，从产品到服务落到实处。

（2）据《中国康养产业发展报告（2018）》称，近年来，为抓住发展先机，一些地方纷纷出台促进康养产业发展的相关战略和优惠政策，许多企业抢滩进场，进行布局。但许多康养政策和项目未经深入论证便急于上马，康养市场出现了"过热"或"未热先乱"等现象。面向"高端人群"的温泉康养、森林康养、海岛康养等一个个大资金投入的重资产项目康养小城、康养基地、康养中心，有可能成为又一个个"空城"；相反，各地政府这些年力推的对于普通百姓的城市"养老服务中心"，只是棋牌室、麻将室、活动室之类的代名词，大多停留在概念宣传、政绩摆设层次，真正的康养服务在城市社区并没有落实，养老机构大多处于亏损状态，行业发展步履维艰。

（3）社区养老"医养结合"基本成为行业共识，全国共有近 4000 家医养结合机构，医疗机构与养老机构建立签约合作关系的超过 2 万家，创新行业的先锋企业出现不少，但大多只是机构的设立，少数人员的加入，以技术去解决问题的极少，且技术的先进性、服务的全面性、养老服务的专业性以及服务的效率，都难以满足全国 90% 的广大人群在家养老的问题。

### 2. 国外居家养老的经验做法

国外发达国家很早就迈入了老龄社会，经过长期实践形成了相对完善的养老服务体系和居家养老模式。

（1）英国居家养老模式：福利国家＋社区照顾

在政府层面，英国居家养老主要由卫生和社会保障部以及地方社会服务局管理。1948 年，工党政府根据贝弗里奇报告的核心原则，建立了英国国家医疗服务体系（National Health Service，NHS）。国民医疗保健制度由卫生和社会保障部管理并实行分级制，其中，一级保健（或称基础保健）由家庭诊所和社区诊所等构成，负责提供社区医疗和转诊服务。1974 年，英国成立了地方社会服务局，根据职能划分，卫生和社会保障部主要负责国民卫生服务体系的管理和监督，地方社会服务局主要负责养老服务购买、老年人服务评估和服务资源配置等工作。

在社区层面，英国的社区照顾体系主要由经理人、专业工作人员和照顾员构成。经理人作为社区

照顾的负责人，主要负责聘用工作人员、监督工作情况以及资金分配使用等。专业工作人员上岗需要通过相关资格考试，获得资格证书。专业工作人员主要负责了解社区内老年人的需求，帮助他们解决生活中的困难。照顾员（其中包括部分志愿者）直接为老年人提供照顾服务。

（2）美国居家养老模式：医疗照顾＋社区服务

美国的居家养老主要依托医疗保险制度，利用医疗保险支撑居家养老发展。美国医疗保险体系主要包括 Medicare 和 Medicaid 两部分。Medicare 是面向年满 65 岁及以上老人或未满 65 岁的残疾、失能等特殊群体的全国统一医保制度。Medicaid 是联邦政府主办、州政府实行管理，覆盖 65 岁以上残疾人、有幼儿的家庭以及收入在贫困线以下老年人的医疗服务救助制度。各州政府有权根据本州收入水平自主确定 Medicaid 的标准和覆盖面，联邦政府只负责提供部分经费。

（3）日本居家养老模式：家庭福利＋护理保险

日本政府没有像西方其他国家一样把老年人赡养问题从家庭中剥离，而是强调国民自立，重视家庭在养老中的重要作用。日本社会保障相关法律和政策的制定多以发挥家庭养老功能为目标，以家庭和家庭赡养为前提条件。如《生活保护法》《老年人福利法》《老年人保健法》《残疾人福利法》等强制性要求家庭和亲属履行赡养义务；有些法律（如《厚生养老金法》《健康保险法》等）从制度层面对家庭或亲属之间已形成的赡养关系给予承认。

2000 年 4 月，日本政府开始实施以《介护保险法》为基础的介护保险制度。日本介护保险制度独立于其他社会保险制度，旨在通过社会保险的形式为老年人照护服务提供费用支撑。介护保险制度规定：城镇 40 岁以上有住所的国民强制参保介护保险并缴纳介护保险金，参保国民 65 岁以后根据条件不同可享受不同标准的介护服务。

（4）新加坡居家养老模式：中央公积金制＋社会参与

新加坡将西方市场经济制度与东方家庭价值观念完美结合，政府鼓励个人规划自己的晚年生活，以中央公积制度为基础，采取各种税收优惠，财政支持帮助，个人、家庭、社区各尽其责，形成了全社会动员的养老制度。

新加坡政府重视培养全民的家庭观念，向人民灌输儒家思想，宣传孝道，号召全社会关爱、孝敬老年人。例如，为了防止越来越多的老年人家庭出现空巢现象，在购买房屋时有一个优惠政策，即对年轻人愿意和父母亲居住在一起或购买房屋与父母亲居住较近的，经有关部门审核、批准后可一次性减少 3 万新元，以鼓励年轻人赡养父母、照顾老人。

 **二、解决的主要问题**

**（一）为政府建立管理平台**

为政府搭建养老管理平台，提供层级管理，提高处理效率，提高民政等部门对街道、社区对养老服务质量监管效率与质量，提高老龄部门的业务处理效率、管理服务水平，为其科学决策提供依据，实现优化养老质量的目的。

## （二）带动就业，拉动内需，增加税收

以乐聆生态平台为轴心，打造基础服务和增值服务相结合服务圈，建立数据分析与共享机制。通过吸纳大量服务产业服务商，带动一个区域内商业化发展，推动就业，拉动投资及其他项目衍生。同时，对第三方服务机构资质、服务质量严格把关，建立动态监管机制和能进能出、优胜劣汰的良性竞争机制，依据群众满意度确定第三方机构的去留，该项目建设也将带动其他企业参与行业竞争，为社会创造更多的经济效益，拉动内需，增加税收。

## （三）为传统企业带来转型升级

软硬件相结合、线上线下相连接、实体服务为核心的乐聆智慧社区居家养老模式，可实现整体闭环体系对外输出，目前已输出至14个省市建立了100多家样板间，让更多传统养老机构及从事于传统养老服务类的企业降低运营成本、增加服务收入，提升企业盈利点，从而带来创投养老企业的转型升级。

## （四）提升老年人晚年养老生活质量

为老人提供高质量养老服务，以软硬件＋实体的方式，通过线上线下相结合的形式，以数据结果为导向，为老年人提供安全便捷的服务内容，并接受民政主管部门的业务指导及监督。在保障基本服务的基础上，针对老年人多元化、个性化的需求，通过平台整合社会服务资源予以逐步满足，打造"无围墙养老"。

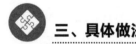

# 三、具体做法

乐聆所打造的"云·管·端"闭环生态系统是基于柔性传感、大数据、云计算、移动通信、物联网、互联网、智能呼叫、地理空间、远程健康管理、生命感知技术、视频监控技术、全球定位系统等先进技术，搭建拥有互联网＋远程控制子系统、在线医生对接及预约管理系统、第三方服务商管理系统等几十个子系统，可实现60余种功能的智慧智能健康居家养老服务云平台。利用自主研发的、可随时随地直接检测老人血压、心率、心率变异性（HRV）等30多种心血管参数的、荣获发明专利、实用新型专利等多项专利认证的jWotch腕宝手机式健康云监护手表，并且检测项目可以自动传输到乐聆智慧养老数据平台。在社区里为每位老人建立可永久保存的个人专属健康数据库，配备专属健康顾问，实现24小时健康监护异常自动报警、个人健康顾问咨询、个性化健康报告指导、亲属随时随地关怀、

社区和三甲医院医生远程指导、突发情况紧急救助、急救千元资金支付、社区周边商家服务上门配送、社区休闲娱乐活动、社区健康生活讲座等的全套处理系统服务与互动平台。以 24 小时远程医生救助团队为核心，以社区机构为依托，整合社会医疗、生活服务等资源，来满足老年客户在安全看护、健康管理、生活照料、休闲娱乐、亲情关爱等多种方面的养老需求。

# 四、落地实体服务中心运营

通过对平台服务机构实行有效的推介准入、推出机制，智能化的服务资源类型分类及合作流程设计，将平台的社区居家养老服务的管理工作集中到街道，社区居家服务落地到社区。通过公共服务和市场化服务的引入，实现由政府监管、社会参与、企业加盟、市场化运作的"智能养老"平台。它有效弥补了当前传统机构养老、社区养老及居家养老存在的局限与不足，代表了未来养老方式的发展趋势，从而为广大的城市老年群体提供了一种新型的养老解决方案。

## （一）运营主体

构建政府—企业—社区三方运营体系，推行"政府 + 企业 + 社区"服务模式，以政府为主导、企业为运营主体、社区为辅助，为老人提供精细化、专业化养老服务。其中，政府政策可以为社区内老人需求提供服务支持，可以为企业运营提供场地和资金支持，同时，对企业的具体运作提供政策指导。社区通过乐聆智能生态平台收集老人的实际需求和反馈意见，并反馈相应的政策效果，从而为相关政策制度的健全提供借鉴建议。

利用社会力量，采用"政府购买，社会运作"的运营模式，把管不好的事情交给社会服务机构，政府专注于制定服务规则，行使监管职能。对第三方服务机构资质、服务质量严格把关，建立动态监管机制和能进能出、优胜劣汰的良性竞争机制，依据群众满意度确定第三方机构的去留，确保政府出资最少、企业服务最优。

### 1. 数据化健康监护是平台的核心技术

乐聆利用先进的 AIoT 技术手段，运用大数据分析、云计算及生命感知技术、无线通信等先进技术，自主研发了"云·管·端"闭环式生态大健康智慧养老系统。"云"是在传感技术下的计算机互联网 + 基础上建立起来的智慧社区养老物联网管理服务系统；"管"是线上线下的专业团队在物联网管理服务系统支持下，能给居家老人进行实时帮助、服务和管理的自动化智慧处理系统、工作模块、信息服务通道和实现帮助服务管理的各种手段；"端"作为管理者和被管理者多方的信息终端，管理者在系统支持下，通过对被管理者的信息采集、接收和专业的分析判断，得到被管理者的各种需求，去提供相应的服务管理和帮助。通过智能硬件设备远程采集老人健康数据、云端分析平台处理、《健康报告》

生成、异常自动预警、人工干预指导，实现对老人 7×24h×365 天不间断地监护。同时，联动子女、医生、社区、商家、政府、街道、医疗机构等一切可以利用的第三方资源，运用科技手段实现资源和需求的完美对接，通过大数据分析，精准定向为老人提供在健康管理、安全监护、紧急救助、生活照料、精神慰藉等方面专业化、个性化的服务，打造"无围墙养老院"，满足老人日益增长的居家养老需求，如图 3-10-2、图 3-10-3 所示。

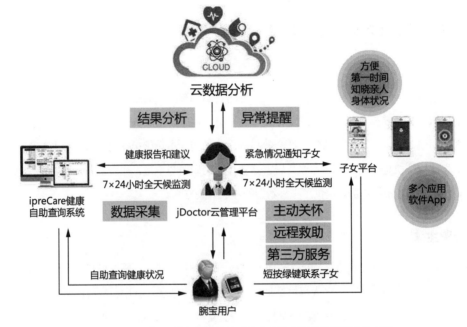

图 3-10-2 "云·管·端"闭环式生态大健康智慧养老系统生态图

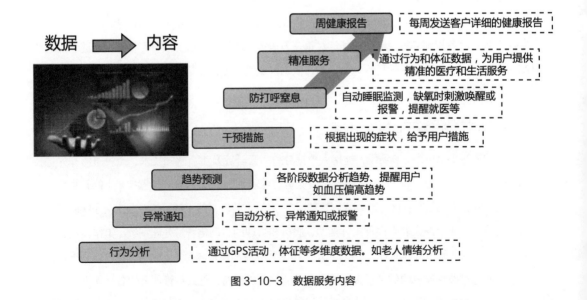

图 3-10-3 数据服务内容

#### 2. 乐聆数字化养老服务的发展模式

乐聆数字化养老服务中心平台建设，不需要去作大量的新建完成工作，主要在现有养老机构基础上进行升级换代及技术和服务提升，将其核心技术应用进来就可以实现智慧养老，即利用物联网技术，基于智能手腕、健康监测仪等多种智能终端设备产品，为养老机构、社区和居家用户提供人到端到云的智能服务，满足对养老过程监控、干预、远程数据采集和测量、远程诊断等方面的信息化需求，以实现便捷、安全的养老服务模式，迭加到普通的养老服务中。

（1）机构养老合作：共同建设服务于连锁养老机构、养老基地、养老园区的数字化系统，连接各养老机构和义工服务资源，以健康档案、服务档案为基础，提供一站式的老人居住、生活护理、膳食、医疗保健与康复等服务内容，实现养老人力、物力资源的合理配置与调度，用信息化手段实现对老年人的健康行为需求的跟踪、分析和管理。

（2）社区传统养老机构合作：共同建设服务于社区机构的数字化系统，通过信息化手段对床位等社区养老设施资源以及涉老产品实现统一的整合，向老年人提供临近和匹配的社区养老服务，提高社区养生养老机构的经济效益。

（3）居家上门养老服务机构合作：以现代通信、智能呼叫、互联网为技术依托，以建立智能化呼叫服务及支援中心为核心，有效整合社会服务资源，提供托管、紧急救援、生活照料、家政服务、精神关怀、远程诊疗等服务。

（4）医疗机构合作：将养老机构与合作医院进行数据对接，实现两者在老年患者的营养膳食、健康护理、临床诊疗、医疗评估、疾病就医等有关方面的"医养"信息共享，以信息化手段促进"医养结合"，提升针对老人在医疗养护方面的综合服务水平与质量。

## （二）运营管理模式

运营管理模式包括一个平台、四个体系、多种结合、市场化运作。

1. 一个平台：以云计算为基础，打造管理、监控、运营信息共享化生态平台，实现数字化运营。

2. 四个体系："市、区、街、居"四级居家养老服务运营管理体系、健康管理及远程照护服务体系、24 小时呼叫救助服务体系和以衣食住行医为核心的生活照料及精神慰藉服务体系。

3. 多种结合：将通信信息技术和上门服务相结合，信息生态平台和基础服务队伍、服务设施相结合，保证乐聆实体社区能为有需求的老人提供实实在在的居家养老服务。

4. 市场化运作：根据老年人的基本情况，明确政府买单和自主消费两种老年人群。针对重点救助人群制定相应补贴标准，外包给乐聆智慧养老服务中心。无论是哪种老人，中心均采用市场化的管理及服务机制，为老年人提供安全便捷的服务内容，并接受民政主管部门的业务指导及监督。在保障基本服务的基础上，针对老年人多元化、个性化的需求，通过平台整合社会服务资源予以逐步满足。

## （三）总体架构

### 1. 建立乐聆平台全国数字化健康服务分级服务管理体系

智能化医养结合＋服务管理系统架构总体分为基础资源、应用服务、应用系统、基础支撑、接入方式、用户六个部分，从技术到服务构建起医养结合养老所需的综合服务管理体系，如图 3-10-4 所示。

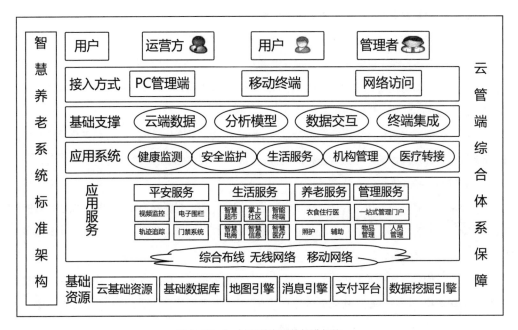

图 3-10-4 智慧养老系统标准架构

（1）建立信息化平台

为社区及养老服务企业搭建乐聆智慧化养老平台，运用平台可实现远程线上线下相结合监护服务。

（2）强化商家监管

在乐聆信息化平台上，整合大量的某某区本地企业商家入驻信息，统一为某某区各个街道老人进行上门服务，针对每次为老服务，信息化平台都会自动为每一单服务项目进行考核打分，如果分数没有达到服务标准，系统会自动将服务商家拉进"黑名单"，将不能再为老人进行服务派单。

（3）方便人员管理

在乐聆信息化平台上可实现对服务人员的管理，包括服务人员添加、修改、查询、状态管理及服务信息等功能，实现服务人员在线管理，提高服务管理效率。

### 2. 实行乐聆全国项目标准化建设

乐聆实体社区涵盖远程监护室、日间照料室、健康小屋、配餐室、医疗室、平价便民超市、娱乐室等板块（如图 3-10-5 所示），通过线上线下相结合的方式，为老人提供多类化服务，服务老人次数百万次。

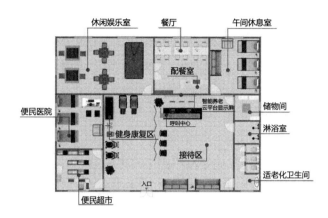

图 3-10-5 服务中心平面图

（1）远程监护室

基于云平台而开发的专业呼叫服务平台系统，可以拨打或接听电话，实现智能化信息交换，能够第一时间响应用户需求并提供相应的服务。利用综合管理呼叫中心，不仅可以为中心内的老人提供服务，还可以为周边区域有需求的老人提供中心服务，扩大中心辐射范围。

（2）日间照料室

为区域范围内有需要的老人提供日间托养服务。主要对生活无法自理或半自理、失能或半失能老年人供医疗照顾、个人照顾、保健康复、生活服务、休闲娱乐等日间托养服务的设施。分为短期和长期日间照料，根据实际需求设置照料床位。可由医院医生或者护理人员轮班巡视或者照料，既提升了日间照料中心的医疗水平，又节约了医院的医护资源，缓解了医护人员过强的工作压力。

（3）健康小屋

健康小屋主要为用户提供康复理疗、健康体检等服务，运用多种康复类、理疗类、体检类设备等，针对不同老年群体的身体状况进行定期体检及康复理疗。

健康小屋内设有大型医疗级体检设备及多种理疗设备，如按摩椅、足疗机、肩颈放松器、远红外足浴桶等，通过健康室的设备可以对身高、体重、体质指数（BMI）、血压（脉搏波医用臂筒血压计）、脉率、血氧饱和度、血糖（空腹、餐后、随机）、尿酸、胆固醇、血脂四项（高密度脂蛋白、低密度脂蛋白、总胆固醇、甘油三酯）、脂肪含量、水分含量、基础代谢、体型判断、腰围、臀围、腰臀比、心电、体温、电子视力、中医体质辨识等健康数据进行测量，提供结构健康监测等全面的各类健康监测服务。在健康中心得到的医疗体检数据，可以直接得到卫生院的认可与使用。健康小屋可为老人提供理疗放松服务，丰富老年人的晚年生活，提升老年人的养老质量。

（4）配餐室

为居住在照料中心的老人提供集中用餐服务。根据每位老人的身体状况不同，精准为每位老人制定个人专属的营养配餐服务，使得老人的日常饮食与健康能够充分地结合起来；对于周边区域内身体不便老人或者有需求的尤其是医院内接受治疗的老人，可通过智能化设备告知日间照料服务中心人员其订餐要求，服务人员会根据老人的身体状况、口味要求合理配餐，并为老人提供上门送餐服务。

（5）医疗室

为中心老年人提供常见疾病的诊断治疗、常见慢性病的非治疗性医疗护理及一般的卫生保健服务。服务中心的医疗室可以作为医院的一个分支机构，每天由医院医生轮流值班，对老年人的康复与治疗提供指导与合理化康复建议，增加服务中心与医院之间的黏度，促进医疗资源的融合。

（6）便民超市

日间照料中心有自营线下超市或就近超市提供送货到家的服务，自营的线下超市主要以老人日常生活用品为主，物美价廉，同时对于会员老人会给予相应优惠。对于行动不便的老人可以通过呼叫中心平台说明所需物品，有中心服务人员向老人提供送货上门服务，大大地提升了老年人生活质量。

（7）娱乐室

在娱乐室内开设适合老年人的课程及活动，如绘画、书法、节日活动、医疗保健常识、康复知识等课程，满足老人养生保健、学习、情感交流和社会交往的需要，提升老年人的生活技能，丰富老年人的老年生活。

每一个落地的实体服务中心社区养老"共同体"涵盖多个功能板块，针对老年人的服务项目，能够满足老年人日常多样化养老服务的需求，如图3-10-6所示。

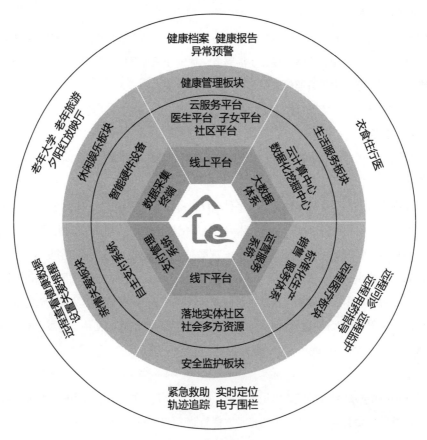

图3-10-6　智慧养老闭环生态图

## （四）统一的智慧居家养老服务

### 1. 健康管理服务

（1）健康服务

通过线上系统连接老年用户，进行健康数据、安全数据、行为数据、消费数据等采集，并上传到乐聆自主研发的大数据平台，通过自主研发的核心算法、心血管柔性算法、中医脉诊算法等进行数据结果的分析及预判，并根据个人的身体稳态形成个人的健康安全区间，分析数据结果将导出到多个分级管理平台，联动社区卫生院、线上医生、家庭医生及亲属等给老年用户提供健康指导及干预，做到未病预防、有病先知。

（2）智慧社区居家养老呼叫服务

乐聆自主研发的远程健康监护平台具有呼叫功能，可以拨打或接听电话，实现智能化信息交换，能够第一时间响应用户需求并提供相应的服务。包括健康数据查询、提供生活服务、咨询服务、轨迹追踪、位置查询、处理服务纠纷等。

（3）老年人综合档案管理服务

基于云平台大数据存储，对老人建立静态、动态等多个健康档案，方便对老人进行管理，进而提供精准的服务给老人。

（4）健康数据采集管理服务

基于乐聆自主研发的智能健康监护腕表系列产品，可以采集（包含主动、被动采集）的老人健康数据，并实时上传、永久保存、自动统计分析，根据长期对数据的采集及分析，形成个人的身体健康稳态区间，定期自动生成健康报告，并形成老人的健康趋势变化，提供有效的健康干预及健康监管。

（5）异常数据预警服务

当用户的数据发生异常，后台会收到异常报警提醒，联动医生、亲属等实现紧急救助服务，响应速度快，降低风险。

（6）健康知识库系统

具有健康风险知识库，能够对老人日常风险进行提示，反馈健康咨询，实现基础健康管理。

### 2. 医疗服务

（1）在线医生服务

实时联动在线医生，根据老人需求或系统智能分诊，提供预约医生及转诊导医服务，同时，可以提供在线对接医生服务。

（2）医疗体检服务

老年用户可以在乐聆实体社区定期进行全面的身体指标检查（十二导联心电、胆固醇、尿酸、体脂等），检测数据会自动上传到乐聆后台为用户提供精准健康管理服务。

**（3）家庭医生服务**

与社区医生联合为用户提供家医服务，提供针对老年群体的入户健康咨询，入户为居家老人做健康咨询、量身定制个人未病管理档案、病例档案、定期中医保健、健康巡检、心理咨询等，及时了解用户健康变化情况，做到及时健康指导，院后康复追踪等。

**（4）转诊导医陪护**

到达指定医院科室，提供全程导医陪护服务，带领老人前去问诊、化验、取药、办理入院等。缩短就诊时限，提供贴心服务。

**（5）预约挂号服务**

整合全国 2000 多家急救中心和 300 多家三甲医院，提供 3~5 个工作日预约副主任医师以上专家号服务。

**（6）辅助紧急救助**

整合全国多家医院和第三方，突发情况，在线定位，远程救助指导，就近派发 120 急救车，提供资金垫付，防止用户紧急情况没有带钱而得不到及时救助。

**（7）上门医疗服务**

可以根据特殊老人需求提供上门服务，如问诊、拿药、打点滴及插胃管、导尿管等基础服务。

**（8）康复保健训练**

提供针对老年群体的专业康复保健训练服务，包括康复型训练服务和保健型训练服务。

康复型训练是将医学科技和康复工程等理念与养老服务相结合，改善因伤病、衰老或生活功能减退者生理和心理的整体功能，达到被服务者全面康复的目标。乐聆签约专业的康复保健医生为其提供服务。

保健型训练是根据居家老人健康状况提供生活运动健身指导和相应功能训练。

### 3. 生活服务

**（1）甄选优质商家服务**

家政、配餐、旅游、维修、法律咨询、护理、出行等多类服务商家入驻平台，老年用户只需一个电话即可选择多类服务商家。

**（2）综合上门服务**

针对老年群体的综合上门服务，包括居家家政、专业保洁、代买代购等。多类生活服务商家为老年人提供上门服务，让老年人足不出户享受高效多样化的服务，如图 3-10-7 所示。

**（3）志愿者服务**

整合志愿者团队资源，在线筛查统计志愿者队伍数量及每支队伍相应人数，确认志愿者服务意向，定向为老年群体提供上门慰问服务、照护服务和帮扶服务，为老人做好精神需求关爱。

**（4）主动关怀服务**

季节变化、节日问候、生日祝福等时间主动给予老人关爱提醒服务。

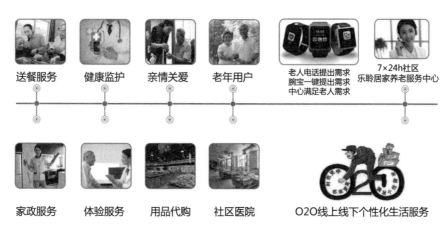

图 3-10-7　部分生活服务类型图

（5）文化艺术服务

联合社区居委会针对社区老龄群体特点，提供定制的专项服务，定期开展文化活动，做到老有所为、老有所学、老有所乐，发挥正能量，丰富老年群体的精神文化生活。

（6）信息服务

包括社区新闻、当地养老咨询或解答等。

（7）护理型生活照料

提供居家生活照料人员的派遣服务，可根据个人需求定制个性化的服务解决方案，提供如陪伴散步、买菜、医院就医、定时提醒服务；对半失能老人提供个人卫生清洁、协助穿衣、如厕等护理照料服务；提供家务照料、洗衣熨衣、做饭、打扫卫生等生活照料服务；提供专业家庭厨师（营养师＋家庭厨师）的派遣服务。

（8）智能产品使用培训

提供针对老年群体的上门培训，提供服务机构的定期培训班服务。

（9）旅游出行服务

乐聆联合优质旅行社开设主要以红色旅游、文化旅游、候鸟式康养基地等旅游服务，甄选成熟旅游路线出行，配备随队医生。

### 4. 安全服务

（1）安全监护服务

乐聆所搭建的社区健康监护平台及搭载的智能腕表，运用 AIoT 技术手段，可为老人提供实时定位、电子围栏、轨迹查询等功能，对老人实现区域安全防护、老人防走失意外的发生，便于紧急情况下的搜救指导。

（2）居家安防管理服务

通过居家安防管理系统，实时监测家庭烟雾报警、燃气报警、红外线报警等。系统触发实时报警，后台弹屏，紧急干预，进而降低家庭突发意外的概率。

（3）适老化改造服务

为老年群体提供居家环境安全性改造、无障碍改造、舒适性改造和家居智能化改造等。

乐聆整合多方资源为老人家庭提供一站式改造服务，包含建筑、装修、电气、暖通、排水等，从用户的安全性、舒适性、人性化三个层次改善老年人的居家安全生活环境。

# 五、建设成效

## （一）直接成效

### 1. 建设物联网数据化养老社区"共同体"

乐聆依托互联网+，结合"软硬件＋实体"的服务方式落地运营，已形成完整的闭环体系，目前，乐聆已输出至全国14个省市建立了100多家实体养老服务中心，通过线上信息采集、线下实体服务为老人送去亲人般的关怀和贴心的专业服务，以每个实体服务中心为基点覆盖周边2000米左右的服务圈，构建10分钟上门服务商圈。给居家老人送去亲人般的关怀和贴心的专业服务，使儿女们能够安心的工作，让父母在家中即可享受专业的养老服务，使父母的晚年生活更加健康、有尊严、有质量。

### 2. 改变养老行业市场模式

乐聆智慧养老模式探索取得了运营模式上新的突破，打破了以往单一以政府或企业解决养老问题的惯性思维，以"三共四一点"的思路去组织养老活动，即以"共建（智慧社区）、共享（养老服务）、共度（幸福晚年）"为共同理念，以"政府补一点、社会集一点、企业让一点、会员掏一点"的方式解决资金问题，从而减轻政府和家庭巨大的经济负担，并以共享经济的最新商业思维，实现多方共赢。这一市场化实践，为我国的居家养老如何实现产业化作出了非常有益的探索，提供了可贵的经验，其社会、政治和经济意义是非常巨大的。

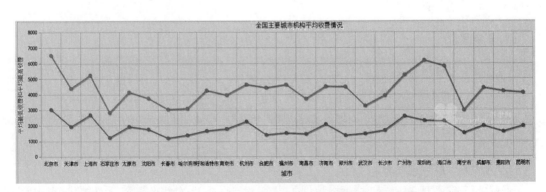

图 3-10-8　全国主要城市养老机构最高收费与最低收费情况统计

图 3-10-8 反映了如果社会全面推广、提倡机构养老，这将是百姓沉重的负担，居家"零费用"养老是普通家庭的首选，智慧社区养老是家庭养老与机构养老的结合，将是受欢迎的养老模式之一。

从政府的层面看，项目可整体性、最大限度地减轻政府财政负担，简单以一个地级市（嘉兴）为例，全市 60 岁以上老年人 50 万人，如果按 5% 老年人入住养老机构计算，需 2.5 万人入住养老机构，需要建设 10 个容纳 2500 人的老年公寓。通过共同体养老，全市只需要政府购买养老服务 3 亿元左右（按每人每月 100 元计），为政府减少不低于 30 亿元的建设费用。从医疗社会保障的层面看，能通过大数据跟踪进行的健康管理、"治未病"的措施，极大地减少老人医疗看病费用。按老年人平均每年看病5000 元计算，50 万老人每年需支付至少 25 亿元的医疗费用，只需让每个老人每年少上医院 1~2 次，也将是几十个亿的巨额资金。再就是这样的高科技的服务与人员密集型的服务方式完成不同，一个呼叫中心人员一天可服务 800~1000 人，以现在普通日照和养老机构老人与服务人员 10∶1 配置，2.5 万老人需要 2500 个服务人员照顾，每年工资开支就达 1.25 亿元。现在同样服务 2.5 万老人，呼叫中心不到 100 人，以每人每年年薪 6 万元计，也只有 600 万元，花费不到 5%。

如果乐聆模式真正推广到全国后，还可以在许多方面得到实际效果，例如，老人护理监护成本，普通监护一人最多服务 30 人，全国自理老人只占 42%，半自理、全护理、特护人员所占比例高达58%，按此计算，2.3 亿人中需要监护的人员多达 1.334 亿人，需要 450 多万护理人员，按每人每年5 万元计，需要 225 亿元以上人工费用。现在，我们智慧监护的能力提高了上百倍成本也就有上百倍的下降，可节省的人力成本在 150 亿元以上。

再如，监护系统中对特殊人群的位置监护，项目以"零"成本解决了人员位置及时寻找问题，就能为社会、家庭节省数以亿计的直接和间接成本。研究称，中国约 1.73 亿人有精神疾病，其中登记在册的严重精神障碍患者达到 429.7 万例；中国更有数量庞大的老年痴呆病患者，有报告称将超 2000 万人，到 2050 年中国老年痴呆患者将超过 4000 万人。根据上海市公安局治安管理部门的统计，2001 年，该市各级治安部门共受理登记失踪人员 9627 人次。以这个数据为依据，按人口比例推算，上海总人口大约是 2300 万人，失踪登记人数取整按 10000 算，大约占总人口的 1/2300。以此计算，2001 年全国一年失踪登记数量大约是 61 万人，因为还会有少部分未登记。为寻找失踪人员，以平均需要出动 5 个人员，每位人员工本 200 元 / 天人次计，就涉及 6 亿多元直接人本费用，还不包括交通、广告、媒体等费用，以及对公安、街道等公共服务机构的间接影响和损失。

乐聆关爱智慧社区养老模式，运用高科技手段，使为老年人服务的健康管理人群更多、服务更全面、看病更及时、养老更智慧、健康更有保障、生活更美好。乐聆希望以其创新的产品、平台、服务系统和养老模式，在政府的支持下，被更多的省、市采用，为解决中国老龄化问题作出贡献，奉献社会，造福百姓。

## （二）间接成效

### 1. 增进亲属关爱

乐聆研发的子女端 App，子女可以打破时间、空间的限制，随时了解父母的健康动态、位置安全，可以为父母购买服务，从而实现隔空传爱，最大限度缓解了由于目前独子家庭结构所带来的更多独居老人精神关爱缺少的情况。

## 2. 缓解医疗问题

与国家卫生健康委员会联合推行家庭医生，可提供医生实时线上的健康指导、健康干预及用药指导等，必要时可引导用户到医院相关科室进行挂号预约看诊。这种线上线下医疗方式很大限度上缓解了患者就医流程繁琐、就医难的问题，缓解了医患关系，做好院内管理、院后的康复追踪，患者与医院黏性的建立。

## 3. 增加就业机会

根据数据计算及运用科技的手段，每位服务人员可通过平台服务 500 位老年用户。每个社区需配备 49 人，随着岗位增加，将带来更多的就业机会。

## 4. 拉动内需

乐聆对于商家服务所采取的商家竞争机制，能够拉动内需，盘活多个产业。

# 六、提升思考

## （一）加强养老紧缺型人才培养

我国养老行业人才紧缺，养老服务受限，培养人才是养老服务的关键。目前，我国持证养老护理人才仅仅 30 万人，按照 1：5 的平均护理配比，当前合格专业的养老护理人才需求缺口达 780 万人。按照护理人才需求每年以 20 万人的速度递增，2020 年需求缺口 840 万人，2030 年缺口需求 1040 万人，2050 年需求缺口 2040 万人。我国已有审批新建的康养职业学院出现，也有不少高等院校新增或扩增养老护理学院、康复学院及老年医学科、老年护理学科、老年康复学科等。拥有人才等于拥有未来，尊重人才等于尊重梦想，成就人才等于成就事业。

## （二）完善社区公共及家庭护理设施

"一人失能、全家失衡"已经成了不少家庭面临的现实问题。我国老龄化呈现快速化、高龄化、失能失智化、慢病化、空巢化趋势，老年照护需求越来越强，毕竟谁都有腿脚不好使、脑瓜不灵光的时候，到了那个时候，市场上有钱也难以找到让家属满意、让失能失智长者满意的专业服务机构，这才是最为让人无助，尤其三四线城市、县域城市是最迫切的。国家已经出台《护理院基本标准（2011 版）》，明确了科室设置、人员配置、设备、房屋及床位要求。未来与康复医院黄金搭档，必定会备受投资运营者青睐。

## （三）尽快建立我国长期护理保险制度

长期护理保险又称长照险（护理保险），主要指为那些因年老、疾病或伤残而丧失日常生活自理能力，从而需要长期照护的人提供护理服务的保险，大大减低护理费用支付负担。目前，我国人均寿命延长，照护压力增大。失能老人规模也在不断地扩大，失能老人家庭及个人难以承受照护费用，而接收失能老人机构的照护服务经费难以到位，照护问题日益严峻。长期护理保险已在多个发达国家被作为公共保险义务缴纳，从国际经验来看，有助缓解全社会由于老龄化带来的护理服务支出压力。我国建立及推行长期护理制度日益紧迫。

## （四）进一步落实"医养结合"

医养结合，将医疗、护理、康复、健康管理服务引入社区。中国地大物博，如果机构养老投入500张床位、3000张床位、10000张床位，无论多大的一支运营管理团队都做不到精致，更是做不到极致。养老机构小型化、网络化、便捷化、精致化、亲情化一定是未来的一个大趋势。一个百十张床位的养老机构，小而快乐幸福，多么令人羡慕、令人向往啊。未来多数的居民小区规划配置一个嵌入式小微养老机构，必成标配现象，就像现在的社区幼儿园一样普遍化，也许还会常见老年 + 幼儿园或者幼儿 + 老年养护院的现象。

## （五）不断细分养老服务市场

未来养老属于合理分工、协同作战、分享共赢的时代。聚焦细分市场，在两厘米宽处做到两千米深，谁能做到谁就能赢在未来。可以把老年人划分为三个年龄段：55~75 岁为青年老人，70~85 岁为中年老人，80 岁以上为老年老人。青年老人注重享老，旅居康养、创业就业等，青年老人是发挥潜能而非余热，是最大的生产者；中年老人注重为老，健康管理、养生保健、老年大学等；老年老人注重养老，生活照料、医疗康护、精神慰藉、安宁疗护等。将养老市场进一步细分，根据不同年龄段的老人提供更加精准的养老服务。

 致谢

天津市民政局 天津乐聆智慧养老服务有限公司

天津乐聆康养科技有限公司 天津城市职业学院

---

● **点评专家：党俊武**
中国老龄科学研究中心副主任、国家应对人口老龄化战略研究秘书组副组长

乐聆是国内高科技智慧养老的首创者，在技术上所运用的智能康养数据采集终端入选工业和信息

化部、民政部和原国家卫生和计划生育委员会《智慧健康养老产品及服务推广目录》，在智慧养老体系上打造的智慧养老街道是工业和信息化部、民政部和原国家卫生和计划生育委员会首批"智慧健康养老应用试点示范街道"，同时获得大国养老"2018年度养老服务体系建设先进单位"称号，是能够推动养老生态建设的综合性企业。它面向占老人总数90%以上的普通社区居家老人，以智慧物联网高科技手段，共享经济模式，提供所需要的包括医疗、健康、慢病管理、康复护理、生活服务、精神慰藉和安全紧急救助等在内的综合性康养服务，该项目为从根本上解决中国进入老龄化社会后的养老问题，提供了切合中国国情、符合时代要求的方案，也符合国家"全面建成以居家养老为基础、社区养老为依托、机构养老为补充的养老服务体系"总方针。该方案具有以下特性：

第一，面向对象和服务形式的普适性。在社区建立养老共同体，对居民家庭进行适当的适老化改造，面向所有社区老人提供服务，与我们倡导"健康中国"，进行"普惠养老"非常合拍。

第二，服务手段的高科技性。以现代物联网手段，在城市社区建立一个呼叫管理服务中心，用一款老人不会离身的健康监护通信多功能手表，就能对老人的日常健康进行监护管理，能够预测、预报和紧急处理，还能提供线上线下服务，社区周边包括政府公益性以及社会商业性的各种康养服务，切实帮助到居家养老人员，简单、方便并实用。

第三，建设成本的经济性。与建立养老院、康养中心、康养小镇等机构养老不同，建立"社区养老共同体"，无需大兴土木搞工程，只需要在政府已有的社区日常照料机构，或者社会物业管理场地等基础上，通过政府、社会、个人共同努力，花很少的钱，建一个"呼叫中心"和社区服务健康站等，并与周边的专业服务机构、商店等签约上门服务，就能成为一个"养老服务共同体"，改变了我们以前养老总需大投入、政府财政支出大的老观念。

第四，养老服务需求解决的全面性。该方案是一个完整的服务体系，是一个政府、社会、市场共建方案，服务运营单位能给用户提供包括医疗、大健康、家政、娱乐等在内的几乎所有的康养服务，并在"政府补一点、社会助一点，个人出一点"共建理念的运营中合理盈利，以求得项目的可持续性，这才是难能可贵的。

第五，可复制性强。乐聆通过几年的基础建设开发了从产品、平台再到管理应用软件物联网体系，通过试点运营，探索出了较为完整的、具有特色的、线上线下结合的社区居家服务体系，并已经形成企业标准，进入了全国14个省市的100多个社区应用，其商业服务模式的社会可接受程度高、推广性强。

综合起来，"乐聆模式"为各地政府部门创建智慧健康养老社区对居家老人养老服务提供科学系统、切实可行的解决方案，解决全国居家老人怎么养老、谁来服务、怎么服务、怎么保障的问题，也解决了智慧健康养老社区谁来建、怎么建的问题，政府主导，社会参与，由智慧健康养老项目运营主体通过搭建一个资源共享平台，实行面向全体提供免费基本服务，面向医疗大健康个人特需，收取合理费用的办法，去满足不同层次需求，解决服务运营企业盈利的问题，确实创新了养老服务的模式，解决这个产业的可持续发展问题。当然这个项目实施中政府要注意指导运营机构正确处理好各方利益关系，把握好盈利度，让项目成为多赢可持续典范。

# 上海市嘉定区医养护一体化智慧养老平台实践

　　如何实现老有所医、老有所养，关系到亿万老年人能否安享晚年。上海市嘉定区积极探索医养结合"新课题"，把医养结合服务作为重大民生问题，构建以家庭医生为责任主体、信息化手段覆盖医养服务"神经末梢"的医养结合服务模式，通过医养护一体化智慧养老平台整合嘉定区养老机构资源、居家养老服务资源，为区域老年人提供综合评估、家庭医生签约、居家医疗护理、健康管理等服务，构筑"医养护保四位一体，健康养老全域共享"的融合式服务体系。项目覆盖全区助老服务社 13 个、日间照料中心 18 个、长者照护之家 7 个、老年人助餐点 14 个、养老服务机构 24 家，覆盖全区户籍 60 周岁及以上老年人口，已累计为 20 万老人完成家医签约。其中，安亭镇社区建立了上海首家社区护理管理中心，目前已为 1200 多位老人提供居家护理服务。医养结合服务将医疗卫生和养老服务资源有效整合，一方面，实现了资源的优势互补和合理配置；另一方面，满足了老年人的医疗卫生和长期照护需求，促进功能发挥，提升生活质量。

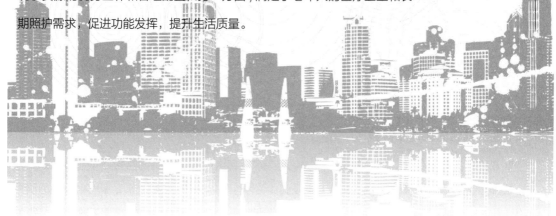

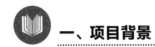 **一、项目背景**

## （一）中国老龄化现状及养老相关政策规划

我国是世界上老年人口最多的国家，老龄化速度较快。目前，国内老年人口数量已超过2亿人，随着我国社会老龄化加速，养老服务市场供需缺口大。机构预计，到2020年，我国老年人口数量将达到2.4亿人，占总人口的17.17%，养老产业需求将达到5万亿元；到2025年，老年人口数量将达到2.96亿人，占比达到23%；到2050年，这一比例将超过30%，是同期全球老龄化平均速度的两倍。人口老龄化加速、"空巢"老人比例不断上升，使我国老年健康保障服务的需求急剧增加，伴随着失能、半失能老年人口也大幅增加，老年人的医疗卫生服务需求和生活照料需求叠加的趋势越来越显著，健康养老服务需求日益强劲，目前有限的医疗卫生和养老服务资源远远不能满足老年人的需要，迫切需要为老年人提供医疗卫生与养老相结合的服务。

2017年2月，工业和信息化部、民政部、原国家卫生和计划生育委员会印发的《智慧健康养老产业发展行动计划（2017—2020年）》中指出："我国正处于工业化、城镇化、人口老龄化快速发展阶段，生态环境和生活方式不断变化，健康、养老资源供给不足，信息技术应用水平较低，难以满足人民群众对健康、养老日益增长的需求。智慧健康养老利用物联网、云计算、大数据、智能硬件等新一代信息技术产品，能够实现个人、家庭、社区、机构与健康养老资源的有效对接和优化配置，推动健康养老服务智慧化升级，提升健康养老服务质量效率水平"。同月，国务院印发的《"十三五"国家老龄事业发展和养老体系建设规划》提出"居家为基础、社区为依托、机构为补充、医养相结合的养老服务体系更加健全"的发展目标。提出"支持养老服务产业与健康、养生、旅游、文化、健身、休闲等产业融合发展，丰富养老服务产业新模式、新业态。鼓励金融、地产、互联网等企业进入养老服务产业。利用信息技术提升健康养老服务质量和效率。"党的十九大报告已将推进医养结合确定为建设健康中国、积极应对人口老龄化、实现健康老龄化的重要任务和举措。同时，国家和各地方政府也陆续开展了一系列试点实践工作。

## （二）医养结合的内涵和实践

医养结合服务的核心要素包括三个方面：一是"医"，即医疗、康复和保健服务，具体涵盖健康咨询、健康检查、疾病诊治和护理、大病康复以及临终关怀等服务内容；二是"养"，即多种形式的照护服务，包括生活照料服务、文化活动服务和精神慰藉服务等；三是"合"，即整合，不是外在的、简单的"医疗机构＋养老"或"养老机构＋医疗"，而是内在的整合医疗卫生和养老服务资源，让医疗服务资源有序进入家庭、社区和养老机构，达到资源的优化配置。基于此，医养结合的内涵可以阐述为

"一种有病治病、无病疗养，医疗和养老有机结合的新型养老模式"，强调通过有机整合养老服务资源和医疗卫生资源，使老年人能够有序、共享持续性的照料服务。

在医养结合服务推行过程中，我国各地形成了具有特色的实践发展模式，例如，基于我国养老服务体系的结构，整体划分为"机构型医养结合养老服务"和"社区居家型医养结合养老服务"两种模式；从养老和医疗服务资源的关系，划分为"整合照料""支撑辐射"和"联合运行"的模式，或"医疗资源向养老机构流动""养老资源向医疗机构流动"和"医疗资源和养老资源双向流动"的三种模式；基于社会力量参与程度的不同也可以划分为"公办公营""公建民营""民建民办"和"民办公营"四种模式。综合目前我国医养结合服务资源的整合路径和供给主体，主要有四种实践模式，即"养中设医""医中设养""医养合作"和"依托社区发展医养结合"。

"养中设医"，即养老机构内设医疗机构。养老机构通过配置医务室、护理站、门诊部等，一方面，提供生活照料和精神慰藉等，保障入住老人的基本养老服务；另一方面，通过增强医疗保障能力，完善诊疗和康复机制，满足入住老人对疾病治疗、康复护理等专业医疗服务的需求。这种模式常见于公办养老机构和高端、大规模的民办养老机构，对于中低端、小规模的养老机构比较难以开展这种形式的服务。

"医中设养"，即医疗机构内新增养老服务。医疗机构可以提供专业的老年人长期护理服务，特别是对于失能、半失能、高龄和患慢病的老人。医疗机构内一般通过增设老年护理中心、老年科室、老年病区，或进行内部结构功能调整，逐步转向老年护理院或康复医院，在满足老年人医疗需求的基础上增加照护服务。这种模式的优势在于解决部分公立医院"压床"现象，充分有效地利用医疗卫生资源。

"医养合作"，即医疗机构与养老机构联合提供服务。医疗机构和养老机构签订合作协议，将养老机构的老年人纳入健康管理，建立健康档案，并派医生定期到养老机构巡诊和健康体检，同时为养老机构的老人提供就医便利，当老年人突发疾病时，可以第一时间在合作医疗机构得到专业的救治；治疗结束后，可直接转至养老机构，或者对接受康复和护理服务老人病情严重时进行及时转诊治疗。这种模式较为普遍，其优势在于医疗机构与养老机构形成良性互动的双向照料模式，能够充分利用各自的资源，实现优势互补。

"依托社区发展医养结合"，即依托基层医疗卫生服务网络，推进居家社区医养结合。基层医疗机构通过建立家庭病床、签约全科医生等形式，为居家老人提供巡回医疗、健康指导、定期体检等多样化和个性化的健康服务。这种模式符合"在地老化（Aging in Place）"的理念，可以更好地完善居家养老服务模式，提高老年人的生活质量，节约医护成本。

## （三）全国医养结合领域信息化建设现状

从全国层面来看，医养结合领域信息化的建设仍处于初级阶段，相关信息化标准和服务仍处于试点遴选阶段。2017 年是我国智慧养老的"开元之年"，2017 年 6 月和 11 月，工业和信息化部、民政部、原国家卫生和计划生育委员会共同开展了"智慧养老示范企业与示范基地"的遴选以及"智慧养老产品和服务推广目录"的选拔，全面拉开了智慧养老大业序幕，依托"云大物联"开展养老服务将成为医养结合领域信息化建设的重要发展方向。

通过对国内医养结合领域的信息化建设现状进行调研，发现主要有医疗、护理、养老三类专业信息化产品。比较知名的医院信息系统主要特色和优势在于临床诊疗和电子病历。护理产品主要定位于院内护理和移动护理，细分领域比较专业，但与院外相关资源和服务的对接比较薄弱，尚未实现院外针对老年人的集护理、康复、健康管理于一体化的服务。养老互联网平台厂商产品主要定位于养老服务机构管理、智能可穿戴设备、陪护、商城、智能监控和安防等方面，主要是一种以互联网思维为主的创新模式，用技术和"众筹"来推动养老行业的改革，走的是从院外到院内的路径，以移动互联网的应用方式聚集海量 C 端，试图绕开医院和医生直接与老人发生联系，这类模式多以 B2C 和线上为主，以 C 端客户为销售对象，是一种直接针对 C 端的服务模式，因此，外围化、间接性特征明显，缺乏医嘱护理与养老需求的融合，难免会脱离医疗机构现实情况和实际需求，缺乏质量保证。此外，以互联网模式进行融资并开展运营，存在一定市场运营和隐私保护的风险。

上述几类信息化产品都在各专业领域已有一定的基础，但没有形成一体化的医养结合产品，将医疗、养老、护理、康复和健康管理等服务及资源加以整合，形成信息联动和资源共享，实现线上线下联动的服务模式。

### （四）医养护一体化智慧养老平台建设的意义

《"健康中国 2030"规划纲要》明确"全民健康是建设健康中国的根本目的。立足全人群和全生命周期两个着力点，提供公平可及、系统连续的健康服务，实现更高水平的全民健康"。医养结合作为健康中国战略下实现健康老龄化目标的重点内容和重要途径，对于满足老年人的健康和日常生活照料需求、全面提升老年人的生活质量、推动老年健康服务领域的基本公共服务均等化，逐步缩小城乡、区域和阶层间的健康差异具有重要意义。

医养护一体化智慧养老平台是促进医疗、护理与养老结合的有效抓手。平台通过医养结合的健康管理和服务推动了区域化的资源共享和协同服务机制的建立，基于这种机制，可带动患者与家庭医生签约、分级诊疗、双向转诊、远程医疗、医师多点执业、公立医院改革等医改相关的工作。在公立医院改革中，医疗机构办养老，可充分发挥医疗机构既能治、又能护、还能养的治疗、康复、护理、养生、保健、临终关怀为一体的优势作用，使老年人获得优质的专业养老和医疗服务。可根据区域老年人口现状和未来发展需求，考虑在区域建设有一定规模的老年人医养护理院，主要承担本辖区范围内的失能、半失能、需要长期治疗和康复护理、居家养老有困难等老年人的医疗、保健、康复、生活护理方面的照料和关怀，解决这部分老年人的实际困难。护理院可以通过民办公助、联合举办、转型整合等多种形式组建。现有的养老机构可与医疗机构建立医疗服务协作关系，提升养老机构的服务功能。

医养护一体化智慧养老平台是运用新技术实现"医养结合"服务的创新手段。信息技术极大地推动了卫生医疗事业的发展，深刻地改变了医疗现状。云计算、移动互联网、物联网、大数据和社交网络这五大新技术给每个人的行为方式、思想观念带来了翻天覆地的变化，它们重塑社会组织的商业模式、运营模式、管理模式，无论是广度还是深度上，这些影响都将是革命性。嘉定区充分融合运用了新技术，特别是云计算、移动互联网技术，通过新技术改变传统服务模式，提高工作效率，改善患者体验，满足老年人多层次、多样化的健康养老服务需求。

医养护一体化智慧养老平台是服务患者、信息惠民的重大民生工程。本案例坚持以人为本，贯彻落实科学发展观，切实保障公民基本权利，提高生活水平。本案例为老年人提供老年医疗护理、健康管理等服务，同时，通过与护理站互动协作，与民政信息平台实现无缝对接，重点关注失能及半失能老人这类特殊人群，切实关注老年人在医疗、护理、养老三方面的全部需求，有利于满足老年人多层次、多样化的健康养老服务需求。因此，本项目既是积极应对人口老龄战略的重要举措，又是发展养老服务业和健康服务业的重要任务，是服务患者、信息惠民的重大民生工程。

 **二、解决的主要问题**

## （一）服务容量不足，难以满足老人需求

到 2018 年末，60 岁及以上人口为 2.49 亿人，占比 17.9%，其中，65 岁及以上人口为 1.67 亿人，占比 11.9%。与 2017 年末相比，老年人口比例持续上升，其中，60 岁及以上人口增加 859 万人，比例上升 0.6%；65 岁及以上人口增加 827 万人，比例上升 0.5%，人口老龄化程度继续加深，未来中国老龄人口将进一步增加。2018 年第 4 季度机构数据显示，老年人与残疾人服务机构共 2.98 万个。2018 年，全国养老服务床位共 746.4 万张，其中，养老机构床位数共 392.8 万张、社区养老床位数 353.6 万张。2017 年，每千名老年人拥有养老床位 30.9 张，这与《"十三五"国家老龄事业发展和养老体系建设规划》规定的每千名老人养老床位 35~40 张，存在很大差距，养老床位总体不足。以嘉定区来说，截至 2017 年底，全区户籍人口 62.41 万人，60 岁及以上老年人口 20.34 万人，占总人口的 32.6%。户籍老年人口比上年增加了 1.04 万人，占总人口比例增加了 1.07%。随着老人不断增多，专业化、个性化养老服务需求日趋增加，养老服务面临着服务容量与需求之间的巨大缺口。

## （二）养老队伍建设不足，服务质量与效率亟待提高

长期以来，养老服务队伍整体素质偏低，与养老服务事业发展的客观要求不适应。一方面，养老服务人员社会地位低、晋升机会匮乏、工资待遇低、劳动强度大、工作持续时间长，导致从业人员数量不足、工作热情不高，队伍稳定性差、缺口大。另一方面，养老服务人员文化水平普遍较低、整体专业化程度不高，护理水平参差不齐，难以满足老年人日常照料和医疗卫生保健服务的需求。此外，养老服务管理和队伍建设滞后，行业信息化水平较低甚至缺失，信息管理能力弱，养老服务规划不具体，机构相关配套设施不完善，缺乏与医疗资源的衔接支持，缺少对从业人员的人才培养体系等，均导致养老服务质量与服务效率低下。

## （三）医疗卫生和养老服务资源割裂，权责交叉重叠，服务难以实现有效联动

当前，我国医疗机构、养老机构隶属于不同部门，医养结合相关职能分散在民政部、卫生健康委员会、人力资源和社会保障等多个部门，彼此相对独立，各项服务资源融合不够，尚未针对医养结合服务形成有效的多部门合作机制，导致服务"碎片化"，难以实现有效联动且无法满足老年人多样化、多层次的需求。同时，养老服务计划缺少统合性，制约了服务资源的集约化输出，多元服务主体间相互独立地向老年人提供服务，服务内容存在大量交叉重叠，缺乏有效的工作衔接体系，造成健康养老服务资源的严重浪费。当前的医养结合模式大多数还处于将养老和医疗两方面的资源简单相加，尚未做到集成各类医疗和养老服务资源，对接养老服务需求与供给，实现养老系统和医疗系统真正的相互融合、互相协作，从而满足老年人多元化的医养护需求。

## （四）老人健康信息缺乏共享机制，多方数据无法有效整合

由于医疗系统和卫生系统相互独立、养老行业信息化建设滞后，老人健康信息缺乏有效的共享机制，"信息孤岛"现象仍然存在。各机构为老人服务时分别产生和保存与老人健康相关的部分数据，如医疗、健康管理、养老照护信息等，这些数据未得到有效整合，未能形成以老人为中心的健康档案。同时，缺乏大数据、云平台等相关技术对老人健康信息数据加以分析、利用和挖掘，缺少智慧医养方面的相关应用。

## （五）医养结合模式缺乏完整的监管、评估机制

医养结合模式的贯彻执行离不开有效的监管，更需要客观有效的评估机制推动其不断完善。现阶段，医养结合模式的监督、评估机制不够健全，尚未形成标准化建设体系与长效监管机制。其中，对养老服务的监管，包括服务内容、服务质量、服务安全、服务价格等尚无统一的行业标准，量化指标不够具体；对老年人需求、失能老人情况的评估制度不健全，缺少精准化的分层次、分类别管理；对医疗保险资金的监管不到位，存在使用医保资金支付养老床位费等违规行为；对医养结合执行效果缺乏有效的绩效评估和约束机制。

 ## 三、具体做法

### （一）医养护一体化智慧养老平台建设方法

2016 年，原国家卫生和计划生育委员会发布第一批国家级医养结合试点单位，上海市位列其中。同年，上海市嘉定区被列为全国首批 38 家健康城市的试点城市之一，嘉定区是上海唯一入选的区县。同年，上海市嘉定区与"卫宁健康"达成战略合作，共同探索新型养老模式，打造全市医养结合领域

的优质品牌工程。医养护一体化智慧养老平台建设方法如下：

### 1. 试点先行，稳步推进

选取安亭社区卫生服务中心、护理站作为本项目试点单位，重点推进社区和居家养老服务项目，为全区全面开展医养结合养老服务建立示范和总结经验。

### 2. 养老服务资源的配置

根据社区和居家老人、养老机构住养老人不同层次医疗卫生服务需求，中心对资源进行合理配置、有机整合、按需分类、对接供给，建立供方人员库和需方老人库。

（1）供方人员库：由中心整合并配置区域内三级、二级医疗机构，以及护理中心、护理站等医疗护理资源。信息显示工作人员的注册机构、姓名、科室、性别、年龄及电话。

（2）需方老人库：与民政部门实现数据对接或由中心录入在库，经家庭医生签约并有医疗护理要求的社区 60 岁以上居家及养老机构住养老年人群。二期将家庭病床患者的居家护理服务一并纳入，统一管理、统一资源配置。

## （二）医养结合服务流程

### 1. 机构

签约养老机构在需方信息平台上为在院老人建立养老档案，医疗机构在服务信息平台通过调取养老档案信息为老人建立健康档案。医师为有医疗需求的老人进行健康评估并完成家庭医生签约，如符合建家庭病床条件则给予建床。医师每次服务时为老人提出诊疗方案，开具医嘱，并录入家床病史。同时，通过信息平台传输至养老机构信息系统，由养老机构特护护理员执行医嘱，并录入养老档案，反馈给医师治疗情况。全过程对老人健康档案（EHR）、护理档案（ENR）、电子病历（EMR）进行整合和记录，建立老人 360 档案。医养结合信息化流程如图 3-11-1 所示。

### 2. 居家

签约老人或其监护人在需方平台上提出医疗、护理、康复、上门随访等需求，经接收平台登记后按需分类，转派给相应服务机构。服务机构如确定接单后，反馈至接收平台，由接收平台传至服务平台，并传输至手持设备。通过服务平台终端，签约老人或其监护人的手机 App 将会显示此次服务开始的时间及服务人员的信息与联系方式，在服务结束后可以进行满意度测评（满意或不满意）；服务人员的手持 App 将会显示此次服务的时间、地点及对象老人的信息，在服务过程中完成各类表单的填写。医养结合工作流程如图 3-11-2 所示。

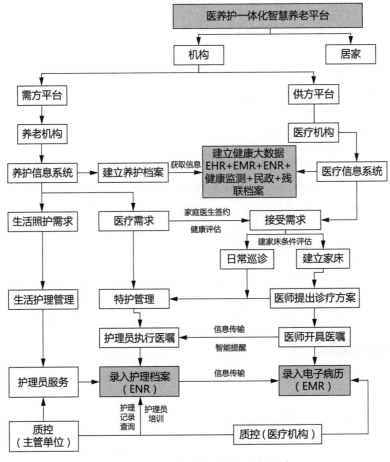

图 3-11-1　医养结合工作流程（机构）

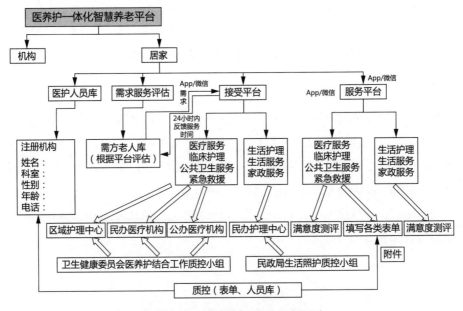

图 3-11-2　医养结合工作流程（居家）

### 3.分层级的服务

　　总体上，以医养护一体化智慧养老平台为中心，按居民、服务机构、服务站点或派出机构、服务中心（云平台中心）、云平台五个层级为老人提供服务，平台中心端负责与外部系统进行对接，接收老年人的服务请求，服务请求一般来源于民政、社区事务受理系统。平台中心端也接收老年人直接通过平台登记的服务请求，平台对人员进行集中式服务等级评估，根据属地化管理或个人意愿，对服务机构、服务站点或派出机构安排任务计划，由服务机构提供线下服务，并完善个人养老服务档案。服务流程如图 3-11-3 所示。

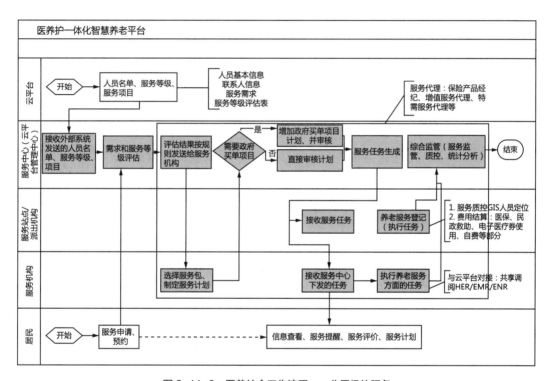

图 3-11-3　医养结合工作流程——分层级的服务

## （三）医养护一体化智慧养老平台建设内容

　　医养护一体化智慧健康养老平台通过整合嘉定区养老机构资源、居家养老服务资源，建立以家庭医生为责任主体的医养结合服务模式，为区域老年人提供综合评估、家庭医生签约、居家医疗护理、健康管理等服务，构筑"医养护保四位一体，健康养老全域共享"的融合式服务体系。

　　医养护一体化智慧养老平台按照不同用户角色的功能需求，分为"医养结合工作平台""医养结合管理平台""居民端 App""医护端 App"，统一入口，实现单点登录功能。

　　具体功能模块见表 3-11-1。

表 3-11-1　医养护一体化智慧养老平台功能模块列表

| 序号 | 系统 | 模块 | 模块说明 |
|---|---|---|---|
| 1 | 医养结合工作平台 | 工作首页 | 工作首页展示当前的评估总数、医疗护理需求人数、居家护理需求人数、机构护理需求人数、居家护理计划人数、居家护理服务人数等统计数据，并展示由这些统计数据分析得到的医疗护理需求率、居家护理需求率、服务执行率情况 |
| | | 对象管理 | 在对象管理中可以进行新登记对象信息的查看。同时，对民政部门推送的或新登记的对象，可以进行该对象个人基本信息的查看或修改、更新 |
| | | 对象分配 | 在对象分配中可以为民政部门推送或新登记的对象分配护理需求类型（机构护理或居家护理）；分配时，可调阅查看对象的个人基本信息，按规则判断对象的申请需求是否通过并进行分配 |
| | | 轮候管理 | 对象分配结果为机构护理的对象，如果护理院暂时没有空闲床位，则安排进入轮候系统，等待可用床位 |
| | | 签约管理 | 对象分配结果为居家护理的对象，可为对象选择护理服务机构和护理服务人员，并选择签约起始、结束日期，进行签约操作。签约成功后，即确定将该对象纳入签约机构的服务人群，系统根据模板自动生成含带该养护对象信息的《知情同意书》，并且允许打印 |
| | | 延伸护理 | 与家庭病床等外部系统进行对接，可以接收来自家庭病床的延伸服务内容，从而使家庭病床服务以外包的形式交由护理站完成 |
| | | 计划管理 | 对签约完成的对象进行护理计划的制定、审核及执行 |
| | | 服务管理 | 养护对象的计划执行之后，按计划生成的任务为其开展上门服务 |
| | | 服务变更 | 养护对象需要变更原有护理计划、暂停计划、终止服务时，系统可以对该对象进行计划变更、中止管理或结案管理的操作 |
| | | 护理券管理 | 为了满足政府补贴养老的需求，系统提供护理券管理功能，主要用于为符合护理券优惠标准的养护对象创建虚拟账户，按规则为养护对象存入该对象应享受的护理券优惠总额度；结算时按抵扣规则，从账户中扣除部分金额 |
| | | 结算管理 | 系统提供对已完成的上门服务进行批量结算的功能。可以查看每次服务的详细信息，包括上门服务的时间、地点、服务照片、实际服务项目及服务人员等；享受护理券优惠的人群，结算时可按规则用户护理券抵扣部分金额 |
| | | 结算记录 | 系统提供对已结算的服务记录的查询功能。可以查看每次服务的详细信息，包括上门服务的时间、地点、服务照片、实际服务项目及服务人员等 |
| 2 | 医养结合管理平台 | 资源 360 视图 | 提供全区的资源 360 视图，可查看全区及各街镇的医疗机构、养老机构的护理床位等资源情况 |
| | | 床位资源分析 | 可以查看各街镇的床位空闲或占用情况，以及全区空闲床位数的时间趋势图；可以查看各街镇的床位空闲数和轮候人数情况 |
| | | 护理人员分析 | 可以查看各街镇的护理人员人数情况，以及护理人员各级职称的人数占比情况 |

表 3-11-1（续）

| 序号 | 系统 | 模块 | 模块说明 |
|---|---|---|---|
| 2 | 医养结合管理平台 | 评估对象分析 | 可以查看各街镇的评估人数，以及医疗护理需求和养老服务需求的人数占比情况；可以查看各街镇的评估人数，以及全区评估对象的照护一级至照护六级各级人数情况、占比情况；可以查看各街镇的居家需求对象里待签约人数、已签约人数情况，以及待签约人数、已签约人数的时间趋势情况；可以查看当前登录机构管辖范围内居家需求的评估对象年龄段分布情况 |
| | | 服务监管 | 可以查看各街镇的居家护理需求人数情况，以及护理计划待制定人数、已制定人数的占比情况；可以查看各街镇的居家护理计划执行情况，以及居家护理待上门服务人数、已上门服务人数的占比情况；可以查看各街镇的护理服务满意度情况，以及护理服务满意度的时间趋势情况 |
| 3 | 居民端App | 需求申请 | 养护对象从 App 端发起需求申请。申请后的结果，系统可以通过消息推送给养护对象 |
| | | 消息通知 | 将重要的信息通知养护对象 |
| | | 服务日程 | 查看历史或近期的服务安排；对未预约的上门服务进行预约，或修改已预约服务的预约上门时间 |
| | | 服务评价 | 养护对象可以通过 App 对已完成的上门服务进行评价 |
| | | 亲情绑定 | 养护对象的子女、亲属可以使用自己的账号添加多个老人的养护端账号，绑定对方的亲情账号，达到使用一个账户同时查看多个其他账户的功能 |
| | | 中止/结案申请 | 养护对象从 App 端发起中止或结案申请；申请后的结果系统可以通过消息推送给养护对象 |
| | | 我的 | 查看养护对象的个人信息、服务内容、护理券使用情况等 |
| | | 其他 | App 还提供健康宣教、路线导航、签约机构信息查看等功能 |
| 4 | 医护端App | 模块同医养结合工作平台 | 支持 Pad 版本、手机版本，功能同医养结合工作平台 |

## （四）一人一计划，精准为老服务

面向社区居家养老对象，实现机构居家上门服务业务办理的信息化和规范化，实现从起始签约管理到居家上门服务管理的全流程服务管理，同时，配合老年综合评估系统和远程互联服务系统，可实现服务的全面化与便捷化。社区内的社会办护理站通过服务平台定向为社区内老人提供居家上门服务，护理站可与老人进行一对一签约，如图 3-11-4 所示。根据每位老人的个体情况和当地服务标准，可为每位老人制定护理计划，护理计划可根据老人状态的变化作出调整。通过对服务计划审核，服务预约以及服务满意度调查，实时监督服务完成情况，保证服务质量。待服务完成后，为每位老人进行结案。

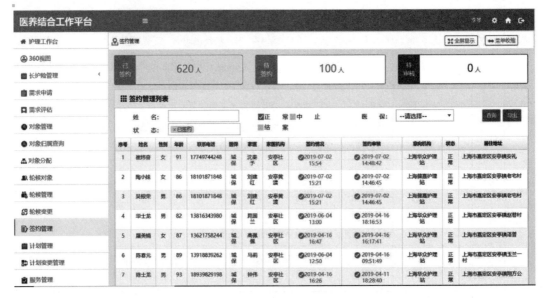

图 3-11-4　平台签约管理界面展示图

## （五）不同人群适用的移动应用，便捷医护，便民惠民

借助 Pad 或手机端移动应用，护理服务人员可进一步提升护理服务的质量，实现真正的上门护理。从护理计划审核到服务预约和登记确认，都在 App 上完成，实现业务的移动办理，大幅提升业务办理效率，如图 3-11-5 所示。老人及其子女也可以通过手机端移动应用，实时把握服务动向，知晓老人状态，可对每次服务及时作出评价，反馈当次服务质量，确实保障老人自身权益，如图 3-11-6 所示。

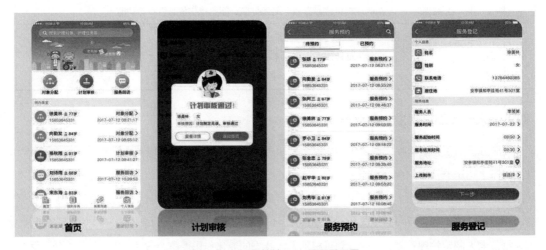

图 3-11-5　医护端 App 界面展示图

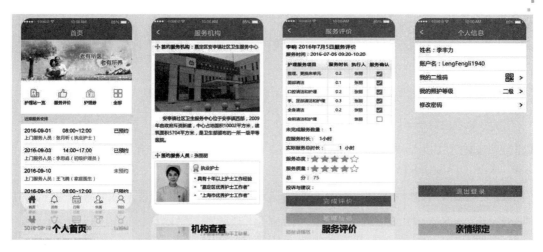

图 3-11-6　居民端 App 界面展示图

## （六）"老人 360" 档案，信息全程记录

为全面记录老人在社区居家养护期间的信息，把握老人身体健康状态，为社区内老人建立"老人 360" 档案，依据老人的体征信息和养护信息，形成老人综合健康摘要，可查看老人在不同时间、不同护理阶段的健康信息，如图 3-11-7 所示。

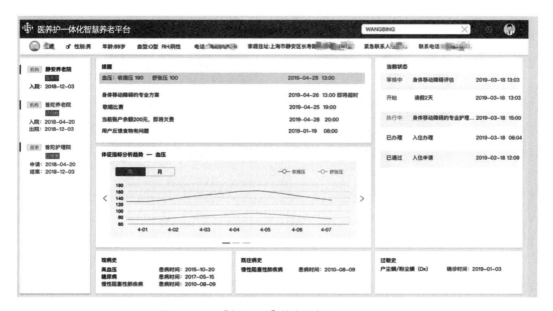

图 3-11-7　"老人 360" 档案健康摘要界面展示图

## 四、建设成效

### （一）构建"四位一体"医养结合新模式

嘉定区以家庭医生为责任主体，以医养护一体化智慧养老平台为支撑，通过社区护理管理中心，以护理站等服务机构为延伸服务点，全面对接老年医疗护理服务需求，为符合条件的老年人提供全面、全程、公平、公正的老年医疗护理服务，打通健康养老的"最后一千米"。

嘉定区正构建"医养护保四位一体健康养老全域共享"的融合式服务体系。"四位一体"是指：医，即医疗；养，即养老；护，即老年护理；保，即长护险。通过医养护一体化智慧养老平台打通了医疗、养老、护理、保险等资源。值得一提的是，嘉定区的为老服务资源不断丰富，目前，嘉定区设有助老服务社 13 个、日间照料中心 18 个、长者照护之家 7 个、老年人助餐点 14 个、养老服务机构 24 家，基本覆盖全区 12 个街镇。目前，嘉定区 13 家社区卫生服务中心已全面开展医养结合工作，统一应用医养护一体化智慧养老平台，实时展示各街镇医养结合资源配置、需求评估、服务供给、管理效果、运行机制、考评排名。嘉定区安亭镇开展医养结合工作如图 3-11-8 所示。

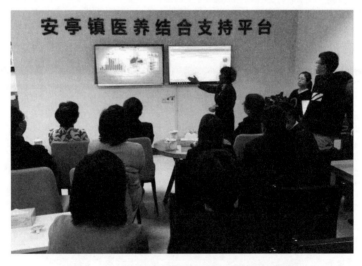

图 3-11-8　嘉定区安亭镇医养结合支持平台现场图

在嘉定区推进医养结合具体工作中，社区卫生服务中心发挥了有力的平台支撑作用，同时，设立社区护理管理中心，统筹管理辖区老年医疗护理服务资源。嘉定区现有养老服务机构与托养机构48 家，已全部与社区卫生服务中心签约。按照签约内容，各社区卫生服务中心选派医护人员定期提供服务或入驻养老机构，全程为老年人提供医疗护理服务。其中，安亭镇、华亭镇等社区卫生服务中心以服务站的形式进驻福利院，实行医保实时结算，为老人提供基本医疗、慢性病管理、健康教育、中医适宜技术、心理关爱等服务。

为了促进医、养"嫁接"，一方面，嘉定区卫生健康委员会指导养老机构与社区卫生服务中心临近设置，便于医务人员就近提供医疗护理服务；另一方面，支持养老机构内设医疗站点，让老年人的医疗问题能就地解决。

嘉定区在全市率先构建医养结合服务网络，已在安亭镇社区建立了上海首家社区护理管理中心，同时，整合全区家庭医生、护理站的供给资源，提供家庭医生签约、居家医疗护理、家庭病床等服务，目前已为 1200 多位老人提供居家护理服务。

嘉定区充分发挥市场配置资源的基础性作用，探索推出了政府医疗护理券，形成基于标化工作量的政府购买第三方服务机制，获得了主管部门、医疗专家、医疗机构和社会公众等各方的充分认可，也为全市出台长期护理保险政策提供了试点经验。

2018 年起，上海市全面试点长期护理保险制度。嘉定区人社局、卫健委、民政局、财政局等部门进一步密切合作，将辖区养老机构、老年护理机构、居家护理机构等纳入长护险定点机构，进一步提升辖区老年人养老护理保障水平。围绕长护险，各部门协同配合，进一步梳理和优化长护险受理流程、评估流程、服务流程、结算流程和管理流程，推进各类支撑信息配套软件的建设使用，进一步打通了"医、养、护、保"四方面在运行流程以及信息化平台的资源。

## （二）创新"3+×"家庭医生服务模式

2018 年，为完善信息技术支撑体系，嘉定区卫生健康委员会与"卫宁健康"合作，共同建设智慧社区健康管理服务平台，先后实现预约分诊系统、健康管理系统、绩效管理等系统的上线运行。通过预约分诊系统，嘉定区实现社区门诊服务流程再造，按照每一个全科门诊 8 分钟来划定家庭医生号源，居民可通过电话、自助机、窗口、诊间等多种形式，根据自己的生活合理安排预约就诊时间，从而解决以往门诊集中挂号、拥堵、耗时等问题。

为优化居民预约挂号流程，"卫宁健康"预约分诊系统与上海市"1+1+1"签约信息无缝整合，精准匹配居民所属家庭医生，增进签约双方互动，提升服务黏性。同时，精简非医疗服务环节，全面实现医疗后付费，引入微信、支付宝等移动便捷支付方式，进一步提高居民的就医体验。通过社区门诊服务流程再造，辖区居民平均就诊时间减少 60%，盲目就诊和长时间等待就诊等问题得到有效解决。截至 2017 年底，嘉定区 60 岁以上累计 15.22 万人完成"1+1+1"签约。签约居民定向就诊率超过 60%，实现了就医环境的高效便捷。

嘉定区在成功探索"1+1+1"家庭医生签约服务的基础上，又推出了新型"3+×"家庭医生执业模式，即 1 名家庭医生、1 名健康管理师（家庭医生助理）、1 个区域家庭医生服务中心和 × 个支持服务中心，如图 3-11-9 所示。家庭医生是服务核心者，开展全科服务，负责维护和促进社区人群健康。健康管理师则是服务专业者，辅助完成签约服务工作内容，为家庭医生提供分诊，既能提升家庭医生的服务效率，又能深入挖掘民众的健康需求。新型的"3+×"团队服务模式，为辖区居民全方位、全周期的健康管理打下了牢固的基础，家庭医生与健康管理师强强联手，工作上分工明确，技术上优势互补，专业上支持配合。截至 2018 年底，统一参与试点项目的上海市嘉定区南翔社区卫生服务中心徐冬建医生，累计签约 1400 余人，站点日均业务量突破 200 人次。

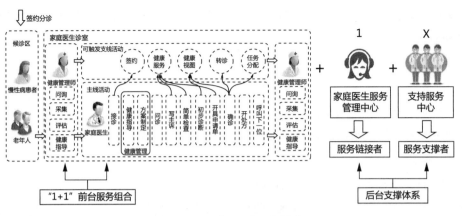

图 3-11-9 "3+×" 服务模式

嘉定区创新建立家庭医生服务管理中心，组建 × 个支持服务中心，通过护理、公共卫生、康复、妇幼保健、后勤保障等内部支持中心，以及医联体、全专联合、区域集约化服务中心、互联网医疗技术、社会健康管理机构、商业保险等外部支持中心，为家庭医生做好签约服务提供强有力支撑。

此外，为进一步激励家庭医生的工作积极性，嘉定区搭建家庭医生绩效管理平台，对家庭医生实施签约服务费，激励团队签约一人、履约一人、做实一人。这种全面预算制度和标化工作量的理念，帮助社区提升了精细化、科学化管理的能力，建立起了与家庭医生签约服务模式相适应、分配透明、水平合理、管理规范、正向激励的薪酬分配体系，激发了家庭医生签约服务的活力和动力。

### （三）实现人员、服务、费用数据整合，全面提升监管能力

平台与医疗机构、养老机构、社区卫生服务中心、护理站等服务机构的资源信息进行对接，动态了解和掌握养老资源使用、分配和空闲情况，为统筹安排区域内养老服务资源和制定服务计划提供依据，如图 3-11-10 所示。

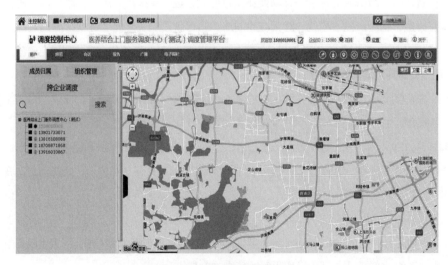

图 3-11-10 中心端调度管理平台

如图 3-11-11 所示，大屏首页综合展示了社区内养老服务站点的开办情况，个人和政府的养老费用支出占比，服务类型以及客户满意度等情况。通过费用统计我们可以了解到社区的各类费用的详细支出情况，包括消费人群比例、不同类型的服务套餐费用占比。在资源配置界面，可以查看整个社区内的服务资源配置详情，内容包括服务站和服务人员数量，以及服务对象和服务人群占比，如图 3-11-12 所示。管理效果用于综合展示社区内各服务机构的管理服务效果，以分数的形式对各社区进行综合排名。

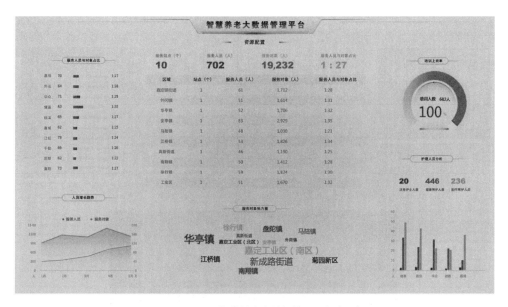

图 3-11-11　智慧养老大数据管理平台（一）

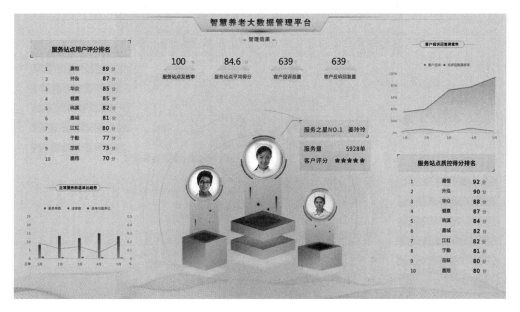

图 3-11-12　智慧养老大数据管理平台（二）

同时，平台接入民政部门、卫健委、信息化监管部门、保险监管部门，利用统一的云平台整合老人、机构、人员等数据信息，建立"民政政策引导、卫健委协调联动、监管部门信息化监管"的管理体系，做到各部门服务有机结合，管理数据交互管理，加大管理力度。例如，民政管理的长护险报销数据需要与卫生服务过程中的服务记录有机整合，二者互相关联，确保资金流向准确性。

### （四）模式创新成果显著，获得高度评价

通过信息化，将医疗、养老、护理、康复和健康管理等服务和资源加以整合，形成服务闭环，实现基于健康数据的智慧养老创新应用，在我国还处于起步和探索阶段。本项目在智慧养老和健康服务信息化方面实现了四个层面的多元融合，形成了一批知识成果，共获得了 10 项相关软件著作权，已申请发明专利 7 项，参与编制 7 项团体标准、1 项国家标准、2 项地方标准，国内出版 2 本著作，国内发表论文 3 篇。

2017 年，嘉定区安亭社区卫生服务中心"医养结合支持平台"项目荣获原国家卫计委颁发的全国基层卫生信息化应用创新大赛优秀奖、2017 年度嘉定区科技进步奖三等奖，如图 3-11-13、图 3-11-14 所示。

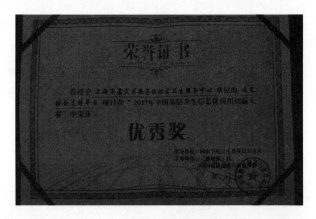

图 3-11-13　2017 年全国基层卫生信息化应用创新大赛优秀奖证书

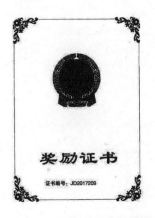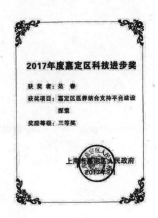

图 3-11-14　2017 年度嘉定区科技进步奖三等奖获奖证书

东方网、上海电视台新闻综合频道、嘉定电视台曾对嘉定点医养结合模式进行专题报道，如图3-11-15、图3-11-16、图3-11-17所示。

## 国家卫计委充分肯定嘉定安亭"医养结合"模式

2017/3/22 11:30:48 来源：东方网 作者：程静 选稿：丁怡隽

据嘉定区消息:国家卫计委疾控局一行日前来到安亭镇社区卫生服务中心和安亭社会福利院参观考察，对安亭镇推出的"医养结合"服务模式表示充分肯定。

近年来，安亭镇围绕打造"健康安亭"目标，在区卫计委、区民政局等相关部门的大力支持下，不断创新，通过调动和整合多方资源，形成适应当前形势发展的养老服务新模式。

一是加快"医养合作"，通过医疗机构与养老机构合作，实行签约服务全面覆盖。目前，安亭2家社区卫生服务中心已与3家养老机构合作，以"服务站"的提供共性及个性医疗服务，形成"以医带养、医养联姻"良好局面。

二是推进"医社结对"，通过医疗机构与社区托老机构结对，以"家庭医生制"的形式，引导社区和居家老人与家庭医生建立签约服务关系。目前签约60岁以上老人20275人，签约率达到77.64%，建立家床232张。

三是探索"政社结合"，政府托底引入民办机构，通过购买服务扶持品牌连锁护理站等社会力量参与老年人居家医疗护理服务，缓解老年护理供需矛盾，进一步延伸"医养结合"工作内涵。

图 3-11-15　东方网报道

嘉定试点医养结合平台 上门服务
居家医疗养老

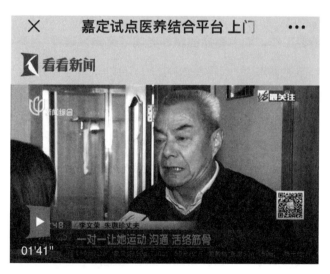

图 3-11-16　上海电视台新闻综合频道报道

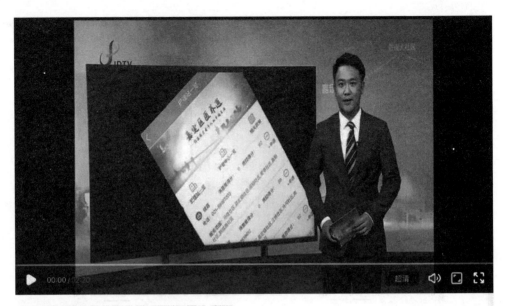

嘉定推出医养结合App线下服务线上点单

图 3-11-17　嘉定电视台报道

## 五、提升思考

### （一）需推进标准编制工作，助力智慧健康养老规范化体系建设

近年来，关于倡导智慧健康养老的政策密集出台，并成为国家重要战略。2017 年，工业和信息化部、民政部、原国家卫生和计划生育委员会联合印发了《智慧健康养老产业发展行动计划（2017—2020 年）》，要求重点推动智慧健康养老关键技术和产品的研发，到 2020 年，基本形成覆盖全生命周期的智慧健康养老产业体系，建立 100 个以上智慧健康养老应用示范基地，培育 100 家以上具有示范引领作用的行业领军企业，打造一批智慧健康养老服务品牌；制定 50 项智慧健康养老产品和服务标准。现阶段，市场上智慧健康养老领域的相关标准较少，因此，有必要制定一系列统一、规范的标准，为智慧健康养老服务的标准化、科学化管理打下坚实基础。

### （二）建设健康养老大数据中心，创新智慧健康养老应用

据《2008 年中国卫生服务调查研究》显示，超过 65 岁的老年人当中将近 80% 老人至少有一种慢性疾病，有 50% 老人有两种以上慢性疾病。随着老龄化进程的加剧，对医养护一体的养老服务需求将逐年增大，健康养老的相关数据量也随着服务项目的开展、服务人群的增加、试点推广等因素，呈现

爆发式的增长。因此，将多方信息平台有机结合，整合医养护的海量数据，建设健康养老大数据中心，是应对老龄化挑战的重要举措。

健康养老大数据中心实现了对老年人健康全新档案的记录和整合，具体包括个人基本状况或重要情况摘要、人口学信息、亲属信息、社会保障或福利待遇、生活习惯或个人爱好、既往病史或现病史、疾病治疗和转归情况、检查检验或体检结果、护理或康复记录、生活照料情况、重要情况摘要等；数据中心还将整合各类服务过程性的信息，包括预约就诊、急诊急救、转诊转检、专家会诊、远程医疗服务、医疗保健、中医调理养生、上门服务、紧急呼叫援助、远程健康监护、生活照料、心理慰藉、防走失定位、健康咨询、居家安防、家政预约等。

健康养老大数据中心作为区域性养老信息资源的汇聚地之一，通过技术手段对所获得的海量数据进行深度知识挖掘和信息再利用，建立养老领域的机器学习和专家系统，对现有医疗、养老、护理、康复、健康管理、急救等相对独立的知识体系进行整合和关联性研究，例如，进行 OLAP 多维数据分析、OLAP 多维数据报表、数据分析挖掘算法、数据分析挖掘图表展现等，实现基于大数据的应用。同时，可以为医养护一体化智慧养老平台上汇聚的服务商和服务团队提供技术支持，包括宏观决策、政策评估、各类养老专项服务、科研、质量管理、绩效管理和服务资源管理等。

## （三）在区域化互联互通和"互联网＋"环境下，需加强老人隐私保护技术

随着互联网等信息技术在医疗健康领域中的广泛应用，极大地丰富了医疗健康数据的维度和广度，实现了信息区域化互联互通。由于健康档案、电子病历、护理档案、健康体征信息、生活照护信息、心理慰藉信息等均涉及老人隐私，而在区域化互联互通和"互联网＋"环境下，参与主体多、涉及领域广、隐私安全风险高，因此，如何加强信息网络基础设施安全防护和用户个人隐私保护，已成为目前医养护一体化智慧养老平台建设的重要内容。

实现隐私保护需要多方的共同努力，包括相关政策法律的支持、规范医疗机构的管理、提高用户对个人信息的保护意识、筑牢网络安全屏障等。在技术层面上，可以通过信息分类模型、老人与子女参与分级授权、结合业务自动授权多层次隐私保护策略，在老人隐私保护和业务正常需要之间取得平衡。信息分类主要从服务机构、科室、病种、病种相关度、家庭信息、数据类型等多个维护对数据进行自动分类，服务对象在信息分类的基础上可人工参与信息分级，设置信息保护级别，在医养护服务过程中根据服务场景自动授予服务提供者相应等级、相应分类的信息阅读权限，以保障用户隐私安全。例如，家庭医生在提供健康服务时需调阅居民健康档案，可通过医生服务终端刷卡授信、审计、特殊信息过滤等方式保护用户隐私；老人或其子女调阅居民健康档案时，可通过实名认证、手机动态密码等方式保护用户隐私。对于平台来说，在提供健康信息对外调阅服务时，除了需要配备基础的安全服务（如单点登录、授权、认证、基于角色的访问、数据库高级安全、应用流程控制等）外，还需要基于政府配套法规提供更加复杂的安全和隐私服务（如匿名服务、许可管理服务、身份保护服务、加密服务、杜绝超级用户等）。

## （四）资源互补，推动长三角一体化协同联动发展

现如今，长三角已经成为我国经济最具活力、开放程度最高、创新能力最强的区域之一。根据国家战略部署，在长三角一体化发展全面深化背景下，本着"资源互补、市场共享、协同发展"的原则，积极响应《长三角地区一体化发展三年行动计划（2018—2020 年）》的号召，项目进一步推动长三角养老服务区域合作，推进区域养老智慧服务体系建设，推动专家流动帮扶、远程医疗合作、全程健康管理等服务协同落地；推进数据标准、信息、接口等统一，促进健康大数据、人工智能的研发转化与共享，推动医疗卫生信息、老年照护需求评估标准和评估结果互认互通；研究建立养老服务补贴异地结算机制，推进区域内老年人异地养老"前台畅通无阻、后台加速对接联通"；加快提升长三角地区养老产业合作与发展水平，实现区域化医疗、卫生、养老、护理、健康管理等资源统筹和联动输出，实现服务的有效供给及均质化发展。

 致谢

卫宁健康科技集团股份有限公司　　　　　上海市嘉定区卫生信息中心
厦门市弘爱养护院　　　　　　　　　　　北京市隆福医院
浙江大学医学院附属邵逸夫医院

---

## ● 点评专家：于广军

国家（上海）卫生信息工程技术研究中心副主任、中国医院协会信息专委会常委、上海副主委、上海移动医疗专委会主委

当前，由于人口老龄化问题日益突出，现已成为我国最关键的民生问题之一。国家正积极促进医疗卫生与养老服务相融合，推动健康老龄事业有序发展。但国内养老产业建设相对滞后，供需矛盾仍然较为突出。养老产业链较长，涉及领域较广，管理部门较多，缺少统筹规划，尚未形成有效的协同合作机制。"嘉定区医养护一体化智慧养老平台"以医养结合的发展理念为引领，以新一代信息技术为支撑，以创新的服务模式为目标，为老年人提供全方位、一站式服务，较为有效地缓解了养老产业的难点，为构建互联协作的医养服务体系奠定了坚实的基础，对推进健康养老产业发展具有积极的借鉴意义。

本案例提出了"四位一体"即医疗、养老、老年护理、长护险全面融合的服务模式。案例建设理念新颖、思路清晰、内容丰富、效果明显，在服务模式方面取得了重大突破性成果，是医疗卫生与养老信息处理技术领域颇为领先的综合性技术创新项目。具体有以下亮点：（1）基于区域的视角，广泛衔接多方资源，精准连接供需双方，形成"医养护保"四位一体的完整生态应用。特别是引入了长护险业务，具有一定的创新性；（2）建立"老人360"档案，实现了医疗、健康管理和养老照护信息的融

合，这为实现养老服务连续化奠定了信息根基；（3）构建统一的健康养老大数据中心，实现信息一次采集、多方共享，为医养结合发展提供原始基础数据支撑。

本案例的建设理念和运作模式紧紧围绕国家健康老龄化事业发展的一系列政策，为健康养老产业转型升级做出了创造性的贡献。更值得肯定的是，该案例现已覆盖嘉定区全区，产业链接入能力较强，业态丰富，也有益于推动长三角养老服务区域合作。期待该平台能在技术创新方面不断探索，持续深耕健康养老领域，为我国老龄事业发展作出积极贡献。

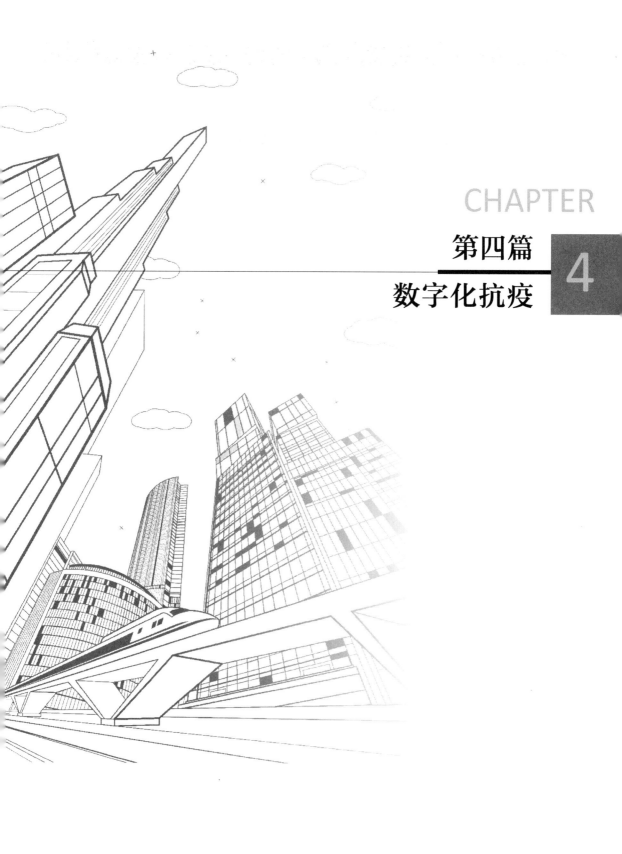

CHAPTER

第四篇
数字化抗疫

4

# 苏州疫情期通行服务码——苏城码

"苏城码"，是苏州市疫情防控指挥部指定的通行服务码，用以掌握外来人员的健康状况，为精准分类防控提供依据。基于高并发、高可用、大数据、CDN 加速等技术，实行红、黄、绿三色码动态管理，创新实现线上自主申报与线下"亮码即过"结合的使用模式。自 2020 年 2 月 22 日起在苏州市范围内正式启用，并成为江苏省首个全面上线数字化健康码的城市。截至2020 年 3 月 16 日 15 时，已有 1344.4 万人成功申领"苏城码"，访问量累计达 12.869 亿次。通过数字化手段实现疫情防控和经济社会发展"两手抓""双手硬"，确保赢得"双胜利"。

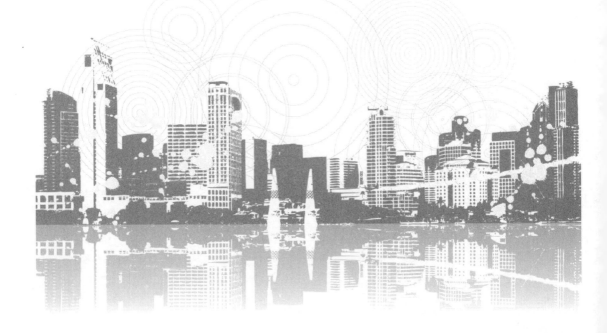

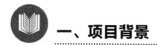

# 一、项目背景

爆发于 2019 年岁末 2020 年年初的新型冠状病毒感染的肺炎（以下简称"新冠肺炎"）疫情，给人民生活和社会发展带来了巨大的冲击和挑战。在党和政府强有力的领导下，在全国人民的积极配合下，自 2020 年 3 月开始，疫情形势出现积极变化，防控工作取得阶段性成效，疫情得到有效控制后的一项重要工作，就是疫情防控与复工复产两不误。要不失时机抓好复工复产，努力把落下的"功课"补回来，把耽误的"时间"抢回来。

## （一）顺应数字科技助力疫情防控的趋势

来势汹汹的新冠肺炎疫情，犹如现代化进程中又一次"压力测试"。2020 年 2 月 18 日，工业和信息化部办公厅印发《关于运用新一代信息技术支撑服务疫情防控和复工复产工作的通知》（工信厅信发〔2020〕4 号），部署运用新一代信息技术支撑服务疫情防控工作。面对新冠肺炎疫情的大考验，科技的力量，尤其是以 5G、大数据、云计算、人工智能等为代表的数字技术，不仅在疫情监测分析、病毒溯源、防控救治、资源调配等方面发挥了重要支撑作用，还将成为复工复产的新动力。

基于数字技术的工业互联网平台汇聚了大量云计算资源、数据资源、算法软件等，有效支撑了企业应用快速开发部署、供需对接、资源配置的需求，推动企业加快复工复产；数字技术支撑的智能化办公应用，以数字化协同平台和工具赋能员工，实现人员分布式协同办公，提高了远程办公效率；利用大数据分析、机器学习算法、智能舆情监控等技术还原企业经营状况、信用等方面的真实"画像"，针对中小微企业推出各项帮扶政策等。

加快应用大数据、云计算和人工智能等新一代信息技术，在更大范围、更深层次、更广尺度上促进数字化转型，对当前加快企业有序复工复产有着非常现实和积极的价值。

## （二）需要数字科技赋能复工复产

随着复工复产的推进，疫情防控在各地出现了识别难、准入难的问题。先前，民众通行身份判定主要靠纸质通行证，填写出入纸质记录单，这种方式存在交叉感染的风险，与疫情防控的要求相悖。而各级政府的防控数据收集主要靠表格填报，层层上报，逐级汇总，程序较为繁琐，时效难以保证。

在全产业链抓紧复工复产的背景之下，需要建立与疫情防控相适应的经济社会运行秩序，做到两手抓、两手硬。此时，利用互联网及大数据等技术记录、监测市民健康信息并动态管理，使其成为工作、生活、复工复产等的数字通行证，将成为必然选择。

### （三）城市特点凸显了推出苏城码的迫切需要

作为全国经济强市，苏州市吸引了 846 万外来人口，随着企业全面复工复产，540 万返乡过年的外来人口将陆续返回苏州，这给苏州防范输入性风险带来极大的压力。对于这么庞大的群体，靠传统的人找人方式来核实健康信息，难度很大，效率也低。解决这一难题，苏州依靠大数据技术应用实现科学防控、精准管理也势在必行。

特别是进入 2020 年 3 月以来，国外新冠肺炎疫情蔓延态势日益严峻，境外疫情输入成为防控工作的重要风险点，防疫情"倒灌"的新一波风险考验也首当其冲。众所周知，苏州以外向型经济为主，目前拥有各类外资地区总部和功能性企业 300 多家，世界 500 强企业中有 153 家在苏州投资有 400 多个项目，全市常住外籍人口超过 2 万人，连续 8 年入选"外籍人才眼中最具吸引力的中国十大城市"，因此，需要把境外人员也纳入科学管控的范围，以避免疫情扩散。

从全国来看，为应对疫情期间的人员流动和正常生产生活秩序的有序恢复，全国多个省份及城市也都意识到了及时推出健康码的必要性，先后发布了各自区域的健康码，见表 4-12-1 所示。

表 4-12-1　国内"健康码"的主要推广情况

| 名称 | 使用地区 | 推出时间 |
| --- | --- | --- |
| 杭州健康码 | 杭州市 | 2020 年 2 月 11 日 |
| 健康动态码 | 上海市 | 2020 年 2 月 17 日 |
| 穗康码 | 广州市 | 2020 年 2 月 20 日 |
| 苏城码 | 苏州市 | 2020 年 2 月 22 日 |
| 防疫健康信息码 | 全国 | 2020 年 2 月 29 日 |
| 健康宝 | 北京市 | 2020 年 3 月 1 日 |
| 苏康码 | 江苏省 | 2020 年 3 月 4 日 |
| 广西健康码 | 广西壮族自治区 | 2020 年 3 月 6 日 |

## 二、解决的主要问题

新冠疫情暴发后，经过全国人民的共同努力，防疫抗疫获得重大进展，各地新冠肺炎确诊病例逐渐清零。全国各地面临返城潮、复工潮，大量返城人员流入，对苏州新一阶段的疫情防控提出更高要求。问题主要集中在返苏人员组成复杂、居民生活出行满意度不高、社区防疫缺乏协同共进机制、节后复工复学人员管控难等四个方面。

## （一）返苏人员组成复杂，缺乏返苏登记机制

随着新冠疫情的逐步控制，江苏公共卫生事件一级响应调整为二级响应，复工返城人员大量流入苏州，对返苏人员的信息审核、体温登记等工作日趋繁重，传统台账式管理登记手段已经无法应对新形势下的疫情管控需求。

通过高速、国道、省道、港口、铁路等各种途径来苏的人员，在进入苏州境内都需要进行信息采集，对于从重点关注疫区、非重点关注疫区、本省人员、非本省人员、境内人员、境外入境等各类不同返城人员需要采取不同的登记方式，对不同管控级别区域的人员采取的管控手段也是各不相同，在如此情况下，普通的台账登记管理方式不仅无法满足管控需求，还会造成返城人员大量积压，造成大量人员密集聚集，更不利于疫情防控管理。

## （二）市民生活出行问题凸显，亟需便捷的核验手段

在疫情防控的特殊时期，为了对市内人员流动进行整体监控，需要对各类道路、公共场所、社区等进出要道进行市民信息登记与管控。对市民信息的登记采集、分类鉴别都是通过疫情防控人员对市民进行身份证登记，人员来往目的地等信息进行台账登记的方式进行的。台账登记的形式既无法保证采集信息的准确性，也增加了疫情防控人员的交叉感染风险。

疫情缓解后，居民的日常工作学习在逐步恢复。但是进出公共场所的健康管控措施依然不能放松，在市民出行、工作、采买等生活环境中，如何在做到简便易行的同时，实现市民出行健康管控，是下一阶段亟需解决的问题。

## （三）社区防疫缺乏协同共进机制

疫情防控期间，各社区响应苏州市疫情防控的总体要求，对各居民小区进行封闭式管理，对各小区出入人员进行信息登记与管理，同时对外地返苏人员进行登记。因无统一的数据信息平台，各社区只能在小区门口进行进入人员信息登记，苏州有 846 万外来人口，人员登记工作量大，同时也无法对进入人员信息进行核实。

各社区需要对非本社区人员进行外地归来人员排查，通过各社区登记信息到相应的楼房进行逐一登记核查，与公安入城数据无法做到同步，容易造成外来人员登记缺漏。

## （四）节后复工复学，公共场所人员管控面临挑战

在疫情得到控制的情况下，各地复工复学的步伐也在有序加快。对公共场所的人员健康管控要求也各不相同。

（1）对于企业复工，要求企业统计员工信息，经过疫情防控管理部门审核后，短信通知企业复工人员。这样企业复工申请的时效性无法保证，同时也加重审核负担，企业人员信息的真实度也无法准确核验。

（2）对于学校复学，因涉及大量学生复学，对学生来源、健康状态都无法做到准确把控。同时，学生入学在校门口容易因为健康核验造成人员积压，与疫情管控精神相违背，导致学校复学一再拖延。

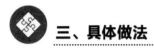

## 三、具体做法

### （一）建立系统的来苏州人员登记机制，规范返苏人员信息登记制度

新冠疫情的特殊时期，苏州市在疫情防控指挥部的领导下，建立"苏城通"信息化平台，完善来苏州人员登记机制，对来苏州人员进行返城信息登记，对其户籍地信息、个人健康信息、个人出行信息进行多重核对验证，形成返城人员个人"入城二维码"。具体做法如下：

#### 1.入城预约

在苏州公安微警务中进行入城预约，查看健康提示，并逐条录入基本信息、体测情况及随车人员信息，信息提交后生成入城二维码。针对来自重点疫区的人员进行限制。支持每天百万级数据入库。

#### 2.出城预约

对于已经在苏州要去外地的市民，同样可以在出城预约模块提前预约，依次录入本人和随车人员信息、体测情况、出城时间、回城时间，信息提交后生成出城凭证，同时自动生成入城二维码作为下次入城时的依据。针对去往重点疫区的，系统将给予友情提示，并限制入城。

### （二）规范苏城码核验机制，构建市民出行身份核验体系

苏州市疫情防控第9号通告及第10号通告强调，苏州市从2月22日起启用疫情防控"苏城码"，作为广大民众日常出行的重要凭证，同时作为防疫人员查验的主要依据。通过红、黄、绿三色码对不同人员进行科学管控。苏州也是江苏省内首个全面上线数字化健康码的城市。

#### 1.市民个人信息申报

市民登录"苏州公安微警务"进行个人信息申报，按照要求填写个人信息，通过身份证号与手机号进行双重认证，认证通过后，个人户籍信息、个人春节期间出行情况以及个人健康状况。如图4-12-1所示。

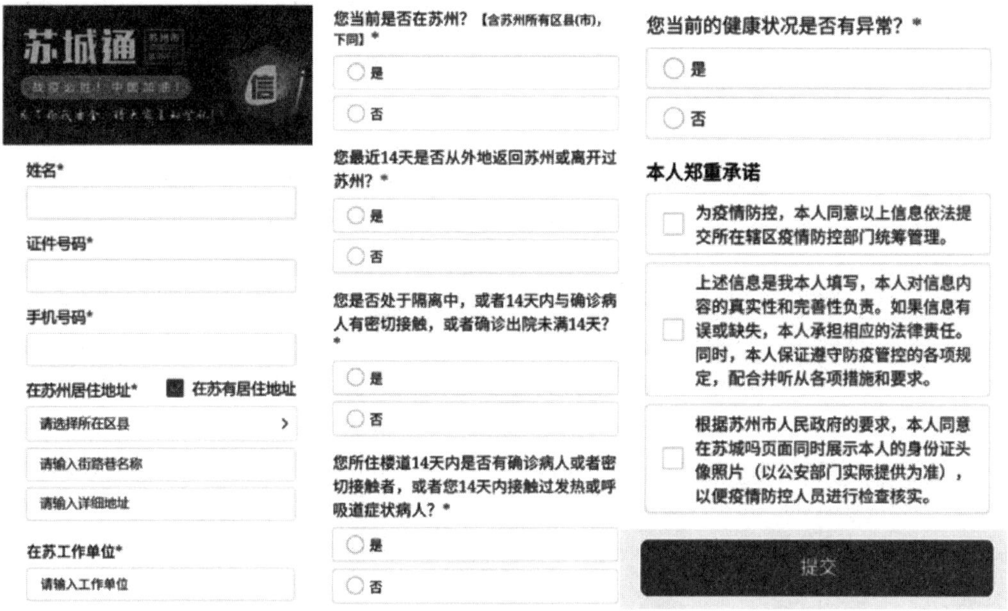

**图 4-12-1 苏城通界面和申请流程**

### 2. "三色码"生成

市民个人信息上报之后，"苏城码"依托各类大数据资源和公共管理机构数据，经过数据建模和分析评估后，测算出红色、黄色、绿色三种状态并生成个人"苏城码"。

（1）红黄码生成规则

红码生成规则：卫健委提供确诊病人、疑似病人、密切接触者以及填报数据异常人员等来源信息；

黄码生成规则：重点疫区来苏州人员、填报数据异常人员等来源。

（2）红黄码转换规则

红码转换规则：卫健委提供更新后数据、填报异常转正常数据。

黄码转换规则：黄码居家 7 天或 14 天会自动转为绿码、填报异常转正常数据。

（3）红黄码管理规则

"苏城码"实行红、黄、绿三色动态管理。显示红色，说明系疫情重点地区来苏州人员或者未解除医学管理措施人员；显示黄色，说明系发热门诊留观人员的共同居住家庭成员，有干咳、发热、呼吸困难等症状人员和其他需要关注人员；显示绿色，说明系未见异常或者已解除医学管理措施人员，其中对来苏州旅游或者短暂停留等人员暂时设为"绿码待定"。如图 4-12-2 所示。

持红码者，均应在定点医院诊治或者实施隔离医学观察 14 日；持黄码者，应实施隔离医学观察 7 日。持红码和黄码者满足解除条件后可自动转为绿码。持绿码者，如出现干咳、发热、呼吸困难等症状，应立即前往就近医院发热门诊就诊，并主动如实申报。对不如实申报的，将纳入个人征信系统惩戒；情节严重的，一律严格依法追究责任。

持红码和黄码者，禁止在本市行政区域内通行。持绿码者，可以在本市行政区域内通行，乘坐公共交通工具时应按需持码出示，并配合体温检测等工作。持"绿码待定"者，限其在必需的工作生活区域通行。

图 4-12-2    三色码示意图

### 3. 家人代办"苏城码"实体卡

随着疫情逐步得到控制，考虑到老人与儿童这些没有智能手机的群体的出行需求，公共场所出行需要查验苏城码，市民可以为他们代为申领苏城码，在外出的时候，市民不仅可以出示自己的苏城码，还可以为家人出示苏城码。也可以申领实体卡。为居民出行提供便利。

### 4. "伪绿码"核验

针对部分存在侥幸心理，不如实填写个人信息的"伪绿人"，通过大数据比对技术，将真实的个人行程轨迹与申报信息进行比对，对不如实上报人员进行定点查获，依法追究其责任。

### 5. "苏城码"境外人员版

在全国疫情得到控制的情况下，接下来疫情防控最重要的防止境外输入，在"苏城码"应用基础上，完成"苏城码"境外人员版，对境外人员入苏进行信息采集登记。见图 4-12-3 所示。

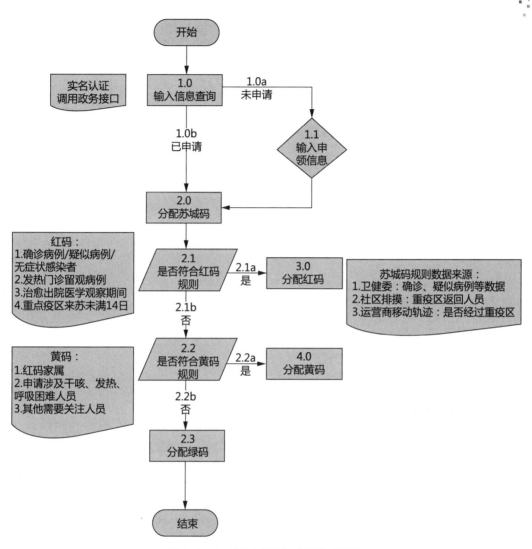

图 4-12-3　境外人员申报"苏城码"流程

## （三）加强社区防疫联动，提高社区防疫登记效率

　　针对社区防疫联动，在"苏城码"基础上，开发完成"社区防疫系统"。社区防疫系统通过对社区防疫人员进行信息登记，规避疫情防控盲区，做到健康信息采集登记。社区疫情防控人员通过"社区防疫系统"对进出社区人员进行信息采集登记，实现对社区外来人员的信息采集登记。

## （四）创新理念与技术应用，构建基于人脸识别技术的身份验证应用

　　为了针对大型公共场所人员出入的有效管控，在疫情防控时期，通过应用人脸识别技术进行身份核验，获取人员身份信息，通过接口再同步查询"苏城码"信息，并通过人员核验一体机设备实现同步体温检测，实现了人、体温、苏城码三重核验机制。

通过人员核验一体机设备，不仅实现了特殊管控时期对外出人员的体温验证，还实现了无接触式苏城码核验，实现了苏城码与人的关系验证。主要流程如下：

### 1. 体温检测

通行人经过一体机设备，一体机体温感应摄像头自动采集通行人体温，语音播报通行人体温。

### 2. 人脸核验

通行人经过一体机验证设备，一体机采集通行人实时照片，进行比对。比对通过，将通行人身份信息反馈至"苏城码"管理后台。

### 3."苏城码"查验

"苏城码"通过通行人身份证信息进行身份核验，并将通行人的"苏城码"核验结果信息进行播报。

"苏城码"与人脸识别技术的结合，更加方便地为市民复工、学生复学提供双重核验工作，通行效率提高三倍。通过一体机设备进行语音播报，实时获知通行人身份信息、体温信息以及"苏城码"信息，真正做到了疫情管控无接触式核验，人员信息智能化验证。

 ## 四、建设成效

作为广大公众日常出行的重要凭证和防疫查验的主要依据，"苏城码"得到市民的广泛支持。截至2020年3月16日15时，已有1344.4万人成功申领"苏城码"，访问量累计达12.869亿次，已成为苏州开启发展"提速之门"，铸造防疫"无形之盾"，助力打赢"双胜利"的重要抓手，主要建设成效如下：

### （一）实践中形成了"苏城码 + 网格化 + 铁脚板"的苏州防控经验

疫情暴发后，江苏政法机关借助信息化起步早的优势，依托大数据研判及协同作战，在遏制疫情输入和传播的第一道关口上形成一张无形而又严密的源头防控网。2020年2月10日，江苏省网格化工作领导小组办公室召开电视电话会议，进一步完善"网格 + 防疫"实战机制，在全省运行"微网格—疫情防控"模块，首次实现"自上而下"向网格员终端推送疫情工作指令和信息。

统筹做好疫情防控和经济社会发展工作，是当前的主要任务。苏州全市公安机关靠前一步服务，主动对接保障，以一项项"硬核"服务和暖心措施，在扎实做好疫情防控、有效维护社会稳定的同时，当好全市经济社会发展的"稳定器"。

在充分发挥省级平台机制的基础上，苏州在全省率先推出健康通行服务码——"苏城码"；并通过网格化中心借助综治信息化工作平台，密切关注各路口外地车辆和人员密集场所情况，及时连线社区网格员协调处置，真正做到管理"无死角"，信息"零差错"，防疫"无盲区"。探索出了"苏城码 + 网格化 + 铁脚板"疫情防控的苏州模式。

2020 年 2 月 22 日晚,"苏城码"正式发布。到 2020 年 3 月 6 日晚 8 点,成功申领"苏城码"的人数突破 1000 万。而到 16 日 15 时,领到"苏城码"的人数已突破 1344 万,访问量累计达 12.8 亿次。

与其他各地推出的健康码相比,"苏城码"最重要的特点有:

### 1. 领码方便

除了支付宝搜索登录之外,还可扫码直接登录,也可关注"苏州公安微警务"等微信公众号登录。

### 2. 把关严格

考虑外来人口多、人口流动性强,对于个人申报的相关信息,苏州使用大数据手段设立十道关口,严格过滤和校验信息真伪。苏州市公安局专门组建"伪绿人数据核查战队",及时发现谎报个人信息骗取绿码者。

### 3. 线上线下闭环

系统生成的红码、黄码,40% 是个人操作失误导致。对于这些操作问题,配合"12345"热线、"110"热线等线下渠道全天候接受咨询、提供服务,指导市民正确填报信息,同时公安民警也帮助核准信息并在后台修改数据。对于每一个红码、黄码持有者,苏州要求 1.2 万个"四位一体"工作组、7 万多名网格员必须在 12 小时内上门核实,如情况属实,需尽快落实隔离观察措施。

自 2020 年 2 月 25 日下发红黄码核查指令起,至 3 月 8 日,苏州核查红码指令 66196 条、黄码指令 39843 条,查实在苏人员并落实管控措施红码 57980 人、黄码 34339 人。

### 4. 应用场景很丰富

苏州规定,在疫情期间,持有"苏城码"绿码可在市内自由出行。目前,在苏州,无论进小区、单位,还是坐公交、乘地铁、打出租,包括进商场、旅游景点等公共场所,出示"苏城码",配合防疫检查,已被越来越多的人接受。见图 4-12-4,图 4-12-5,图 4-12-16,图 4-12-17 所示。

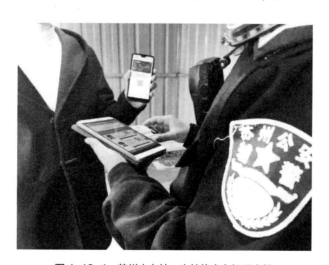

图 4-12-4  苏州火车站:出站旅客在扫码申报

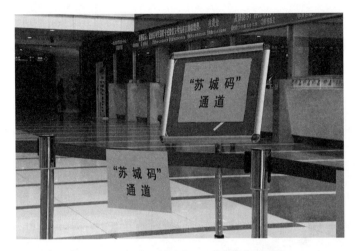

图 4-12-5　医院门诊大厅：设置的专用通道

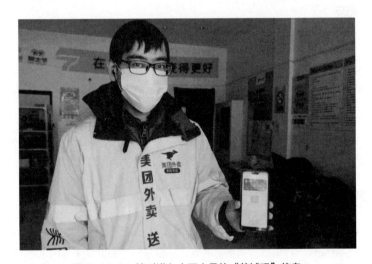

图 4-12-6　核对进入小区人员的"苏城码"信息

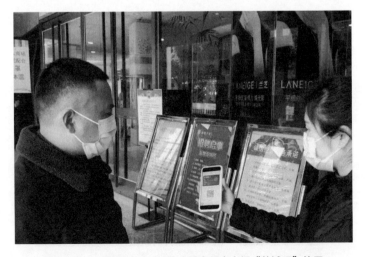

图 4-12-7　商场入口：工作人员向顾客介绍"苏城码"使用

### 5."苏城码"是苏州以应对突发公共卫生事件为契机，推动社会治理创新的大动作

变单纯的政府管理为社会治理，鼓励公众"主动举手"，以"大数据＋政府部门＋社会力量"，把需要重点防控的人找出来、管起来。

"'苏城码'减少了居民的出行麻烦，也用技术手段堵住一些难以防控的漏洞。"在基层网格员看来，"苏城码＋网格化＋铁脚板"的社区防控模式，是防疫一线工作方式最精准的总结，尤其在复工复产关键时期，只有依靠基础工作的扎实推进，居民们"绿"色出行的期盼才能尽早实现。

2020 年 3 月起，随着疫情防控形势的新变化，全国高速公路主线、国省干道卡点有序撤销，随之"苏城码"的作用就愈加明显。让"有形之卡"变为"无形之盾"，不仅弥补了社会及社区疫情防控的短板，还为纵深推进全民战"疫"提供了更加强劲的"助推器"。

## （二）充分发挥公共数据的核查比对作用，促进大数据发展

相较于个人如实主动申报，利用大数据技术迅速比对出不实信息同样重要。

公安部门通过"苏城码"使人流、物流管控"又快又准"的同时，基于苏州自主研发的政务云庞大计算集群，利用"过滤规则"和"校验算法"，让"苏城码"的赋色校验体系更完善，动态调整更精准。

庞大繁杂的数据比对工作，必须依靠多部门的公共数据和现有的大数据分析技术来完成。最重要的就是"过滤规则"和"校验算法"。"过滤规则"包括实名制验证、"红名单"多维过滤等，对个人申报信息进行数据碰撞、交叉验证，保证申请人能够获得相对应的色码；"校验算法"则是利用政务大数据、健康大数据等信息，在个人申领"苏城码"以后，再对其申报的数据进行二次实名校验、反向校验以及其他方面的数据校验，进一步校准申报人信息，对谎报、瞒报人员进行信息纠偏、管控和追责。

同样，依托大数据资源的动态监测技术，后台会对个人的健康码信息实时更新，以保持准确、有效。

疫情防控以来，各领域的科学技术汇聚起战"疫"硬核力量，其间，大数据技术更是可圈可点。"苏城码"就是大数据技术在防疫领域的一次生动运用，涉及数据统计分析、流动人员疫情监测等多个方面，平衡了疫情防控和企业复工两者的关系。通过数据赋能，"苏城码"为疫情防控阻击战提供了"数战数决"的有力支撑。

## （三）助力企业复工复产，促进社会经济早日恢复如常

通过小小的"苏城码"，社会生活中的人流、物流能实现分区分级精准管控，帮助各地各部门统筹做好疫情防控和经济社会发展工作，从而实现"两手抓""两手硬"，并得到了越来越多市民和企业的认可与支持。

对于市民而言，一方面，线上注册健康卡，不用聚集，可以减少被传染的风险；另一方面，"亮码自证"和"扫码认证"双轨并行，出入不需要出示其他证明，手续由繁入简，更为便捷。

对于企业而言，掌握员工的健康状况，既可以减少因聚集带来的感染风险，也能因人而异有效地安排工作。同时，企业实时了解员工的健康状况，也有利于城市有效评估企业复工风险。

江苏永钢集团有限公司相关负责人表示："安全和有序是全面复工复产的两大前提，永钢都做到

了，这一切都要归功于小小的'苏城码'。春节期间永钢部分车间并未断产，疫情暴发后，永钢加大了人员管控力度，逐人建立健康档案进行全程追踪。随着复工复产全面铺开，2000 多名外省籍员工加上不计其数的原辅材料物流供应、项目建设、劳务承包等外来人员返岗，让本就忙得团团转的健康服务中心越发应接不暇。8 名员工每天要投入巨大的时间和精力，很多时候饭都来不及吃上一口。2020 年2 月 22 日，'苏城码'的'横空出世'让这些问题都迎刃而解。目前公司 12000 多名职工都注册了'苏城码'，用一人一码一档制度取代了之前的人工采集轨迹、录入健康档案制度，员工是否可以返岗，健康状况怎样等情况通过小小的'苏城码'一目了然。"见图 4-12-8 所示。

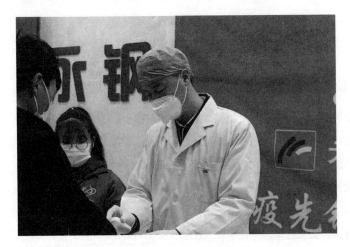

图 4-12-8  永钢集团：返岗工人"苏城码"＋体温检测

昆山六丰机械工业有限公司相关负责人表示："'苏城码'让企业管理更方便、更安全、更放心了。对于疫情防控和复工复产工作的好处显而易见。相比此前的防疫关卡靠手工登记，员工不再需要重复填报各类健康表格，只要出示'苏城码'，企业就可以快速了解员工的健康状况，也可以在很大程度上减少人员接触，降低了感染风险。"见图 4-12-9 所示。

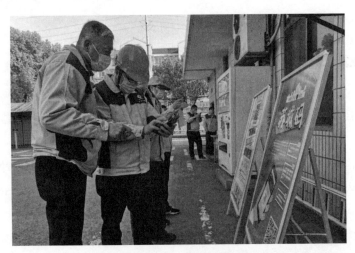

图 4-12-9  昆山六丰机械工业：工人们现场登记"苏城码"信息

　　常熟市某理发店负责人表示："每个到我们店里的人，我都要求他们出示'苏城码'。你说我们这一行，客人南来北往，老是问人从哪来实在有点不太方便，可是不问清楚心理又发慌。现在好了，有了'苏城码'，只要看是不是'绿码'，心理就踏实多了，客人们也都很配合。非常时期嘛，相互体谅，相互帮助才能共渡难关。"见图 4-12-10 所示。

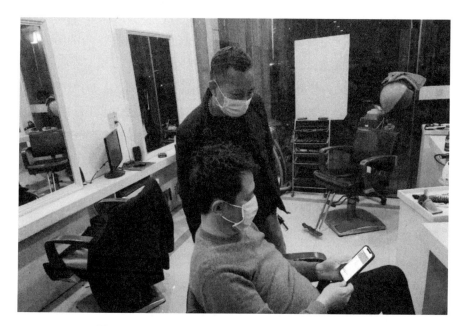

**图 4-12-10　常熟市某理发店：先出示"苏城码"，再理发**

　　在苏州公安各市（区）分局及下辖派出所并会同相关职能部门的积极配合下，全面快速构建"抓扩面""强联动""优功能""广宣传"的"苏城码"推广应用工作格局，持续开展"苏城码"宣传、推介、现场督导工作，着力发挥好"苏城码"在疫情防控关键阶段促进企业复工复产的关键性支撑保障作用。

 **五、提升思考**

　　"苏城码"的推出和应用，在助推苏州市早日实现疫情防控和复工复产"双胜利"的目标上发挥了十分重要的作用。但是其应用的深度和广度还有更大的提升空间：

## （一）持续完善功能，不断适应疫情变化对防控的要求

　　目前，苏州市公安局仍在持续完善"苏城码"平台功能、运行机制和赋色规则。比如针对输入性疫情风险，及时推出了境外人员版"苏城码"；针对老年人和儿童等无智能手机群体，推出了"苏城码"实体卡等。

同时依托警格网格"双网融合"，全面深化人员进网入格闭环管理的九项任务，努力让系统更稳定、控人更精准、管理更高效。

## （二）苏城码源于疫情，但不止于疫情

苏城码的意义绝不仅限于疫情防控。就像人的信用身份一样，人的健康身份越来越具有重要价值，尤其在群防群治的突发性疾病管控过程中，它等于编织了一张全民健康网络，可以有越来越多的应用和赋能。应对当下疫情严峻的形势，他可以应该在城市治理、人口流动、全民健康状况动态管理等更多方面起到重要作用，对人群进行分类精准管理。同时就目前抗疫情况而言，虽然政府、机构、企业、媒体、个人之间的数据共享已较为顺畅；但是在某些场景中，仍存在数据同步不及时甚至疏漏的情况。因此打破"数据孤岛"，实现"数据互信"将是未来以"苏城码"为代表的健康码在后疫情时代，在更多的场景得到更深入的应用需解决的问题。同时也要加强数据安全管理，注意做好个人信息保护。

## （三）以"苏城码"助推数字化政府的社会治理创新

在新冠肺炎疫情防控第一线，苏州探索了"苏城码＋网格化＋铁脚板"的有效做法，拓展了社区疫情防控的精度、广度、深度，有力地服务保障了全市疫情防控和社会安全稳定大局。下一步，苏州还要将这一好做法固化上升为基层社会治理的成熟机制。

"苏城码"推出后受到市民群众的欢迎，在短短半个月不到的时间内注册用户量就破千万，很多做法值得总结，如：操作层面的友好性问题。任何一项新技术的使用，都要以方便用户，而不是方便管理者为出发点：下载要花多长时间、是不是普通人都会、用起来方便不方便……"苏城码"在这方面的成功经验就值得推广。

"苏城码＋网格化＋铁脚板"的做法，说到底是大数据、网格化、铁脚板三位一体，互为支撑：离开大数据指路，"铁脚板"再能跑，也跑不完，甚至可能白跑；而离开"铁脚板"丈量，要做的防控措施难以落实，大数据只能空转，无法变成实实在在的行动。

任何一项涉及全社会的公共决策，都是一个系统工程，要把每个环节都考虑到位、保障到位。同时，要调动最大多数的人积极参与，共建共享，为社会治理创新集聚更多力量。

正如苏州市委书记要求的那样："要在现有开发应用的疫情防控'苏城码'基础上，进一步聚焦实战实效，做到'扩好面''强联动''优功能''广宣传'，把'苏城码'打造成苏州抗击疫情的信息化第一品牌，并积极探索将其打造成为未来城市社会治理方式创新的一个长效手段。"

## 致谢

苏州市新型冠状病毒感染的肺炎疫情防控指挥部

苏州市公安局

苏州云政网络科技有限公司

## ● 专家点评：胡小明
国家信息中心原副主任

　　"苏城码"是一个实用的系统，简单方便易于实施。红码、黄码、绿码的设计对疫情的控制发挥了作用，登记成为信息核查约束高风险人群流动的有效措施。

　　健康人员的时间是国家的重要财富，给绝大多数绿码人员提供方便是提升经济运行效率的关键，"苏城码"的使用减少了相关部门的层次填报，简化了核查手续，降低了各单位疫情防治的成本。

　　"苏城码"的扫码登记实现了数据收集自动化，速度快准确性高直接将数据输入到数据管理系统之中，支持数据的综合管理与大数据分析，这是手工填报所无法实现的。

　　目前"苏城码"仅在苏州地区使用，而"苏城码"只与持有者个人健康信息有关，这为在其他城市使用提供了可能性，如果形成全省通行的服务码联营机制则效果会更好。

# 河北石家庄市桥西区企业复工综合服务平台

桥西区企业复工综合服务平台是石家庄市桥西区结合本辖区内企业复工需求实情,保障企业安全复工复产,实现"抗疫情、抓经营"两不误的重要举措。该平台基于"制度+科技+责任"的方法论,实现企业复工在线申请审核、返岗人员登记、发热人员排查、企业综合服务等功能,自2020年2月18日上线使用。截至2020年3月19日,共收到企业复工申请14772家,备案通过14386家,其中疫情防控企业358家,公共事业企业427家,卫生和社会工作362家,交通物流企业185家,商贸流通企业1838家,电、热、气、水174家等等;返岗人员121871人,其中摸排重点疫区返冀人员128人,外省返冀人员4939人。

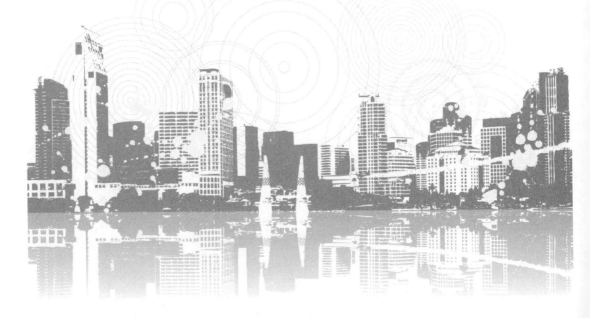

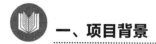

# 一、项目背景

在新冠肺炎疫情防控的关键阶段，根据习近平总书记关于新冠肺炎疫情防控工作的重要讲话精神和系列指示，按照河北省委省政府以及石家庄市委市政府近期关于企业复工复产会议精神，石家庄市桥西区坚持统筹兼顾，抓紧抓实抓细防控工作，有力有序抓好复工复产，确保不发生因企业复工造成疫情输入和传播，针对性地开发"桥西区企业复工综合服务平台"。

## （一）大数据助力提升政府决策能力

大数据在各行各业的深入渗透，大大改善了不同行业的服务能力与质量，政府决策与治理同样离不开大数据技术的支撑。2015 年 8 月底，国务院出台《促进大数据发展的行动纲要》提出，建立"用数据说话、用数据决策、用数据管理、用数据创新"的管理机制，实现基于数据的科学决策，将推动政府管理理念和社会治理模式进步。石家庄市桥西区企业复工综合服务平台利用大数据等技术对辖区内企业和复工人员进行信息比对和实时监管，核查排除疑似隐患，为企业安全复工保驾护航。

## （二）企业复工复产需要信息化手段支撑

工业和信息化部办公厅印发《关于运用新一代信息技术支撑服务疫情防控和复工复产工作的通知》（工信厅信发〔2020〕4 号），要利用互联网技术支持疫情防控和复工复产政策措施的快速部署、快速落地。桥西区始终把信息化作为创新发展的重要战略举措。在疫情防控期间，通过信息化手段，实现了企业全程网上申报，政府简化审核流程，减少人员面对面接触，降低传染风险，切实做到了"数据多跑路，企业少跑腿"。

## （三）区域特点要求推出企业复工综合服务平台

桥西区是石家庄市主城区，人口密集、人员复杂，随着企业复工复产工作的开展，复工返城人员将大量流入桥西区。搭建企业复工综合服务平台，可实现复工后人员信息的监控和分析管理，推动疫情信息采集上报工作，做到全面排查、科学防控、精准施策。疫情结束后，平台积累的企业数据将纳入桥西区大数据中心系统，为政府针对经济发展进行精准决策提供科学依据，并将持续为企业提供用工、融资等综合服务，助力生产经营，持续优化营商环境。见图 4-13-1 所示。

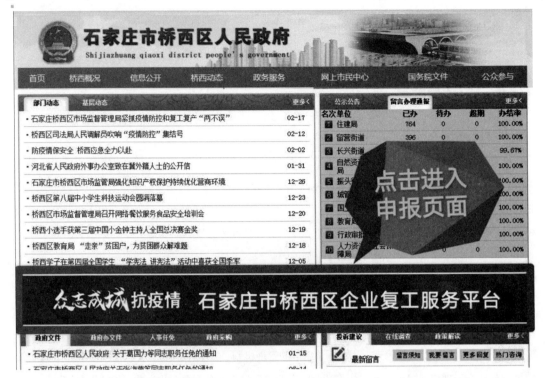

图 4-13-1　桥西区政府官网进行发布推广

 二、解决的主要问题

### （一）企业复工审核手续复杂，缺乏有效复工复产机制

2020 年 3 月，随着新冠肺炎疫情的逐步控制，企业如何安全地实现复工复产逐渐成为新的阶段任务。由于仍处于疫情防控关键时期，传统的"企业提交材料—街道去看现场—通过备案"的模式有可能会增加人与人之间的接触，造成大量人员密集聚集，且并不能保证复工复产手续审核的实效性，不适合当前情况。

### （二）返工人员组成复杂，缺乏员工复工登记机制

随着企业复工的开展，复工返城人员将大量流入桥西区，对返工人员的信息审核、体温登记等工作日趋繁重，以往的台账式管理登记手段可能会带来程序繁琐、人员聚集、共用纸笔等一系列困扰，并且会造成返岗人员大量积压，造成大量人员密集聚集，不利于疫情防控管理。

## （三）政府缺乏有效监管平台

在疫情防控的特殊时期，政府需要对区内复工企业和复工人员进行整体监管，对发热人员、外地疫区重点人员等情况需要格外关注并及时通知街道办事处进行核查处理。传统的纸质材料递交形式不满足当前需求，亟需数字化平台对数据进行分析整合。见图 4-13-2 所示。

## （四）企业复工面临"用工荒""融资难"等问题

疫情发生以来，各省市普遍对流动人口和外出打工返乡人员采取隔离观察等限制性措施，导致异地员工返程返岗困难多，企业特别是劳动密集型企业面临严重的招工难问题。企业不能复工没有营收，但仍需支付工资、房租、利息等固定支出，部分企业出现现金流困难。

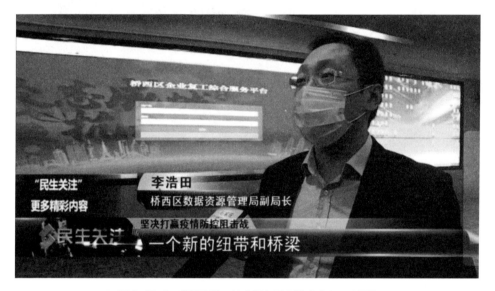

图 4-13-2　媒体采访：综合服务平台搭建政企互动桥梁

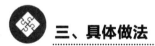 **三、具体做法**

桥西区委区政府高度重视企业复工复产工作，由桥西区发展和改革局牵头 14 个有关部门组成企业复工复产专班，副区长担任专班组长，全区 17 个街道办事处负责工作落实。通过建立数据中心、综合管理平台、多个街道管理端及企业服务中心、移动数据提报和数据可视化等系统，利用大数据对所有信息进行云端处理，实现宏观数据可视化管理指挥调度。企业复工服务平台在复工复产工作中为企业解决用工、资金、物资统筹保障等问题，搭建政企沟通桥梁，持续优化营商环境。图 4-13-3 为组织召开企业复工服务平台使用的培训会议。

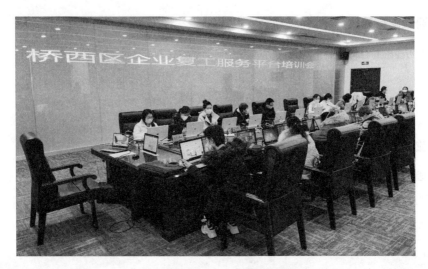

图 4-13-3　组织召开企业复工服务平台培训会

## 1. 企业复工复产在线登记

　　建立企业信息数据库，将企业名称、企业负责人及电话、所属街道社区、办公地址、企业法人及电话、24 小时值班电话、是否涉及国计民生的未停工企业等企业基础信息进行统一归集，同时对申请复工时间、返岗人数、重点疫区返岗人数、外省返岗人数、防控措施是否到位、员工排查是否到位，设施物资及内部管理是否到位等情况进行摸排并报备。见图 4-13-4 所示。

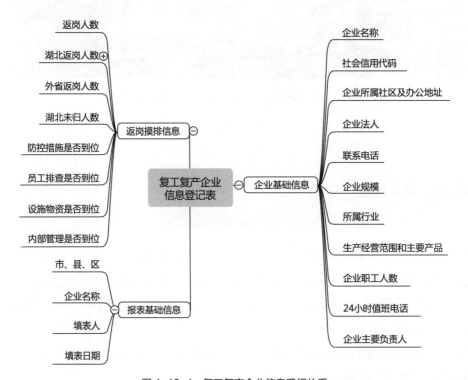

图 4-13-4　复工复产企业信息登记体系

### 2. 企业复工复产备案

为确保企业全面落实各项防疫措施，在安全可控的前提下，全力逐项推进复工复产有序开展。对复工复产的企业备案信息进行在线指导并及时反馈，形成企业在线登记、街道即时备案、企业接收备案反馈及防控指导意见的线上机制，让复工复产备案工作实现"不见面、零接触"。见图 4-13-5，图 4-13-6 所示。

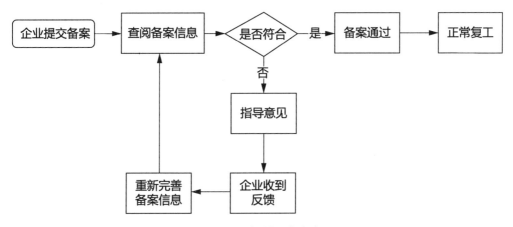

图 4-13-5　企业复工备案流程

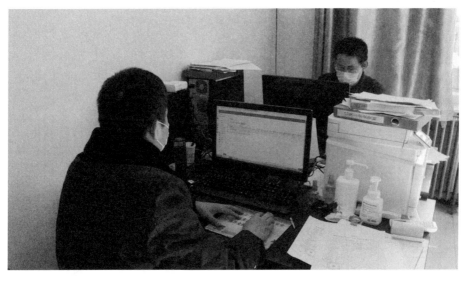

图 4-13-6　政府工作人员在线审核复工备案申请

### 3. 复工复产企业台账

#### （1）复工复产企业台账

对辖区内的复工复产企业，形成台账，项目包含企业名称、行业类型、详细的实际办公地址、法定代表人（单位负责人）及其移动电话、员工总数、复工人数、重点疫区返石家庄人数和外省人数、发热人数、申请复工时间、批准复工时间。见图4-13-7所示。

对辖区内的复工复产企业，按街道进行汇总。

## 桥西区复工复产企业台账

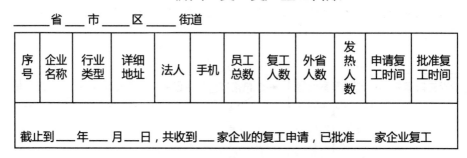

_____省___市_____区_____街道

| 序号 | 企业名称 | 行业类型 | 详细地址 | 法人 | 手机 | 员工总数 | 复工人数 | 外省人数 | 发热人数 | 申请复工时间 | 批准复工时间 |
|---|---|---|---|---|---|---|---|---|---|---|---|
| 截止到___年___月__日，共收到 ___ 家企业的复工申请，已批准 ___ 家企业复工 | | | | | | | | | | | |

图4-13-7　桥西区复工复产企业台账

（2）复工复产企业统计表

可以对本辖区内复工复产的企业按行业属性进行统计，内容包括：所属单位名称、复产复工企业数量、企业返岗人员数量、疫情防控企业数量、公共事业企业数量、生活必需品企业数量、饲料生产企业数量、商贸流通企业数量、交通物流企业数量、餐饮住宿企业数量等。这些数据来源于企业申请复工复产时提交的申请数据，对同意复工复产的企业，按行业类别进行数据筛选，并根据需要实现数据的再聚合。区各街道，汇总本辖区内的数据。见图4-13-8所示。

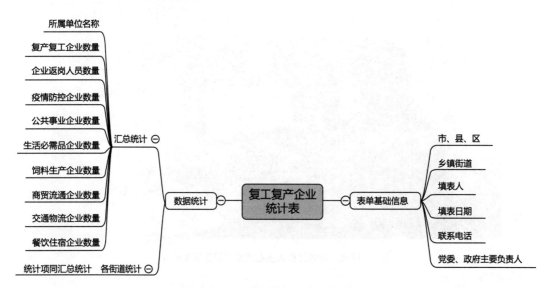

图4-13-8　政府部门汇总企业信息体系

可以根据实际业务需要，对聚合的数据汇总表，下载到本地电脑，并打印。见图4-13-9所示。

## 复工复产企业统计表

| _____市 _____县（市、区）_____乡镇（街道） | | | | | | | | | 填表日期：_____年_____月_____日 | |
|---|---|---|---|---|---|---|---|---|---|---|
| 序号 | 所属单位名称 | 复产复工企业数量 | 企业返岗人员数量 | 疫情防控企业数量 | 公共事业企业数量 | 生活必需品企业数量 | 饲料生产企业数量 | 商贸流通企业数量 | 交通物流企业数量 | 餐饮住宿企业数量 |
| | 合计 | | | | | | | | | |
| 1 | | | | | | | | | | |
| 2 | | | | | | | | | | |
| 3 | | | | | | | | | | |
| … | | | | | | | | | | |
| 填表人： | | 联系电话： | | | | | 党委、政府主要负责人： | | | |

图 4-13-9　复工复产企业统计表

### 4. 复工复产企业发热人员排查

对复工复产企业返岗人员姓名、性别、年龄、常住地址、联系电话、是否发热、是否赴重点疫区出差或探亲访友与发热患者有过密切接触、是否与重点疫区来河北出差或探亲访友发热患者有过密切接触、是否与其他地区发热患者有过密切接触等信息进行排查，并形成排查花名册。见图 4-13-10，图 4-13-11 所示。

## 复工复产企业发热人员排查花名册

| _____市 _____县（市、区）_____企业（公司） | | | | | | | | | | | 填表日期：_____年_____月_____日 | |
|---|---|---|---|---|---|---|---|---|---|---|---|---|
| 序号 | 姓名（1） | 性别（2） | 年龄（3） | 常住地址（4） | 联系电话（5） | 是否有发热症状（6） | | 无发热症状 | | | 是否在定点隔离点隔离（10） | |
| | | | | | | 是 | 否 | 1月25日以来赴湖北出差或探亲访友与发热患者有过密切接触（7） | 1月25日以来与湖北来河北出差或探亲访友发热患者有过密切接触（8） | 1月25日以来与其他地区发热患者有过密切接触（9） | 是 | 否 |
| 1 | | | | | | | | | | | | |
| 2 | | | | | | | | | | | | |
| 3 | | | | | | | | | | | | |
| … | | | | | | | | | | | | |
| | | | | | | | | | | | | |
| 填表人： | | 联系电话： | | | 企业主要负责人： | | | 乡镇（街道）党政主要负责人： | | | | |

图 4-13-10　复工复产企业发热人员排查花名册

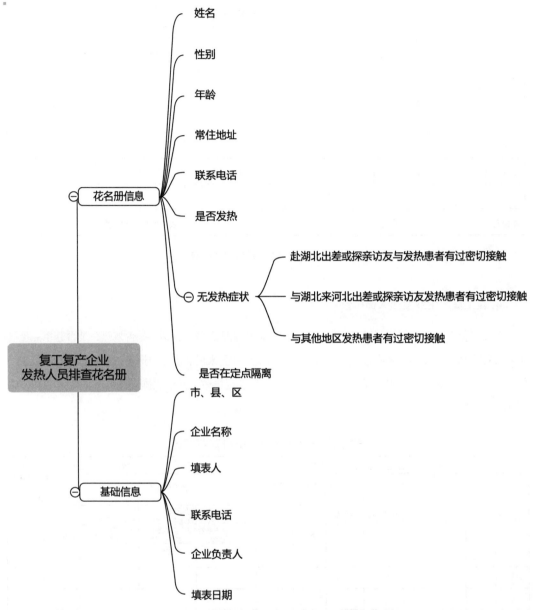

图4-13-11 复工复产企业发热人员排查花名册信息体系

## 5. 重点疫区返石家庄人员排查

对重点疫区返石家庄的人员进行汇总，并形成花名册，项目内容包括：姓名、性别、年龄、常住地址、联系电话、工作单位、体温等信息。

## 6. 外省返石家庄人员排查

对其他外省人员进行汇总，并形成花名册，项目内容包括：姓名、性别、年龄、常住地址、联系电话、工作单位、体温等信息。

### 7. 企业返岗人员管理

对返岗人员可配合发热人员排查登记表，并进行数据共享。对姓名、性别、年龄、常住地址、联系电话、是否有发热症状、是否在定点隔离点隔离等排查信息进行统计管理。对返岗人员体温上报数据实现可查，并对当日所有返岗人员体温生成报表。见图 4-13-12，图 4-13-13 所示。

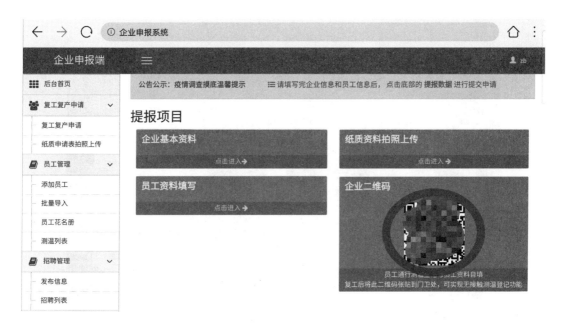

图 4-13-12 系统为每个企业生成专属二维码，可快速收集员工信息

## 复工复产企业发热人员排查信息登记表

| | | | | 填表日期： 年 月 日 |
|---|---|---|---|---|
| **一、个人基本信息** | | | | |
| 姓名 | 性别 | 年龄 | 常住地址 | 联系电话 |
| | | | | |
| **二、身体健康信息** | | | | |
| 1月25日以来<br>有发热症状 | 是否住院治疗 | | 是否在定点隔离点隔离 | 隔离时间是否满14天 |
| | □是 □否 | | □是 □否 | □是 □否 |
| 1月25日以来<br>无有发热症状 | 1月25日以来赴湖北出差或探亲访友与发热患者有过密切接触 | | 1月25日以来与湖北来河北出差或探亲访友发热患者有过密切接触 | 1月25日以来与其他地区发热患者有过密切接触 |
| | □是 □否 | | □是 □否 | □是 □否 |
| 填表人： | 企业主要负责人： | | | |

图 4-13-13 复工复产企业发热人员排查信息登记表

### 8. 返岗人员日常体温上报

严格落实门岗体温监测登记、员工健康监测报告制度，坚持每日全体人员体温检测。企业返岗人员通过简易操作即可上报体温数据，形成日常体温上报机制，让体温数据上报工作"简易、即时、高效"。在门岗处设立体温采集二维码，企业员工用微信扫描，即可实现体温数据快速上报。见图4-13-14所示。

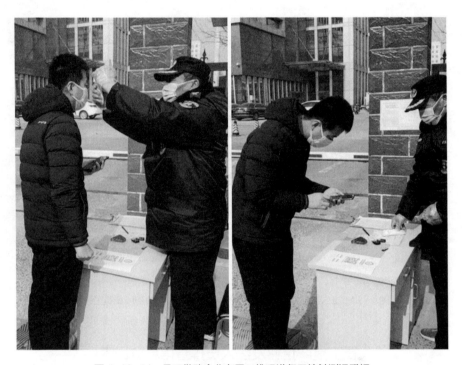

图4-13-14  员工借助企业专属二维码进行无接触测温登记

### 9. 综合数据可视化

对数据按复工企业、注册企业、申请复工、民生企业、返岗情况、外省人数、重点疫区人数、各街道企业复工情况及最近七天复工数据、企业属性数据、企业规模数据、规上企业数据、发热人员、外省人员、重点疫区人员等维度，进行数据聚合，实现全维度数据可视化。

复工行业数据：按制造业、卫生和社会工作、教育、文体娱乐、电热气水、建筑业、批发和零售、交通仓储邮政、餐饮住宿、信息软件、金融业、房地产、租赁商务服务、科研技术服务、水利环境管理、修理及其他维度进行数据可视化处理。见图4-13-15所示。

**复工行业数据**

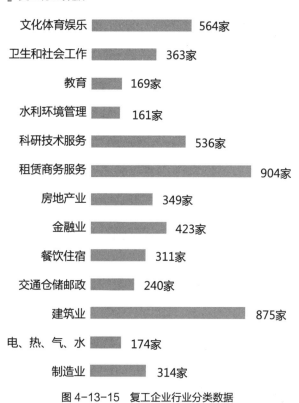

| | |
|---|---|
| 文化体育娱乐 | 564家 |
| 卫生和社会工作 | 363家 |
| 教育 | 169家 |
| 水利环境管理 | 161家 |
| 科研技术服务 | 536家 |
| 租赁商务服务 | 904家 |
| 房地产业 | 349家 |
| 金融业 | 423家 |
| 餐饮住宿 | 311家 |
| 交通仓储邮政 | 240家 |
| 建筑业 | 875家 |
| 电、热、气、水 | 174家 |
| 制造业 | 314家 |

图4-13-15　复工企业行业分类数据

各街道复工情况：各街道企业总数及复工企业数用柱状图呈现，让数据更直观、一目了然。见图4-13-16所示。

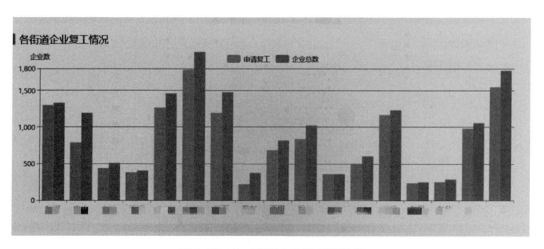

图4-13-16　各街道企业复工情况数据

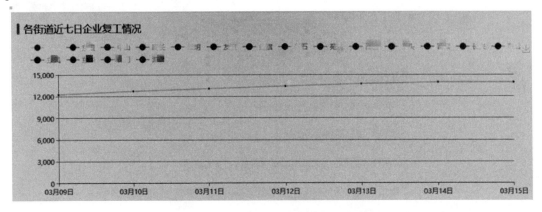

图 4-13-17 各街道企业复工情况 7 日走势图

各街道近七天数据：各街道近七天内每天企业复工数以拆线图呈现。见图 4-13-17 所示。

企业属性数据：按央企驻冀单位、省属国有企业、市属国有企业、县属国有企业、民营企业、外资企业六个维度进行数据汇总，并以横向柱图的形式呈现。见图 4-13-18 所示。

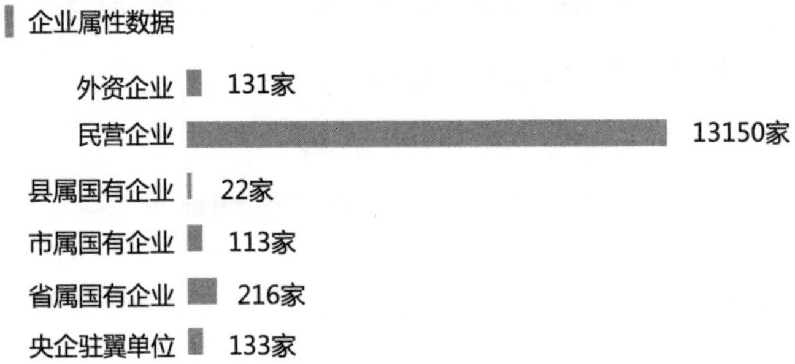

**┃ 企业属性数据**

外资企业 ▌ 131家

民营企业 ▬▬▬▬▬▬▬▬▬▬▬ 13150家

县属国有企业 ▏ 22家

市属国有企业 ▌ 113家

省属国有企业 ▌ 216家

央企驻冀单位 ▌ 133家

图 4-13-18 复工企业属性分类数据

企业规模数据：按大型企业、中型企业、小微型企业三个维度进行数据汇总，并以饼状图的形式呈现出相应数据及占比。见图 4-13-19 所示。

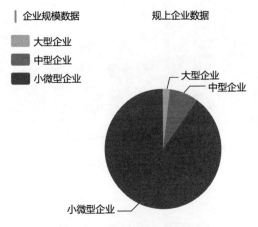

图 4-13-19 复工企业规模分类数据

规上企业数据：同企业规模数据。

发热人员：呈现姓名、所属企业、所属街道、体温、是否处置等信息。见图 4-13-20 所示。

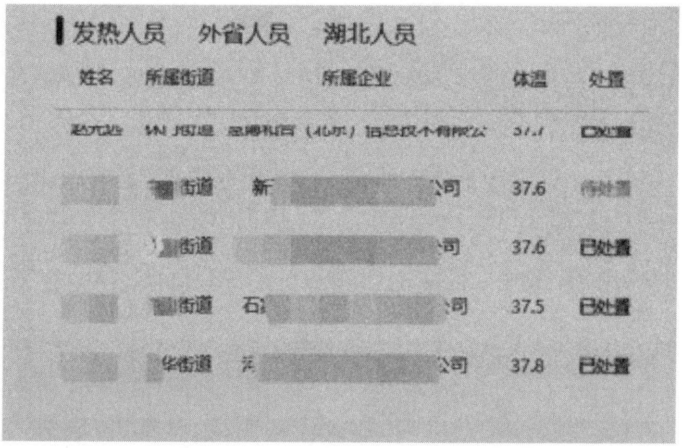

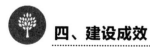

图 4-13-20　复工企业重点关注人员分类数据

外省人员：呈现姓名、所属企业、所属街道、是否发热、是否返岗等信息。

重点疫区人员：同外省人员。

最新复工企业：呈现企业名称、所属街道、复工时间等信息。见图 4-13-21 所示。

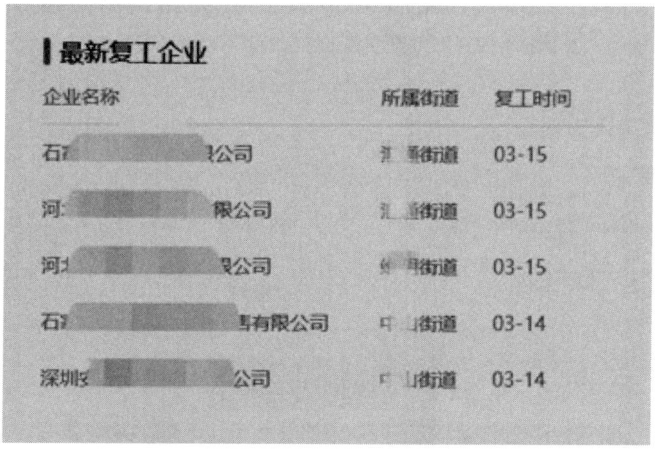

图 4-13-21　最新复工企业备案通过情况

## 四、建设成效

强化组织领导、健全联动机制、注重统筹协调，积极发挥在线平台信息承载量大、传播速度快、受众面广的优势，通过复工复产综合服务平台，大力加强对辖区内工业企业复工复产工作指导，积极推动各项防疫政策措施在本地区落实。

### 1. 企业复工复产在线登记

为充分发挥综合服务平台"线上"优势，助力企业快速有效地做好复工复产备案，为企业提供统一的登录平台，企业账户可自行注册，也可由所属乡镇街道指定。

截至 2020 年 3 月 19 日，通过综合服务平台，共注册 16173 家企业用户，其中复工复产备案 14306 家。

企业通过平台账户登录后，即可在线复工复产备案。见图 4-13-22 所示。

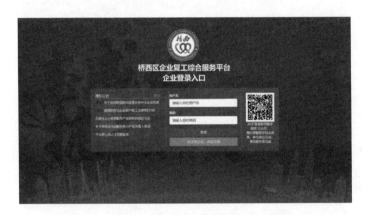

图 4-13-22　企业复工综合服务平台登录页面

（1）用户登录界面

（2）用户注册

企业自行注册，通过企业名称与法人姓名，完成基础数据校验，对平台已经存在的数据，直接创建用户账户。见图 4-13-23 所示。

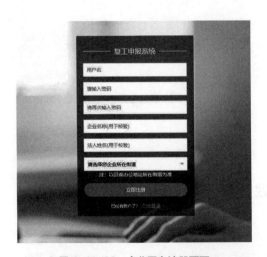

图 4-13-23　企业平台注册页面

（3）复工复产备案

根据要求，依次填写或选择企业名称、所属社区、申请复工时间、所属行业及分类、企业负责人及手机号、企业法人及手机号、24小时值班电话、返岗人数、重点疫区及外省返岗人数、防控措施到位情况、员工排查情况、设施物资到位情况、内部管理到位情况等数据后，添加返岗人员相关信息，即可提交备案。见图4-13-24所示。

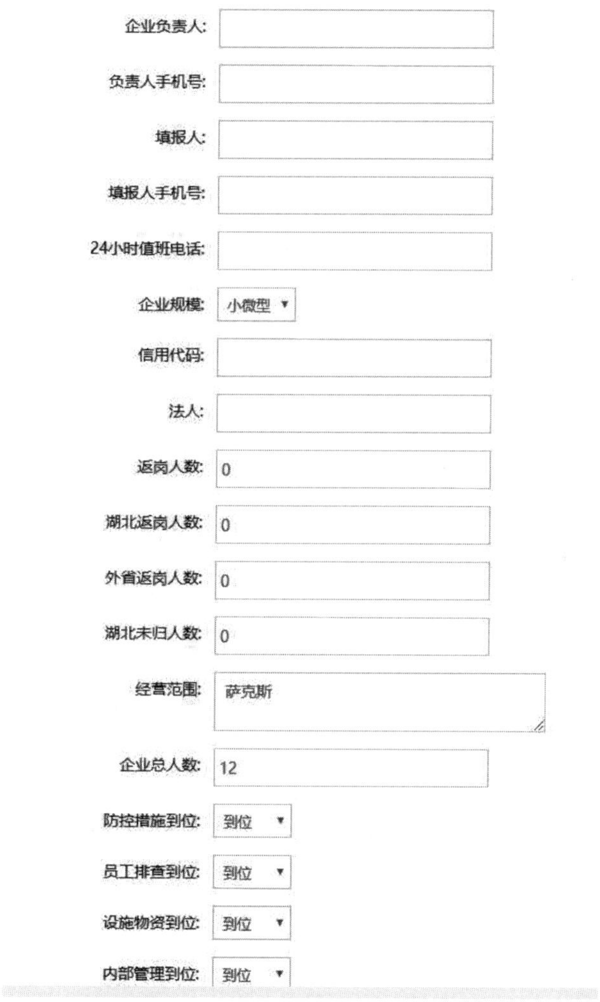

图4-13-24　企业复工备案申请页面

## 2. 企业复工复产备案审核

企业在线提交备案，街道快速信息反馈，优化了申请流程，降低了申报工作量，减少了面对面的接触次数，阻断了传染源传播途径，在企业复工复产的实际工作中，切实做到了"不见面、零接触"，取得了一定成效。

在平台管理端，对企业复工复产备案信息分为未提交备案、待备案、备案通过、备案未通过四种状态，让备案信息更明确，提高备案反馈效率，对防控措施不到位的，予以指导，协助企业快速做好疫情防控工作，快速达到复工复产要求。见图4-13-25所示。

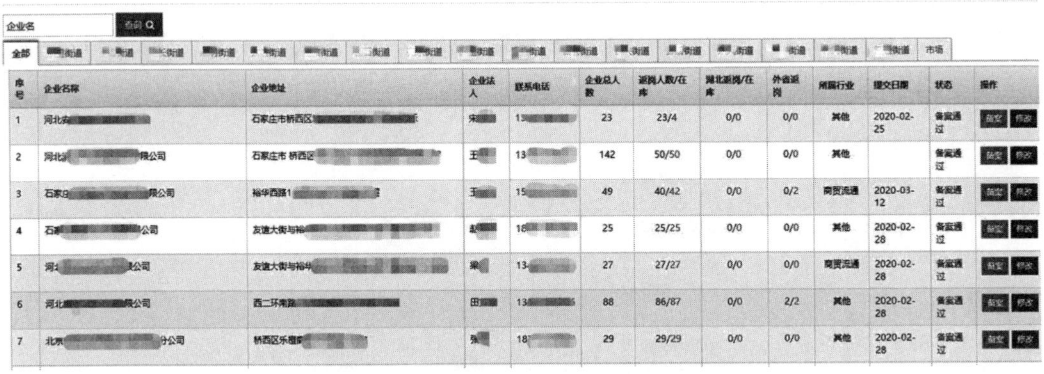

**图4-13-25　政府管理后台查看企业申报情况**

### 3. 复工复产企业台账

对复工复产的企业信息中提交的企业名称、行业类型、实际办公地址、法人、手机、员工数据、返岗人数、重点疫区返岗人数、外省返岗人数、发热人数、申请复工时间、批准复工时间信息，按照各街道、全区两种不同的范围生成复工复产企业台账。

可根据实际需要在线导出EXCEL表格。见图4-13-26所示。

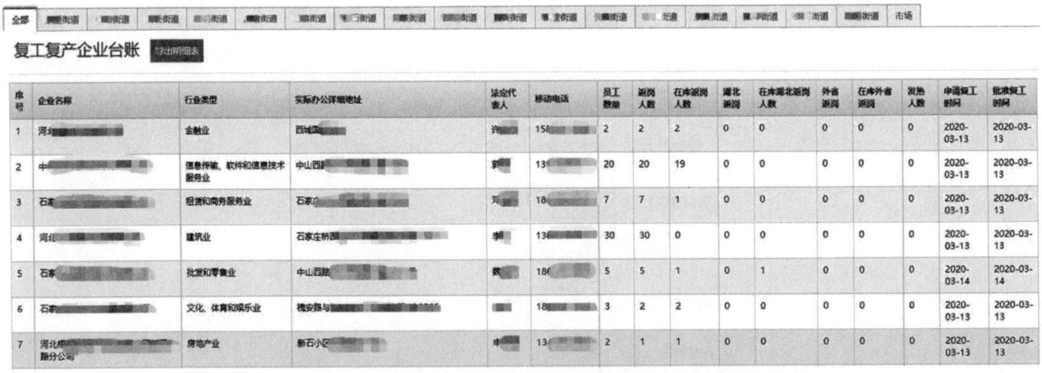

**图4-13-26　政府管理后台查看复工复产企业台账**

### 4. 复工复产企业统计

依据复产复工企业数量、企业返岗人数、生活必需品企业数量、饲料生产企业数量、商贸流通企业数量、交通物流企业数量、餐饮住宿企业数量七个维度进行数据筛选，按全区及17个街道进行汇总。并导出EXCEL数据表格，便于存档及打印。见图4-13-27所示。

复工复产企业统计表 导出明细表

| 所属单位名称 | 复产复工企业数量 | 企业领岗人数 | 企业在库岗人员数量 | 疫情防控企业数量 | 公共事业企业数量 | 生活必需品企业数量 | 原料生产企业数量 | 商流流通企业数量 | 交通物流企业数量 | 餐饮住宿企业数量 |
|---|---|---|---|---|---|---|---|---|---|---|
| 合计 | 13925 | 118555 | 61691 | 358 | 428 | 306 | 17 | 1853 | 189 | 336 |
| ▓▓街道 | 1297 | 5927 | 1927 | 20 | 20 | 17 | 1 | 95 | 3 | 13 |
| ▓▓街道 | 788 | 14327 | 12276 | 16 | 34 | 14 | 0 | 116 | 6 | 54 |
| ▓街道 | 435 | 5331 | 3179 | 38 | 18 | 6 | 0 | 63 | 5 | 26 |
| ▓▓▓街道 | 373 | 9013 | 3248 | 14 | 24 | 9 | 1 | 28 | 5 | 9 |
| ▓▓▓街道 | 1264 | 13435 | 3896 | 36 | 44 | 10 | 1 | 108 | 10 | 8 |
| ▓▓街道 | 1785 | 6892 | 2295 | 26 | 44 | 44 | 3 | 206 | 40 | 55 |
| ▓▓街道 | 1194 | 5918 | 5153 | 15 | 33 | 19 | 4 | 185 | 16 | 18 |
| ▓▓街道 | 219 | 2337 | 1445 | 6 | 9 | 20 | 0 | 24 | 4 | 9 |
| ▓▓街道 | 688 | 6792 | 6384 | 20 | 24 | 21 | 1 | 98 | 9 | 13 |
| ▓▓街道 | 838 | 11591 | 7546 | 22 | 34 | 13 | 1 | 84 | 15 | 18 |
| ▓▓街道 | 357 | 4811 | 1846 | 16 | 4 | 12 | 0 | 224 | 10 | 1 |
| ▓▓街道 | 503 | 2212 | 1226 | 3 | 23 | 14 | 1 | 109 | 16 | 10 |
| ▓▓街道 | 1169 | 6518 | 892 | 11 | 19 | 23 | 0 | 87 | 9 | 37 |
| ▓▓街道 | 234 | 3771 | 1596 | 0 | 13 | 1 | 0 | 29 | 4 | 4 |
| ▓▓街道 | 250 | 2849 | 2391 | 9 | 12 | 25 | 0 | 23 | 1 | 11 |
| ▓▓街道 | 983 | 10104 | 3847 | 10 | 28 | 13 | 0 | 86 | 7 | 22 |
| ▓街道 | 1548 | 6727 | 2536 | 96 | 45 | 37 | 4 | 288 | 29 | 28 |

图 4-13-27　政府管理后台查看复工复产企业统计表

### 5. 复工复产企业发热人员排查

依据企业复工返岗人员数据，提取姓名、年龄、所属企业、常住地址、联系电话、是否发热信息，生成数据报表及发热人员排查花名册。见图 4-13-28 所示。

复工复产企业发热人员排查信息登记表

| 序号 | 姓名 | 年龄 | 所属企业 | 常住地址 | 联系电话 | 发热 | 操作 |
|---|---|---|---|---|---|---|---|
| 1 | 王▓▓ | 20 | 北京▓▓▓▓ | 河北省石家庄市▓▓▓ | 15▓▓▓ | 否 | 详情 查看体温 导出 |
| 2 | 郭▓▓ | 46 | 河北▓▓▓ | 石家庄市长安区 | 13▓▓▓ | 否 | 详情 查看体温 导出 |
| 3 | 孙▓▓ | 24 | 北京▓▓▓ | 石家庄市▓▓ | 18▓▓▓ | 否 | 详情 查看体温 导出 |
| 4 | 张▓▓ | 21 | 北京▓▓▓ | 石家庄市裕华区▓▓ | 15▓▓▓ | 否 | 详情 查看体温 导出 |
| 5 | 赵▓▓ | 38 | 石家庄▓▓ | 桥西区▓▓ | 13▓▓▓ | 否 | 详情 查看体温 导出 |
| 6 | 王▓▓ | 27 | 河北▓▓▓ | 石家庄市新华区▓ | 17▓▓▓ | 否 | 详情 查看体温 导出 |
| 7 | 杨▓▓ | 31 | 石家庄▓▓ | 石家庄桥西区▓▓▓ | 136▓▓ | 否 | 详情 查看体温 导出 |

图 4-13-28　政府管理后台查看复工复产企业发热人员排查信息登记表

### 6. 重点疫区返石家庄人员排查

对重点疫区返石家庄人员进行有效摸排，并提取姓名、性别、年龄、常住地址、联系电话、工作单位、所属街道、体温等信息，生成报表，并可单独查阅每个人员的体温信息，对重点摸排人员可防可控。

### 7. 外省返石家庄人员排查

对外省返石家庄人员进行有效摸排，并提取姓名、性别、年龄、常住地址、联系电话、工作单位、所属街道、体温等信息，生成报表，并可单独查阅每个人员的体温信息，对重点摸排人员可防可控。

见图 4-13-29 所示。

**图 4-13-29　政府管理后台查看外省返岗人员花名册**

### 8. 企业返岗人员管理

对企业返岗人员数据提取姓名、年龄、所属企业、常住地址、联系电话、是否发热等信息，生成报表并可单独查阅每个人员的体温信息。见图 4-13-30 所示。

**图 4-13-30　政府管理后台查看企业返岗人员状态信息**

### 9. 返岗人员日常体温上报

对复工复产的返岗人员，提供微信端快速扫码上报体温的功能，并对体温异常人员进行数据提醒。截至 2020 年 3 月 19 日，通过平台上报体温 157264 人次，其中跟踪处置发热人员 30 人次。见图 4-13-31，图 4-13-32 所示。

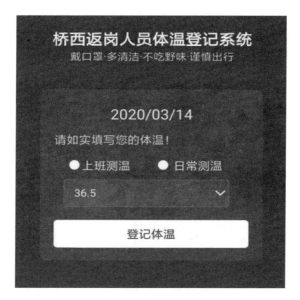

图 4-13-31　体温登记

开始日期　结束日期　全部　按区域　查询

| 姓名 | 体温 | 分类 | 电话 | 所属街道 | 企业 | 测温时间 | 湖北人员 | 外省人员 | 是否过隔离期 | 状态 | 描述 | 问题处置 |
|---|---|---|---|---|---|---|---|---|---|---|---|---|
| [illegible] | 37.6 | 日常 | 157[illegible] | [illegible]街道 | 新天[illegible]公司 | 2020-03-14 08:31:26 | 不是 | 不是 | 是 | 已办结 | 点击查看 | 问题处置 |
| [illegible] | 37.5 | 日常 | 15[illegible] | [illegible]街道 | 石[illegible]公司 | 2020-03-13 12:34:43 | 不是 | 不是 | 否 | 已办结 | 点击查看 | 问题处置 |
| [illegible] | 37.8 | 上班 | 136[illegible] | [illegible]街道 | 河[illegible]公司 | 2020-03-13 10:19:44 | 不是 | 不是 | 是 | 已办结 | 点击查看 | 问题处置 |
| [illegible] | 37.4 | 上班 | 1[illegible] | [illegible]街道 | 河北[illegible]公司 | 2020-03-13 08:42:43 | 不是 | 不是 | 是 | 已办结 | 点击查看 | 问题处置 |
| [illegible] | 38.2 | 日常 | 15[illegible] | [illegible]街道 | 新天[illegible]司 | 2020-03-13 08:08:18 | 不是 | 不是 | 是 | 已办结 | 点击查看 | 问题处置 |
| 吕[illegible] | 37.4 | 上班 | 13[illegible] | [illegible]街道 | 河[illegible]司 | 2020-03-12 08:34:57 | 不是 | 不是 | 是 | 已办结 | 点击查看 | 问题处置 |
| [illegible] | 37.4 | 上班 | 13[illegible] | [illegible]街道 | 石家庄[illegible]司 | 2020-03-12 08:25:13 | 不是 | 不是 | 是 | 已办结 | 点击查看 | 问题处置 |
| 白[illegible] | 37.9 | 日常 | 180[illegible] | [illegible]街道 | 河北[illegible] | 2020-03-11 16:34:05 | 不是 | 不是 | 否 | 已办结 | 点击查看 | 问题处置 |
| [illegible] | 37.4 | 上班 | 152[illegible] | [illegible]街道 | 河北[illegible]公司 | 2020-03-10 12:55:25 | 不是 | 不是 | 否 | 已办结 | 点击查看 | 问题处置 |
| 牛[illegible] | 37.7 | 上班 | 159[illegible] | [illegible]街道 | 国[illegible]公司 | 2020-03-10 08:41:27 | 不是 | 不是 | 否 | 已办结 | 点击查看 | 问题处置 |
| [illegible] | 37.4 | 上班 | 130[illegible] | [illegible]街道 | 河北[illegible]站 | 2020-03-09 15:24:58 | 不是 | 不是 | 是 | 已办结 | 点击查看 | 问题处置 |

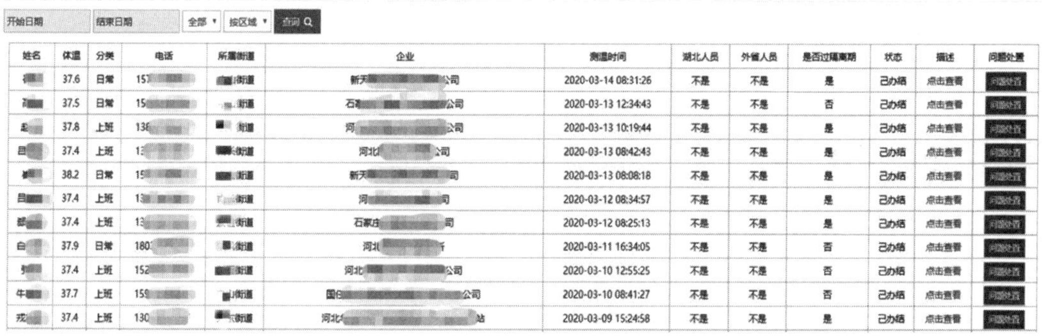

图 4-13-32　政府管理后台查看企业返岗人员体温上报情况

### 10. 综合数据可视化

将数据分析技术与图形技术相结合，打破数据隔离，通过数据采集、清洗、分析到直观实时的数据可视化，清晰有效地将分析结果信息进行解读和传达。即时呈现注册企业数据、申请复工企业、民生企业数据、返岗情况、外省人数、重点疫区人数、各街道企业复工情况及最近七天复工数据、企业属性数据、企业规模数据、规上企业数据、发热人员、外省人员、重点疫区人员等全维度数据可视化，助力智能高效决策。见图 4-13-33 所示。

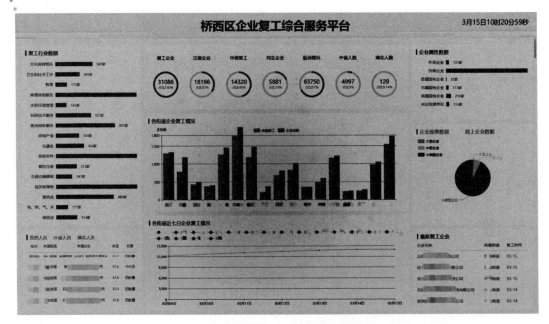

图 4-13-33　政府管理后台查看综合数据可视化页面

 五、提升思考

疫情当下，数字科技力量凸显，各行各业按下数字化转型快进键。石家庄市桥西区率先建立了网上企业复工复产综合服务平台，在解决疫情期间企业复工复产备案的同时，借机推出一系列助力中小企业数字化转型的组合拳，进一步完善平台功能，升级为政企综合服务平台，推出企业投融资、人力资源管理等服务，并将该平台定位为政府主导、市场化方式建设和运营、覆盖企业经营全周期，包含民生服务、应急管理、社区管控等社会各行业的立体化综合服务平台。见图 4-13-34 所示。

企业综合服务平台在疫情结束以后，还将继续发挥作用，同时它已纳入石家庄市桥西区大数据中心，作为桥西区经济发展和民生服务的"领导驾驶舱"，政府决策者可以借助统一的平台系统，直观掌握辖区全域数据，并对未来趋势发展进行预判，提高指挥调度的高效性和科学性。

坚持遵循"制度建设打基础、科技支撑提效率、责任落实抓执行"的智慧桥西方法论，政府确定更科学的制度机制，相关机构研发推广更切合实际的信息化平台系统，政府管理人员、企业负责人和员工落实应尽的职责，同时总结实战经验，将继续指导智慧桥西建设并取得更多新的成绩。

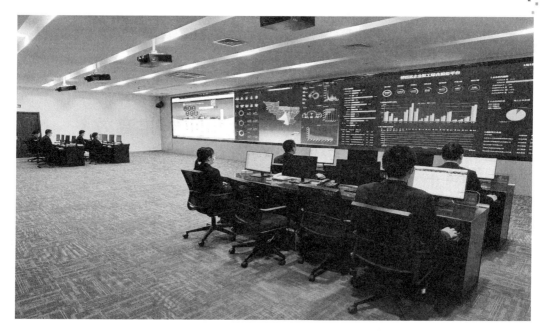

图 4-13-34　企业复工综合服务平台已纳入桥西区大数据中心系统

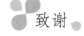 **致谢**

石家庄市桥西区应对新型冠状病毒感染的肺炎疫情防控工作领导小组

石家庄市桥西区发展和改革局

河北盈水网络科技有限公司

● **专家点评：董振国**

河北省促进智慧城市健康发展专家咨询委员会副主任、河北省电子政务学会、河北省智慧城市联合会创始人 FEO、《河北电子政务年鉴》总编、《智慧河北》杂志主编

庚子年初，荆楚瘟起，举国之力，防控抗疫，奋战俩月，初战胜利，国内疫除，海外又起。在这次举国抗"疫"的战局中，石家庄市桥西区积极打造全员抗疫及企业复工服务平台，优化企业复工复产备案流程，减少人员面对面接触次数，有效阻断传染源传播途径，保障了员工健康安全和企业发展，促进了疫情防控期间复工复产工作的有序开展。石家庄市桥西区人民政府是河北省智慧城市联合会首批发起单位。他们遵循"智慧"思路，通过科技手段，精准掌握疫情信息，科学、有效、规范、合理、智慧地做好企业复工疫情防控日常管控工作，实现疫情防控和经济社会发展"两手抓，两不误"，成为我国北方地区防控抗疫复工复产工作的"亮点"，非常有借鉴意义。

# 成都市金牛区城市大脑助力疫情防控精准高效

　　"城市大脑"是从综合技术整合向城市深度认知转型的标志性体现，善用其思维来创新实践是提升智慧城市发展质量的有效路径。疫情期间，北京易华录信息技术股份有限公司开发的城市大脑疫情防控系统有效地支撑了成都市金牛区抗疫工作。该平台成功构建了疫情防控信息资源池，通过 AI 能力提取文本信息超过 20 大类，严密监控疫情发展态势。并且，清晰直观地呈现每日疫情态势、预警医疗物资缺口、重点人员、关口查控战果等相关数据。基于该数字防疫平台，成功追踪了金牛区域内 11 名确诊人员，413 名疑似人员，382 名①密切接触者的历史活动轨迹，为疫情防控做出了突出贡献。金牛区城市大脑有效提升了全成都市大数据提升疫情防控水平和决策能力，实现了对区域疫情的态势呈现、疫情可疑事件监测预警和疫情趋势研判，使城市管理者对疫情防控得以精准施策。

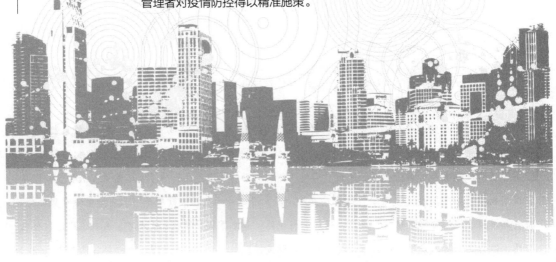

---

① 　注：本案例所有数据统计截止时间为 2020 年 3 月 14 日 17 时。

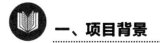

## 一、项目背景

新型冠状病毒肺炎疫情在全国多地陆续发生，肺炎疫情防控形势严峻。危急关头，党和国家采取了全面、严格的防控措施阻止新型冠状病毒的蔓延，数万医护人员逆行而上，围绕该疫情的各项数据牵动着每一个国人的心。随着疫情的蔓延，全球疫情在当下也不容乐观，欧美等国家也相继出现了大量患者并且死亡率急剧攀升。中国在稳定当下疫情后，如何防止境外输入的疫情？城市管理者如何正确应对态势严峻的全球疫情蔓延？数字科技与信息化应用的发展，为疫情防控带来更为高效便捷的解决办法。易华录城市大脑—新冠肺炎疫情防控平台在此次疫情防控精准施策中体现了极大价值，辅助城市领导者进行正确决策，及时把控疫情传染路径，进而有效推动企业复工复产，及时恢复人民生产生活秩序。因此，利用信息化应用手段是城市管理者应对社会紧急突发事件时的一件重要"利器"。

### （一）政府对网络理政和智慧城市治理的重视与内部组织机构改革需求

成都市金牛区始终把信息化作为创新发展、转型升级、惠及民生的重要战略举措。成都市人民政府办公厅出台的《关于开展市智慧治理中心有关数据大会战工作的通知》，以及成都市政务服务管理和网络理政办公室出台的《关于印发区（市）县智慧治理中心（网络理政中心）建设指南的通知》和《关于做好区（市）县公共数据资源向社会开放工作的通知》等指导性文件，都对网络理政和智慧城市作出高度重视。城市化的快速推进，需要将有限的资源进行系统高效地调配，这便对政府组织机构的信息化提出要求。

### （二）大数据技术与人工智能的突破支撑政府疫情防护工作

城市大脑—新型冠状病毒疫情防控平台针对疫情防控综合态势呈现、重点人群跟踪分析、疫情趋势分析等重点需求，运用大数据和 AI 智能，实现对区域疫情的态势呈现、疫情可疑事件监测预警，疫情趋势研判，为精准防疫提供科学工具。易华录城市大脑每日帮助政府用户实现了对疫情态势监控，确诊人员历史轨迹追踪，及时阻断风险传播途径，助力发挥治理中心综合数据分析、可视化呈现、协同调度督导能力，有力保障了用户各项防疫防控工作的高效开展。

### （三）疫情中后期企业复产复工需求与防疫措施并行

结合当前疫情防控和复工复产的现实需求，梳理企业在运用数字技术支撑生产经营管理等方面存在的短板和不足，分析过去信息化建设过程中的问题。在疫情趋势逐渐向好的情形下，如何保障企业在疫情期间的正常运行仍然是重中之重。对于某些已有感染人员的群体，应该重点监控企业运行情况，而其他企业的正常复工仍然需要做好防护措施。将每日员工体温数据等做好记录并在城市大脑中看到相关数据，方便政府部门了解到企业复工数量、复工人数、员工健康数据等，从而更好开展企业复产复工。见图 4-14-1 所示。

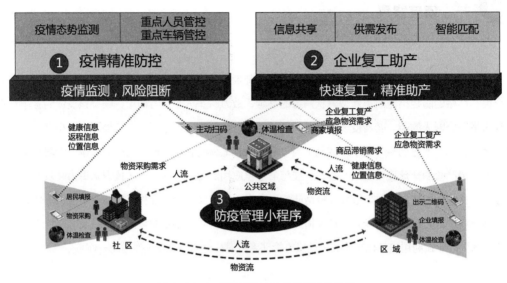

**图 4-14-1　基于城市大脑的疫情防控体系**

## 二、解决的主要问题

### （一）城市疫情态势不能清晰呈现

不能清晰地呈现城市疫情发展动态，对城市确诊、疑似、密切接触者、医学观察对象、接触医学观察、康复、死亡等不同类别、不同年龄层次的人员监测统计困难，时间线趋势突变点难以预警提醒，城市领导无法掌握疫情整体态势。

### （二）缺乏对城市关键场所的监控自动分析

从街道、街区落实疫情全民防控难，城市内疫区流入人口还无清晰的展示，人员在城市分布情况难以汇总，跟踪速度慢。城市关键场所疫情发展情况复杂，如火车站、广场、医院、重点物资集散分发场所监控时间长，分析数据量大，场所周边及内部安全无法确保。

### （三）无法对疫情可疑事件监测预警

疫情可疑事件的相关视频监控内容和重要截图没有进行可结构化分析，没有形成重点事件列表，不能给决策者一个清晰直观的数据呈现，决策者无法进行准确的分析研判和决策，疫情发展的监测预警困难。

### （四）无法清晰明确地描绘出传染源和疫情传播路径

缺乏对确诊及疑似病人的人群接触史和生活轨迹记录，从而无法识别最终人群接触史，建立个体关系图谱。例如，如果无法得知金牛区已感染人员的家庭住址、当前的病情状况、所在医院、家庭人员关系分析无法得到清晰呈现，那么便无法找到疫情传染的源头与路径，无法正确控制疫情扩散。

### （五）无法对高频出现的疫情车辆及时进行管控与拦截

由于缺乏对来自疫区车辆在本地通行情况和路线的掌握，无法对来自重点疫区车辆、驾驶人在本区域通行情况进行分析和研判。例如，无法对高频出现的疫情车辆进行全城轨迹追踪，定位车辆的目的地、途经卡口，无法及时通知相关公安及交管部门，进行重点管控和拦截。

### （六）缺乏疫情期间指挥调度的应急融合通信平台

由于缺乏统一的信息联通平台，各部门间协同办公效率较低，消息流通不畅通，从而导致办公效率低下。并且，各个政府部门机构由于需要召开指挥调度会议，如何满足人数较多的不同部门沟通会议，是疫情期间的重中之重。

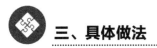

## 三、具体做法

### （一）利用数据可视化技术，直观呈现疫情发展态势

城市大脑—新型冠状病毒疫情防控平台从宏观角度，对区域内的疫情分布及发热门诊运用了数据可视化技术，进行了热力图的呈现，分类别、分区域、分维度的进行趋势分析，对疫情的概况做了一个实时数据的标注。在"疫情实时概括"部分，清晰明确地标注了确诊、疑似、治愈的具体数量，从而能够动态掌握疫情发展变化态势，做出正确决策；对疫情的发展趋势做了确诊、治愈、死亡三大类别的折线图分析，使得数据更为直观，获取疫情趋势数据更为快速；对发热门诊的基本概况做了指示列表，列表内容涵盖了发热门诊、发热门诊就诊人次数、发热门诊就诊人员中有武汉相关接触史人次数、发热门诊留观人次数、发热门诊留观人员中有武汉相关接触史人次数、发热门诊新增留观人次数、定点医院等等指标。见图 4-14-2 所示。

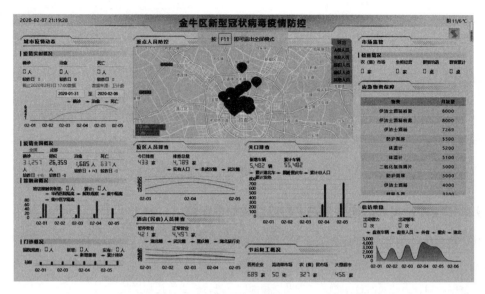

图4-14-2 成都金牛区城市大脑新型冠状病毒疫情防控"城市态势呈现"板块

## （二）全天候监控各街道社区视频，关键信息零错漏

城市大脑—新型冠状病毒疫情防控平台的一线防控板块，从街道、街区落实疫情全民防控，针对疫情发展过程中发展情况复杂的城市关键场所，如火车站、广场、医院、重点物资集散分发场所进行全天候的视频监控自动分析，不错过一个关键信息，不放过一个可疑事件，确保场所周边及内部安全，系统界面运用数据可视化及数据融通技术，将重点街道态势、城市重点场所防控等板块通过柱状图和具体数据呈现。以折线图形式将城市内疫区流入人口清晰的展示，汇总了人员在城市的分布情况，从而避免了突发事件无法快速解决的问题。见图4-14-3所示。

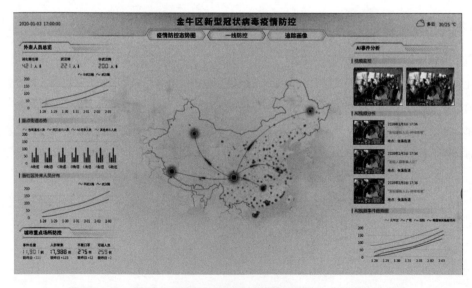

图4-14-3 成都金牛区城市大脑新型冠状病毒疫情防控"一线防控"板块

### （三）利用视频 AI 分析，抓取重点辅助决策

　　城市大脑—新型冠状病毒疫情防控平台借助全天候的监控视频，对街道信息、社区信息、城市场所信息、医疗物资信息、医院基本信息、实时视频信息等智能化监控，利用大数据、人工智能、云计算、北斗等数字技术，实现对疫情相关联的重点人物、重要场所、传播者重点特征进行 AI 精准分析，将含有重要信息的截图从杂乱而量多的视频中抓取出来，形成重点事件列表和结构化数据。以供城市管理者进行重要分析研判和辅助决策。将疫情发展的可疑事件准确的监测预警，对于疫情突发事件也能发挥其应急协同能力，快速响应并做出相应的对策。

### （四）关系图谱技术精准锁定感染源和疫情传播路径，防止疫情扩散

　　城市大脑对于新型冠状病毒的疫情防控中，"追踪画像"功能能够很好针对疫情传播情况，基于关系图谱技术，锁定当前感染人群及人员关系。如图 4-14-4 所示，当输入具体的某居民身份证号码后在该页面进行搜索，便可从该平台中了解到关于该居民的基本信息，包括姓名、电话、性别、年龄、所在街道、家庭住址等信息。同时可以快速了解到该人员所在状态（如集中收治）与所属医院。利用疫情关系图谱技术，可在界面中了解到接触人员的人数以及该病人在发病前期到确诊过程中所到的所有场所。根据具体场所，可以调取出当时所处环境具体的视频信息，追踪人群接触史。在了解到病人的人员轨迹和行动路径后，建立个体关系图谱，将各居民与该病人的密切关系（包括亲戚、朋友关系）清晰直观地动态呈现出来。从而可以精准锁定感染源和疫情传播路径，为防止疫情扩散提供宝贵信息。

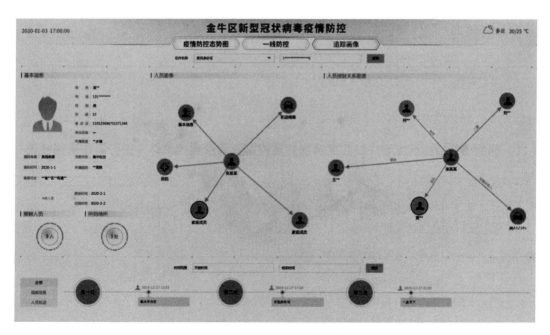

图 4-14-4　成都金牛区城市大脑新型冠状病毒疫情防控"追踪画像"图谱

**（五）利用大数据融合分析技术，对疫情人车通行情况进行管控**

城市大脑—新型冠状病毒疫情防控平台能够实时掌握来自武汉疫区车辆在成都本地的通行情况。该界面中将分为十个板块，即"轨迹分析""轨迹预测""伴随分析""人车关联""通行规律""落脚点位""常走路线""实时预警""区间超速""通行证预警"，全方位掌握疫情期间人车通行情况。见图4-14-5所示。

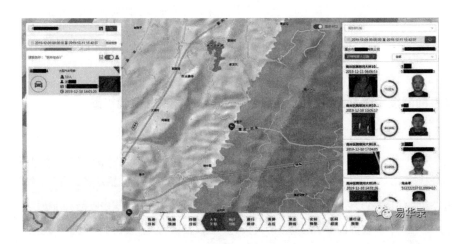

图 4-14-5　成都金牛区城市大脑新型冠状病毒疫情防控"疫情人车通行情况"界面

其中，在"人车关联"中，通过高级搜索，输入查询时间段，能够立刻定位该时间段车辆的信息，包括驾驶员身份证号、车牌号、车辆型号、所载乘客数量、以及清晰的驾驶员人像图片。如果同时输入身份证号和查询时间段，则可以单独定位到具体某一车辆车辆与驾驶员信息。该功能基于大数据融合分析技术，能够对来自重点疫区车辆、驾驶人在本区域通行情况进行分析和研判，实现疫区车辆号牌精准识别、驾驶人员识别及预警。对高频出现疫情车辆进行全城轨迹追踪，形成车辆通行路线分布热力，常走路线、停靠区域，定位车辆目的地、途经卡口，及时通知相关公安及交管部门，进行重点管控和拦截。

**（六）利用视频指挥调度客户端和高清视频监控指挥调度会控软件，进行远程视频会议**

成都市金牛区智慧治理中心在疫情期间充分利用了视频指挥调度客户端和高清视频监控指挥调度会控软件，建立出远程视频会议系统。通过金牛区各街道的相关视频监控，传输视频数据资料，在各个部门约定好疫情相关的指挥调度会议时间后，便可以实现各个部门进行远程"面对面"交流，同时该视频会议屏幕可以调节各个视频窗口的排版布局、窗口大小，可以灵活切换不同的视频窗口，当某一街道领导发言时，可以将相关视频画面放大，有利于整个视频会议流程的顺利展开。

同时，各个智慧治理中心和指挥大厅还会进行视频联动会议，将主屏幕分为不同面积的板块，既可以实时互相监督各治理中心的工作进度，又可以以高效迅捷的手段实现对疫情期间相关防控工作的安排指挥。同时，在疫情期间，区级领导等相关人员还在城市大脑中在线观看了一些国新办的发布会等，方便领导及时了解到最新的国家防疫指挥政策，从而更好地指导本区域的疫情防控工作的展开。

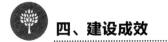

# 四、建设成效

## （一）平台建设成效

针对疫情防控，迅速建立城市大脑—新型冠状病毒疫情防控平台智能辅助防疫值守。快速响应防疫集中值守指挥调度需要，迅速迭代中心平台系统。2020 年 2 月 9 日部署上线金牛区新冠肺炎疫情防控平台，为防疫值守、分析预判、指挥调度提供智能化支撑。

### 1. 多维汇数据智助态势监测

通过金牛区防疫指挥部、国家计算机和网络监控中心四川分中心、互联网多渠道、多维度实时汇聚、动态呈现全国、省、市、区疫情态势、金牛区每日居住人口趋势、社区入户排查、应急物资、市场监管、信访维稳等防疫实时情况和企业复工情况，为全区防疫提供可视化动态监测。

### 2. 精准分析智防重点人群风险

及时向省、市大数据中心申请获取确诊、疑似、高危、密切接触者和从疫区入金牛区的人员等重点人群相关大数据资源，通过与 GIS 地图叠加建模建表，动态精准掌握重点人群信息和移动轨迹，为重点人群防控提供大数据支撑。

## （二）成都金牛区疫情防控具体成果

### 1. 境外来（返）蓉人员情况

从疫情较重国家来蓉人员均实行隔离观察，目前实有隔离观察 67 人（居家隔离观察 62 人、酒店隔离观察 3 人、因抑郁症住院 1 人、集中隔离医学观察 1 人）。见表 4–14–1 所示。

表 4–14–1　境外来（返）蓉人员情况

| 来（返）蓉人员 | 中国内地居民 | | 中国香港居民 | 中国台湾居民 | | 外籍人员 |
|---|---|---|---|---|---|---|
| 全区累计 394 人 | 358 人 | | 4 人 | 11 人 | | 21 人 |
| 疫情较重国家来蓉人员 | 日本来蓉 | 韩国来蓉 | 意大利来蓉 | 伊朗来蓉 | 法国来蓉 | 德国来蓉 |
| 共计 79 人（中国内地居民 70 人、韩国籍 9 人） | 32 人 | 25 人 | 13 人 | 4 人 | 2 人 | 1 人 |

### 2. 从机场接回境外来蓉人员情况

累计赴机场接回疫情高风险国家入境人员 29 人（中国内地居民 22 人、韩国籍 7 人，其中由日本返蓉 13 人、韩国返蓉 12 人、意大利返蓉 2 人、德国返蓉 1 人、西班牙返蓉 1 人），均实行居家隔离观察，其中九里堤街道 1 人、金泉 8 人、沙河源 3 人、营门口 7 人、荷花池 3 人、西安路 2 人、西华 3 人、驷马桥 1 人、五块石 1 人。

### 3.境外来蓉旅客酒店排查情况

实有境外来蓉旅客 9 人（其中中国内地居民 6 人、中国香港居民 1 人，马来西亚、南非籍各 1 人），均在隔离观察，无异常情况。

### 4.境外返蓉人员校园排查情况

目前累计返蓉 50 人（其中中国内地居民 41 人，中国香港居民 2 人、中国台湾居民 1 人，韩国籍 3 人，加拿大籍 2 人，英国籍 1 人）；现滞留境外 104 人，其中滞留疫情高风险国家 4 人（意大利 3 人、日本 1 人），正在居家隔离观察 41 人（由韩国、加拿大、泰国、英国、中国香港、中国台湾等地区返蓉）。

## （三）复工复产情况整体情况

### 1.全区复工情况

截至 2020 年 3 月 14 日，全区复工企业新增 70 家 5128 人、累计 9197 家 34.5 万人，临街商铺新增 899 家、累计在营 15472 家。见表 4-14-2 所示。

表 4-14-2　全区复工情况

| 行业 | 工业企业 | 商贸服务业 | 建筑行业 | 其他行业 |
|---|---|---|---|---|
| 数量 | 742 家 1.9 万人 | 1975 家 2.8 万人 | 482 家 1.2 万人 | 5998 家 28.5 万人 |

### 2.重点企业复工率及返岗情况

重点企业复工率及返岗情况见表 4-14-3 所示。

表 4-14-3　重点企业复工率及返岗情况

| 企业类别 | 累计复工数量/家 | 复工率/% | 返岗率/% | 返岗人数 |
|---|---|---|---|---|
| 全区剔除异常后的 1149 家重点企业 | 1140 | 99.2 | 67.9 | 19.2 万人 |
| 剔除异常后的 1059 家"四上"企业 | 1051 | 99.2 | 65.7 | 16.2 万人 |
| 剔除异常后的 222 家全口径税收上千万企业 | 220 | 99.1 | 62.9 | 9.6 万人 |
| "四上"企业分行业 | 49 | 100 | 69.4 | |
| 建筑业 | 302 | 100 | 35.8 | |
| 批零住餐业 | 378 | 98.7 | 60.7 | |
| 其他服务业 | 322 | 99.1 | 87.4 | |

### 3. 重点项目

全区 135 个建设工程（含区管和市管）已全部复工，返岗人数达 18002 人，新增 297 人。建设工程。全区 135 个建设工程（含区管和市管）已全部复工，返岗人数达 17705 人，新增 595 人。

### 4. 专业市场复工复市

专业市场复工 49 家，42 家农（集）贸市场正常营业。

 **五、提升思考**

### （一）提升城市大脑智慧化水平

切实把握政府智慧治理业务需求，进一步运用大数据、人工智能、区块链、5G 等新技术，积极对接各级政府生物安全、应急管理平台，通过积累数据、完善算法，不断提升城市大脑 IQ，强化监测、预警、决策、协同调度能力，逐步实现会思考、善决策、恒自驱，帮助政府提升各类状况下的应急响应及处置调度能力。

### （二）扩展疫情防控态势关注范围

从关注境内态势扩展到境内和境外态势并重。至 2020 年 3 月中旬起，国内疫情发展趋于稳定，国外确诊人员却呈爆发式增长，疫情防控系统应当加强对境外疫情发展趋势的跟踪，密切关注境外回国人员的轨迹，做到及时发现、及时阻止，及时通报。

### （三）增加对企业复工复产支持内容

着眼疫情好转直至完全结束过程中经济发展需要，根据辖区政府复工复产具体安排，增加企业要素共享等板块内容，为企业提供供需资源、检索、匹配及综合研判等信息，为政府统筹抓好疫情防控和经济社会发展重点工作做好支撑服务。

 **致谢**

成都市金牛区人民政府　　　　　　　　　　　北京易华录信息技术股份有限公司

● 专家点评：胡建中

中南大学湘雅医院党委副书记、"移动医疗"教育部—中国移动联合实验室主任、中国卫生信息与健康医疗大数据学会常委、中国医院协会信息管理专业委员会常委

2020年的新型冠状病毒的全面爆发，凸显出全球化时代人类社会面临的生物安全和公共卫生风险。从疾病诊治到药物疫苗研发，从疫情防控到复工复产，不难发现各国政府在健康医疗体系、城市治理等方方面面均面临严峻挑战。如何充分发挥大数据、物联网、人工智能、5G等信息技术优势，助力新型智慧城市公共卫生应急与治理体系建设，成为落实"数字中国"等国家战略部署、构建数字政府以及推动城市高质量发展的关键。

在此次抗击新冠肺炎阻击战中，成都市金牛区以"易华录城市大脑"为智能底座赋能城市数字化管理，基于交通运输、卫生健康、移动通信等全域大数据，全面提升了疫情监测分析、防控救治、资源调配水平，实现了全民防控、体系化防控、精准防控，生动展示了大数据支撑服务城市公共卫生应急和数字化治理的卓越成效。

"城市大脑"如何动脑、如何更好赋能政府智慧化治理、如何赋能智慧医疗高质量防治，还需要进一步的探索和实践。希望成都市金牛区有关方面继续勇当先锋，在态势感知、应急响应、协同指挥等方面深化拓展，不断提升城市大脑的IQ，真正打造出城市公共卫生应急体系和治理能力现代化的"金牛模式"。

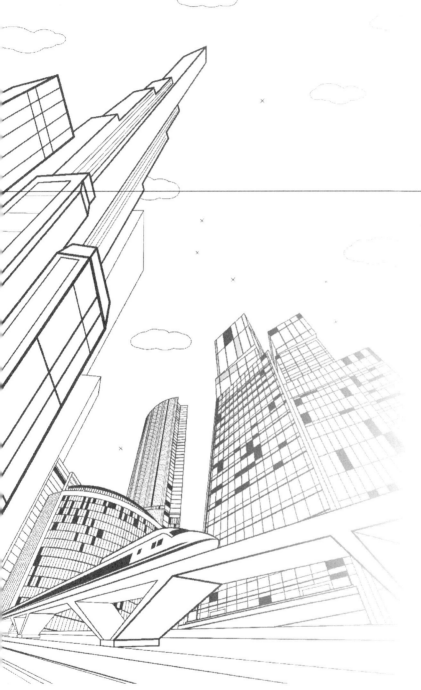

CHAPTER

第五篇

5

未来趋势

在全世界信息系统越来越发达的情形之下，大数据已经重新定义了医疗保健的提供模式。过往受限于拥有数据的各单位不愿分享数据，造成了严重的数据孤岛效应，导致数据在串联、分析应用上之困难，无法将其价值发挥到最大，使得医疗产业对于大数据的应用远远落后于其他产业。未来在大数据的浪潮之下，医疗大数据的进一步发展就必须建立在数据连接这样的一个前提之上。

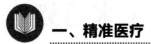

# 一、精准医疗

医疗行业是政府、医院、医生、药物、患者、医疗保险这六大因素所配置的，未来将透过搜集因医疗行业运转所产生散落各地的数据进行联接所产生之大数据进行分析，因而达到对六大要素资源做优化的配置，达到多赢的局面。

连接散落于各处的医疗数据仅是医疗大数据发展的第一步，各种传感器让个人生活行为数据能被记录下来，而电子化病历数据以及基因信息跟行为数据的结合，能让预防医学也可以变得更为精准。由前文所述的各项医疗大数据与人工智能的应用可以得知，医疗大数据的发展将会朝机器学习与人工智能应用的方向进行，透过大数据所建置模型的目的并非是取代相关医疗工作人员的工作，而是降低医疗工作人员的负担，使其可以更容易地作出精准的医疗判断。目前人工智能在这方面的应用比较像是医师助手的角色，主要的功能在于分担医师的工作，因此可以想象未来的医师工作方式和需要的技能，将会与现在有所不同。在未来，医师更需要面对很多额外信息，包含人工智能提出的建议，因此要如何将这个工具应用得当，且能够正确地应用于人工智能，是未来医师必经的学习之路。另外人工智能尚无法取代人类情感的部分，医者除了医病以外也要医心，因此从情感交流面来维持良好的医病关系，仍会是医疗行为中很重要的一部分。

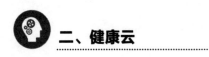

# 二、健康云

中国台湾在 2012 年时开始推动台湾健康云计划，其中又细分为医疗云、照护云、保健云及防疫云四项子计划。透过网络云端化之概念，提供医院、卫生机构、健康服务等相互合作，整合运用达到提高全民医疗健康水平。

医疗云是最早进行的云端服务，是发展健康云端服务的主要后盾，实际上这就是我国台湾地区的健保数据。相关部门将就医信息与国人健保数据汇整后，删除民众的身份数据后，再提供给科技大厂建立医疗云端运算中心，以产出真正具有价值的信息，并授权给国际药厂等科研单位使用。如国际药厂在开发市场专用的新药前，便可透过医疗云取得药物的使用记录与结果，可节省庞大的临床试验成本。

接着医疗云的下一步，就是保健云，希望透过传播科技，传递个人化预防保健信息给民众，并提供一般大众健康管理服务，以达到落实及早预防及早治疗的观念。保健云的概念，主要是希望提升民众预防疾病的理念，以达到减少医疗资源负担的目的。保健云结合行动装置，能随时记录个人的身体健康指数以及相关医疗保健数据。

随着逐渐高龄化的社会结构，照护云就是为偏远地区居民以及老年人所设置的，有别于以往的看诊模式，不需要亲自去医院一趟，在家就能获得妥善的医疗照顾，包括生理状况监测、复健照护及紧急医疗救护等。

防疫云是希望让医疗院所直接透过电子病历系统中的传染病通报模块，将疫情数据上传至疾病管制署的个案通报系统，通报人员也可以补充或修改附加其他信息来强化政府对疫情的掌握，而不需要像传统人工通报那样，改善达到效率及早预防与控制疫情扩散。

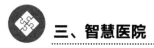

# 三、智慧医院

随着医疗技术的进步，可以掌握以及需要掌握的医疗信息和以往相比多出许多，需要登录的信息也随之增加，也因此增加了医疗工作者的工作负担。如何在这样的情况下维持，甚至是提升医疗质量将会是相当重要的课题。因此，改变医疗照护的方法，设法使用较少的人力来完成更有效率的高质量医疗照护工作，会是未来智慧医院需要努力的方向。

在互联网发展了二十年后的今天，许多装置开始与网络相联，进入了物联网（Internet of Things，IOT）的时代。所谓的物联网，如同字面上的意思，将真实的物体应用电子卷标上网联结，将现实世界数字化。其中对于人们影响最大的发明之一，即是穿戴式装置。穿戴式装置除了提供人们便利的功能以外，对数据科学来说最重要的意义则在于使数据的收集变得更加容易，装置可以无时无刻地进行数据搜集，短时间内即可累积大量的资料，并且透过各式的装置搜集不同的数据，一口气将传统的数据推向成大数据。

因此在未来智慧医院的发展，穿戴式装置将不会缺席，并且会扮演着举足轻重的角色。穿戴式装置为了顺应临床医学上健康促进及量化生活型态等需求，结合云端服务的行动健康促进系统已应运而生。穿戴式行动装置收集、产生数据，并透过物联网将数据回传到云端的模式已经确立。在未来，除了第一次就诊以外，医师将可以透过穿戴式装置所产生的健康指针数据来掌握病患的健康情形，可以降低就医次数从而避免医疗的浪费，来降低医疗成本，并获得更好的医病体验。

人工智能分担医师的工作但不能完全取代医师。然而，可以想象未来的医师工作方式和需要的技能，会与现在稍有不同，影响层面包括：①未来医师更需要面对很多额外信息，包含人工智能提出的建议，如何习惯并且掌握这个工具，是未来医师需要的专业。②医者不只要医病，也要医心。虽然情感智能也是目前人工智能领域中重要的一环，但是在可见的未来内，医师与病人心与心之间的互动，仍将会是医疗行为中很重要的一部分。③各种传感器（sensor）让个人生活行为数据能被记录下来，而电子化病历数据以及基因信息跟行为数据的结合，能让预防医学也可以变得更精准。

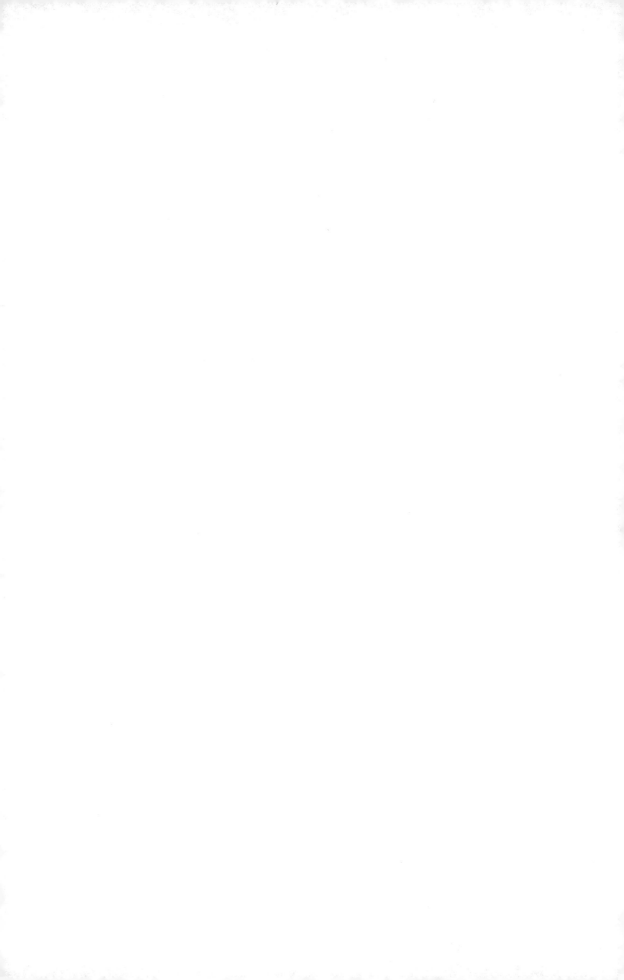